T0140795

böhlau

Anita Wohlmann, Daniel Teufel,
Pascal O. Berberat (Hg.)

Narrative Medizin

Praxisbeispiele aus dem deutschsprachigen Raum

BÖHLAU VERLAG WIEN KÖLN

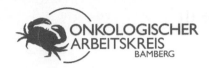
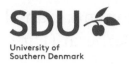

University of
Southern Denmark

Die Arbeit an diesem Band wurde von dem Onkologischen Arbeitskreis Bamberg und der Universität von Süddänemark (Forschungsgruppe Uses of Art and Literature) unterstützt.

Bibliografische Information der Deutschen Nationalbibliothek:
Die Deutsche Nationalbibliothek verzeichnet diese Publikation in der Deutschen Nationalbibliografie; detaillierte bibliografische Daten sind im Internet über https://dnb.de abrufbar.

© 2022 Böhlau, Lindenstraße 14, D-50674 Köln, ein Imprint der Brill-Gruppe
(Koninklijke Brill NV, Leiden, Niederlande; Brill USA Inc., Boston MA, USA; Brill Asia Pte Ltd, Singapore; Brill Deutschland GmbH, Paderborn, Deutschland; Brill Österreich GmbH, Wien, Österreich)
Koninklijke Brill NV umfasst die Imprints Brill, Brill Nijhoff, Brill Hotei, Brill Schöningh, Brill Fink, Brill mentis, Vandenhoeck & Ruprecht, Böhlau, Verlag Antike und V&R unipress.
Alle Rechte vorbehalten. Das Werk und seine Teile sind urheberrechtlich geschützt.
Jede Verwertung in anderen als den gesetzlich zugelassenen Fällen bedarf der vorherigen schriftlichen Einwilligung des Verlages.

Umschlagabbildung: © Anita Wohlmann

Umschlaggestaltung: Michael Haderer, Wien
Korrektorat: Felicitas Sedlmair, Göttingen
Satz: le-tex publishing services, Leipzig

Druck und Bindung: Hubert & Co. BuchPartner, Göttingen
Printed in the EU

Vandenhoeck & Ruprecht Verlage | www.vandenhoeck-ruprecht-verlage.com
ISBN 978–3–412–52358–9

Inhalt

Pascal O. Berberat, Susanne Michl, Daniel Teufel, Anita Wohlmann

Einleitung

Die Narrative Medizin im deutschsprachigen Raum

Dieser Band richtet sich an Leser*innen, die sich für andere Zugänge in der medizinischen Aus-, Fort- und Weiterbildung interessieren. Sein Fokus liegt dabei auf dem praktischen Einsatz von literarischen und künstlerischen Werken und den Methoden und Konzepten der Narrativen Medizin. Dazu stellt dieser Band zehn Anwendungsbeispiele von Ärzt*innen und Geisteswissenschaftler*innen zusammen, die bereits Erfahrung in der Umsetzung von Narrativer Medizin in unterschiedlichen Formaten gesammelt und dabei ausgehend von einer Bild-, Film- oder Textanalyse Studierende und Ärzt*innen zum individuellen Schreiben und gemeinsamen Diskutieren und Reflektieren eingeladen haben.

Für den deutschsprachigen Raum ist ein solches Praxisbuch unserer Einschätzung nach bislang einmalig. Wenn literarische Texte und künstlerische Werke in Publikationen zum Medizinstudium zum Einsatz kommen, dann tun sie das oft anekdotisch und am Rande oder dienen der Illustration klassisch medizinischer Themen wie beispielsweise Patient*innen- und Krankheitsbilder.[1] In unserem Band stehen die Werke selbst und die kritische wie kreative Auseinandersetzung mit ihnen im Vordergrund. Dabei handeln die Werke zum Teil gar nicht von medizinischen Themen. Durch die Auseinandersetzung mit ihnen kommen aber Aspekte zur Sprache, die für Ärzt*innen und Patient*innen zentral sind, wie beispielsweise Besonderheiten ärztlicher wie menschlicher Wahrnehmung, Bedingungen und Grenzen von Empathie, Komplexität von Sprache, kommunikative und zwischenmenschliche Herausforderungen, professionelle wie persönliche Identitätsfragen und ärztliche wie allgemeine (Selbst-)Fürsorge.

---

1 Eine Ausnahme ist das 2013 publizierte Studienbuch *Ethik in der Medizin: Literarische Texte für den Querschnittsbereich GTE,* herausgegeben von Annette Kern-Stähler, Bettina Schöne-Seifert, Anna Thieman. Es verfolgt eine ähnliche Intention, nämlich literarische Texte und literaturwissenschaftliche Methoden in die Medizinausbildung zu integrieren, unterscheidet sich jedoch in einigen wesentlichen Punkten: Zum einen verortet sich das Studienbuch im Bereich der Geschichte, Theorie und Ethik der Medizin. Zum anderen wird auf der methodischen Ebene vor allem die gemeinsame Diskussion beschrieben. Zu erwähnen sei hier auch die Publikation von Alexandra Lembert-Heidenreich und Jarmila Mildorf, die mit *The Writing Cure: Literature and Medicine in Context* im Jahr 2013 einen englischsprachigen Sammelband vorlegten, der einen aufschlussreichen Praxisteil mit Anwendungsbeispielen enthält. Einen wesentlichen Beitrag zur Entwicklung der Schnittstelle Literatur und Medizin im deutschsprachigen Raum leistet auch das seit 2007 bestehende und von Florian Steger herausgegebene *Jahrbuch Literatur und Medizin*.

An dieser Stelle möchten wir ausdrücklich betonen: Wenn wir hier und im Folgenden vornehmlich von der Medizin und dem Medizinstudium, von Ärzt*innen und Medizinstudierenden sprechen, dann geschieht dies allein deshalb, weil die Beiträge dieses Bandes auf diese Bereiche und Zielgruppen fokussiert sind. Dies bedeutet jedoch zu keiner Zeit, dass die Narrative Medizin ausschließlich für diese gedacht und gemacht ist. Ganz im Gegenteil ist die Berücksichtigung anderer Berufsgruppen des Gesundheitssystems und deren interprofessionelle Zusammenarbeit ein zentrales Anliegen der Narrativen Medizin und eines ihrer längst nicht ausgeschöpften Potenziale.

Ziel der Narrativen Medizin und dieses Bandes ist es, eine Reihe von Kompetenzen und Haltungen zu fördern wie Selbstreflexion, kritisches Denken, Ambiguitätstoleranz, Perspektivwechsel, out-of-the-box-Denken und eine sensible Grundhaltung sowie differenzierte Wahrnehmung – sowohl anderen als auch sich selbst gegenüber. Damit antwortet dieser Band auch auf eine stärkere Kompetenzorientierung in der medizinischen Ausbildung, wie sie sich etwa im Nationalen Kompetenzorientierten Lernzielkatalog der Medizin (NKLM) niederschlägt. Kompetenzorientierte Lernziele, etwa im Bereich des professionellen Handelns, werden jedoch in der fakultären Umsetzung häufig nicht gezielt adressiert. Zumeist gelten sie als „weiche" Lernziele, von denen man sich erhofft, dass sie sich als ergänzendes „Hidden Curriculum" in die Medizinausbildung schleichen. Für Dozierende ist es nicht trivial, Lernziele wie etwa Ambiguitätstoleranz oder Selbstfürsorge in geeignete Lernformate zu übersetzen. Die Narrative Medizin in ihren kreativen Interventionen und expressiven Methoden stellt hier Lehr- und Lernformate zur Verfügung, die kompetenzorientierte Lernziele direkt adressieren und über den „Umweg" einer Auseinandersetzung mit literarischen und künstlerischen Werken zum Teil auch verblüffende Lerneffekte in der Gruppe generieren kann.

Doch was genau ist die Narrative Medizin? Woher kommt sie? Und was will sie?

Narrative Medizin

Der Begriff der Narrativen Medizin sowie die damit verbundenen theoretischen Annahmen und ihre praktischen Methoden sind in den Diskursen der deutschsprachigen Medizin(ausbildung) bislang nur selten zu finden. Seit einigen Jahren gibt es eine wachsende Zahl an Lehrveranstaltungen und Workshops, die unter oder zumindest mit diesem Begriff angeboten werden. Teilnehmende dieser Veranstaltungen, die in den allermeisten Fällen keine Vorstellung davon hatten, was Narrative Medizin ist oder sein soll, und sich dennoch darauf eingelassen haben, berichten Folgendes:

- „Ich habe das Gefühl, aus meiner durch das Studium entstandenen starren Denkweise auszubrechen."

- „Es hat einen Raum für neue Sichtweisen und alte Gedanken geschaffen."
- „Besonders interessant fand und profitiert habe ich durch die Schreibaufgaben, die Texte und v.a. den Austausch darüber mit den anderen Teilnehmenden. Außerdem war es fantastisch, dass es mal nicht um richtig und falsch ging, sondern man seinen Gedanken freien Lauf lassen durfte — um es mal metaphorisch auszudrücken. Ich werde auf jeden Fall noch lange von diesem Fach und den Erfahrungen zehren!"
- „Die Schreibübungen sind extrem hilfreich für mich, mich selbst zu reflektieren und eigenes Handeln und Emotionen nicht nur zu bewerten oder zu kritisieren, sondern z.T. überhaupt erst wirklich wahrzunehmen."
- „Es ist spannend, sich über Themen auszutauschen, die nicht mal so eben während dem Mittagessen in der Mensa auftauchen."
- „Ich bin immer wieder auf eine angenehme unangenehme Art und Weise an meine Grenzen gekommen. In manchen Fällen habe ich diese nur erkannt, in anderen habe ich sie mit Hilfe der ganzen Gruppe und des Formats überschritten."

Solche Kommentare sollten wie Musik in den Ohren all derjenigen klingen, die sich mit den unterschiedlichen An- und Herausforderungen des Medizinstudiums und des ärztlichen Arbeitsalltags beschäftigen. Auf der einen Seite bedeutet Ärzt*in zu werden und zu sein, eine gesellschaftliche Rolle einzunehmen, die mit besonderer Verantwortung und hohen (fremden wie eigenen) Erwartungen verbunden ist, wie beispielsweise immer die korrekte Diagnose zu erstellen, stets die richtigen Entscheidungen zu treffen und auch sonst keine Fehler zu machen. Hinzu kommen Konfrontationen mit menschlichen Grenzerfahrungen – mit Leiden, Sterben und Tod – und Situationen, in denen auch der*die beste Ärzt*in nicht helfen kann, unsicher ist und keine Antworten weiß. Auf der anderen Seite trägt ein von ökonomischen, naturwissenschaftlichen und technologischen Aspekten geprägtes Medizinsystem entscheidend dazu bei, dass die subjektive Erfahrung dieser Grenzsituationen – sowohl auf Seiten der Betroffenen als auch der Behandelnden – mit wirtschaftlichen und wissenschaftlichen Zahlen in Konkurrenz tritt. Beobachtungen über sinkende Empathiefähigkeit und steigende Fälle von Burnout und Depression bei Behandelnden werden oft in einen Zusammenhang mit diesen Entwicklungen gestellt (siehe z. B. Neumann et al.; Hyman et al.).

Was kann und will nun die Narrative Medizin für einen Beitrag leisten, um diesen Herausforderungen auf beiden Seiten gewachsen zu sein? Die Gründerin des *Program in Narrative Medicine* an der Columbia University, die US-amerikanische Ärztin und promovierte Literaturwissenschaftlerin Rita Charon, vertritt einen Ansatz, der ebenso vielversprechend wie idealistisch klingt: die Auseinandersetzung mit literarischen Texten und künstlerischen Werken ermögliche es, Medizinstudierende und Ärzt*innen mit narrativen Kompetenzen auszustatten, damit diese mit den Geschichten ihrer Patient*innen nuancierter und wertschätzender umgehen können (2006, S. vii). Das Analysieren und Interpretieren von literarischen Erzählungen lässt sich nach Charons Modell als eine Art Skills Lab verstehen, in dem experimentiert, spekuliert, probiert und geübt werden kann. Die in diesem Kontext erlangten Fähigkeiten lassen sich dann auf die ärztliche Praxis übertragen (Charon 2005).

An dieser Stelle bietet es sich an, kurz etwas weiter auszuholen und die interdisziplinäre Prämisse zu erläutern, nach der die menschliche Praxis des Erzählens eine „offenbar unbestritten anthropologische Universalie" (Scheffel, S. 121) darstellt. So wird davon ausgegangen, dass Menschen ihre Welt und ihr Dasein vorrangig mithilfe und in Form von Erzählungen verarbeiten, ordnen, verstehen und erklären. Auf diese Weise wird jede bewusste menschliche Erfahrung zu einem Faden in der Textur der jeweils eigenen Lebensgeschichte, und dieser Faden hat insofern immer einen buchstäblichen Kon-Text, als er sich mit anderen Fäden dieser Geschichte verwebt. Erst dadurch erhält sowohl die einzelne Erfahrung als auch die gesamte Erzählung ihre individuelle Bedeutung. So gesehen verlangt die Herausforderung, sich selbst und andere Menschen so gut wie möglich zu verstehen, eine Wahrnehmung der jeweiligen Lebensgeschichte und ihrer individuellen Erzählung.

Die breite Anerkennung dieser Prämisse ist dem „narrative turn", einem wissenschaftlichen Paradigmenwechsel in den späteren Jahrzehnten des 20. Jahrhunderts zu verdanken. Der „narrative turn" inspirierte Psycholog*innen, Geschichts-, Sozial-, Kognitions- und Literaturwissenschaftler*innen gleichermaßen, welche sich vermehrt der Rolle von Narrativen, dem (oral) storytelling sowie der Rolle von Erzählungen in der Strukturierung von Identität, Wissen und Macht widmeten. So kam es beispielsweise zu parallelen Herleitungen aus der narrativen Psychologie (z. B. Jerome Bruner), der narrativen Therapie (z. B. Michael White), der medizinischen Anthropologie (z. B. Arthur Kleinman) und der Philosophie (z. B. Paul Ricoeur), dass und wie die Geschichten, die wir über uns erzählen und in denen wir eingebettet sind, unsere Identitäten und unsere Sinnstrukturen prägen.

Für die Medizin ist dieser Zusammenhang zwischen Erfahrungen und Erzählungen entscheidend. Dabei ist die Berücksichtigung der individuellen Geschichte in der Medizin insofern nicht neu, als beispielsweise Diagnosen in der Regel mit Hilfe vorangehender Anamnesen gestellt werden. Auf diese Weise werden nicht nur die Symptome, sondern auch die Lebenssituation der jeweiligen Person erfasst, die – auf ihre ganz individuelle Art – unter diesen Symptomen leidet. Somit stehen Ärzt*innen jedoch vor einer wiederkehrenden Herausforderung, die mit dem besten Anamnesebogen allein nicht zu meistern ist. Denn sie müssen die geschilderten Erfahrungen und das Leiden an diesen Erfahrungen im jeweiligen persönlichen Kontext verstehen – und dazu müssen sie eine besondere Aufmerksamkeit für die Eigenarten der individuellen Lebensgeschichten und ihrer Erzählungen durch die Patient*innen aufbringen. Außerdem dürfen sie nicht außer Acht lassen, dass und wie sie selbst als Ärzt*innen eine eigene Rolle in der Geschichte ihrer Patient*innen einnehmen und diese aktiv verändern und mitgestalten, wenn sie z. B. ein Krankheitsbild erklären, verschiedene Therapiemöglichkeiten vorstellen, bestimmte Ängste schüren oder Hoffnungen wecken. Und zugleich besteht auf der ärztlichen Seite die Möglichkeit, dass sich die Geschichten der Patient*innen in die Geschichten der Ärzt*innen einschreiben und dort die Spuren positiver und negativer Erfahrungen hinterlassen.

Vor diesem Hintergrund geht die Narrative Medizin davon aus, dass die Ausbildung narrativer Kompetenzen eine nicht unerhebliche Bedeutung für den Alltag von Ärzt*innen und ihren Patient*innen hat. Unter narrativen Kompetenzen lassen sich grob alle Fähigkeiten zusammenfassen, mit denen sich Erzählungen differenziert und (selbst)reflektiert analysieren, interpretieren und auch selbst verfassen lassen. Entscheidend ist dabei eine Aufmerksamkeit für das Zusammenspiel der inhaltlichen Ebene der *Geschichte* und der formalen Ebene der *Erzählung*. Letzteres betrifft die Perspektive, Wortwahl, Stilmittel und Zeitlichkeit und für die unvermeidlichen Mehrdeutigkeiten und Bedeutungsspielräume einer Erzählung.[2] Diese Ebenen und Komponenten zusammen zu berücksichtigen und in ihrer Komplexität analysieren zu können, erlaubt es Ärzt*innen, zu einem tieferen und breiteren Verständnis der Erzählungen ihrer Patient*innen zu gelangen. In ihrem Buch *Narrative Illness: Honoring the Stories of Illness* argumentiert Charon deshalb:

> A medicine practiced with narrative competence will more ably recognize patients and diseases, convey knowledge and regard, join humbly with colleagues, and accompany patients and their families through the ordeals of illness. These capacities will lead to more humane, more ethical, and perhaps more effective care. (S. 110)

Mit diesen programmatischen Aussagen richtet sich Charons *Program in Narrative Medicine* an die in der Gesundheitsversorgung tätigen Ärzt*innen, Pfleger*innen, Therapeut*innen und Seelsorger*innen in der Aus-, Fort- und Weiterbildung. Ihr Programm bietet seit seiner Gründung um die Jahrtausendwende eine Reihe curricularer (Wahl-)Pflichtveranstaltungen, internationaler Workshops, ein Online-Zertifikat sowie einen Master of Science in Narrative Medicine an. Das Besondere ist die dezidiert literatur- und kunstwissenschaftliche Ausrichtung dieses Konzepts,

---

2 Den Narrativ-Begriff verstehen wir hier, der postklassischen Narratologie folgend, in einem erweiterten Sinne: er schließt non-fiktionale Erzählungen, fiktionale Geschichten (schriftlich, mündlich und audiovisuell), weitere sprachliche, aber streng genommen nicht-narrative Formate wie Gedichte und auch nicht-sprachliche (Kunst-)Formen wie Photographien, Gemälde oder Skulpturen mit ein (vgl. Spencer, S. 375).

denn es stehen nicht nur literarische Texte und künstlerische Werke im Vordergrund, sondern auch eine Vielzahl an literaturtheoretischen, kunstphilosophischen und narratologischen Theorien und Konzepten.

Verwandte Initiativen und Konzepte

Bereits vor Charon wurde der Nutzen literarischer Texte und künstlerischer Werke in der medizinischen Aus- und Weiterbildung diskutiert. So heißt es in *Teaching Literature and Medicine* (Hawkins/McEntyre) aus dem Jahr 2000 beispielsweise:

> Literature teaches us in unique ways to imagine the other, to use the imagination as an instrument of compassion, to tolerate ambiguity, to dwell in paradox, to consider multiple points of view, and to recognize that the truth about any human experience is, as Mark Van Doren puts it, that "there is no single way it can be told." (S. 14)

Und auch die *League of European Research Universities* schreibt im Kontext der Medical Humanities literarischen Texten und künstlerischen Werken eine besondere Rolle bei der Kompetenzförderung zu: „Attention to literature and the arts help to develop and nurture skills of observation, analysis, empathy, and self- reflection – skills that are essential for a humane medical care" (S. 7). Auch wenn sich Charon und ihr Team mittlerweile von solch programmatischen Zuschreibungen wie Empathieförderung distanzieren (2016), so ist die kompetenzfördernde Rolle von Literatur und künstlerischen Werken weiterhin zentral.

Im internationalen Vergleich wird der Begriff Narrative Medizin ebenfalls verwendet,[3] mit dem Unterschied, dass der Einsatz von Literatur und Kunst eine kleinere Rolle spielt und meist kulturanthropologische, sozialwissenschaftliche oder psychologische Konzepte zugrunde liegen. In Großbritannien prägten beispielsweise Trisha Greenhalgh und Brian Hurwitz die „narrativ-basierte Medizin" mit mehreren Veröffentlichungen in den späten 1990er Jahren. Greenhalgh ist Allgemeinärztin mit einem Hintergrund in Sozial- und Politikwissenschaften, und Hurwitz ist Kliniker mit einem Hintergrund in Geschichte und Wissenschaftsphilosophie. Sie plädieren, ebenso wie Charon, für eine an Erzählungen orientierte

---

3 Die folgende begriffliche Verortung der Narrativen Medizin erschien zuvor in ähnlicher Form in Wohlmann.

Medizin als Gegenpol und Ergänzung zur evidenz-basierten Medizin[4] und nehmen Bezug auf den oben erwähnten „narrative turn".

Verortung der Narrativen Medizin im deutschsprachigen Raum

Im deutschsprachigen Raum hat zum Beispiel die Ärztin und Psychologin Gabriele Lucius-Hoene in Freiburg zur Rolle von Krankheitsnarrativen geforscht. Lucius-Hoene spricht Erzählungen eine „besondere Erkenntnisfunktion" (S. 90) zu – auch in Bezug auf die Beziehung zwischen Ärzt*in und Patient*in. Jedoch sei die narrativ-basierte oder narrative Medizin „kein homogenes Konzept. Sie lässt sich als ein medizinisches Handlungssystem, als eine kommunikationsorientierte und bewusst interpretative Methode des Umgangs mit Patienten und mit dem eigenen fachlichen Wissen verstehen (...)" (S. 90 f.).

In der Psychotherapie haben Erzählungen und das Interpretieren von Patient*innengeschichten eine lange Tradition. Mit Sigmund Freud und Michael Balint seien hier nur zwei Vertreter genannt, deren hermeneutische, deutungsorientierte Ansätze mit Charons Narrativer Medizin einen ganzheitlichen, multidisziplinären Ansatz teilen (siehe auch Kalitzkus, Wilm, Matthiesen, S. 17). Weitere Begriffe wie die „personenzentrierte Medizin" oder die „sprechende Medizin" werden in Deutschland für vergleichbare Ansätze verwendet.

Die Bibliotherapie und Poesietherapie stellen ein weiteres Feld dar, das sich für eine Verbindung von Medizin und Literatur, Heilkunst und Erzählkunst stark macht (siehe beispielsweise die im deutschsprachigen Raum wegweisenden Publikationen von Heimes 2012, 2017). Diese Konzepte haben unter anderem einen therapeutischen Ansatz und richten sich an Patient*innen, aber auch Ärzt*innen, Therapeut*innen und Pädagog*innen. Poesie, Literatur und die Künste im Allgemeinen sowie expressives und kreatives Schreiben werden hier eingesetzt, um kurativ oder palliativ zu unterstützen, um Prozesse der Selbstreflexion und Selbstheilung zu fördern und durch das Lesen und Schreiben eigene Ressourcen zu aktivieren. Einen therapeutischen Ansatz verfolgt Charons *Program in Narrative Medicine* nicht, zumindest nicht primär. Vielmehr wird die Kompetenzschulung in den Vordergrund gestellt. Nichtsdestotrotz schließt die Narrative Medizin nicht aus, dass Literatur eine präventive und sogar heilende Wirkung entfalten kann.

Geisteswissenschaftliche Reflexion, Methodik und Theorie haben seit 2002 mit der Neufassung der ärztlichen Approbationsordnung Eingang in das Medizincurri-

---

4 Die evidenzbasierte Medizin (EBM) wird im Kontext der Narrativen Medizin zum Teil vereinfachend und reduzierend als Antagonistin zu vermeintlich ‚weicheren', narrativen und geisteswissenschaftlich orientierten Konzepten dargestellt. Diese plakative Gegenüberstellung wird der Komplexität und der Bedeutung von EBM natürlich nicht gerecht.

culum an den deutschen medizinischen Fakultäten gefunden. Seitdem vermitteln Dozierende des Querschnittsbereichs „Geschichte, Theorie und Ethik der Medizin" (GTE) Medizinstudierenden die historischen und ethischen Grundlagen als einen wesentlichen Bestandteil ihres professionellen ärztlichen Denkens und Handelns. Gerade in der Kombination von Ethik und Geschichte zeigte sich dieser Querschnittsbereich äußerst produktiv. Seit nunmehr zwei Jahrzehnten haben sich hier Lehrformate entwickelt, in denen immer wieder neu ausgelotet wurde, was die jeweiligen Fächer einzeln und in Kombination zu einem medizinischen Absolvent*innenprofil angehender Ärzt*innen beitragen können (siehe Schulz; Eckart). So vielseitig die Lehrformate und -konzepte auch sind, so hat doch die disziplinäre Ausrichtung auf Geschichte und Ethik dazu geführt, dass geisteswissenschaftliche Methoden und didaktische Zugänge anderer Disziplinen, etwa der Wissenschaften von Literatur, Kunst, Musik, Theater und Film kaum im GTE-Unterricht herangezogen wurden. Wenn dies doch geschieht, dann zumeist zu Illustrationszwecken etwa eines ethischen Problems oder einer historischen Fragestellung, aber nicht als primärer Gegenstand einer Auseinandersetzung (siehe Kern-Stähler et al.).

Die an Charons Modell orientierte Narrative Medizin im deutschsprachigen Raum hat in den 2010er Jahren Fahrt aufgenommen. Bereits 2009 erschien in der *Zeitschrift für Allgemeinmedizin* ein Artikel zur Narrativen Medizin, in dem die Autor*innen fragten: „Was ist es, was bringt es, wie setzt man es um?" (Kalitzkus et al. 2009).[5] An der Johannes Gutenberg-Universität Mainz fanden zwischen 2016 und 2019 drei Workshops zur Narrativen Medizin statt, welche von einem Team der Columbia University – darunter Maura Spiegel, Craig Irvine, Deepthiman Gowda und Danielle Spencer – geleitet wurden. Diese Workshops waren der Grundstein für weitere Kontakte und Vernetzungen, die unter anderem zur Gründung des Deutschen Netzwerks für Narrative Medizin und zu diesem Band führten.[6]

Der erste Workshops in Mainz hatte auch einen entscheidenden Anteil daran, die Methoden der Narrativen Medizin an die medizinische Fakultät der TU München zu bringen. Dort setzte 2016 der neue Lehrstuhl für Medizindidaktik, medizinische

---

5 Schon seit 2013 veranstalten Peter Frommelt, Jens Brockmeier und Maria Medved das jährliche Berliner Symposium Narrative Medizin, das sich an einem breiteren Verständnis von Narrativer Medizin orientiert und auch von der Berliner Ärztekammer unterstützt wird.

6 An dieser Stelle soll erwähnt werden, dass die Entwicklung der Narrativen Medizin in Mainz vor allem zwei Personen zu verdanken ist: Alfred Hornung und Mita Banerjee, die es mit ihren langjährigen Kontakten zur Columbia University, unzähligen Gesprächen, unermüdlichen Verhandlungen und eigenen Forschungsarbeiten zur Schnittstelle von Literatur und Medizin überhaupt erst ermöglicht haben, den fruchtbaren Austausch mit Charons Programm zu initialisieren. Auch die großzügige Unterstützung des Gutenberg Lehrkollegs an der Johannes Gutenberg-Universität Mainz, die DFG-Einzelprojektförderung zum Thema „Body and Metaphor" (WO 2139/2-1) sowie das DFG-Graduiertenkolleg „Life Sciences, Life Writing" haben wesentlich zur Entwicklung der Narrativen Medizin in Deutschland beigetragen.

Lehrentwicklung und Bildungsforschung einen seiner Schwerpunkte im Bereich der Medical Humanities. Dies führte zur Entwicklung des Programms LET ME (kurz für *Lettered Medicine/Lettered Medical Education*), das mittlerweile fest im Alltag des Medizinstudiums und in der Medizindidaktik der TUM verankert ist (Teufel/Berberat 2018). Zwar verfolgt LET ME ein breiteres Konzept als „nur" das der Narrativen Medizin, deren zentrale Methoden sind jedoch feste Bestandteile des Programms und machen den entscheidenden Kern fast aller Aktivitäten aus (Teufel/Berberat 2021).

Mit der voranschreitenden, internationalen wie deutschsprachigen Entwicklung und Verbreitung der Narrativen Medizin und vergleichbarer Konzepte gehen jedoch auch kritische Stimmen einher. Diese möchten wir an dieser Stelle nicht unbeachtet lassen und betonen zugleich, dass sie wichtige Impulse für die selbstkritische Weiterentwicklung der Narrativen Medizin im deutschsprachigen Raum liefern.

Kritik an der Narrativen Medizin

Ein zentraler Kritikpunkt besteht in der Forderung nach Evidenz beziehungsweise die Infragestellung der Wirksamkeit der Narrativen Medizin. Und tatsächlich müssen sich Aussagen über die Wirksamkeit der Methoden, die in der Narrativen Medizin eingesetzt werden, bislang an den folgenden Einschränkungen messen: Sie beruhen oft auf Selbsteinschätzungen der Teilnehmenden, auf zu kleinen Fallzahlen, oder sie sind nur eingeschränkt hilfreich, wenn die Ergebnisse zwar mit objektiven Instrumenten gemessen wurden, jedoch nur kurzfristige Interventionen untersuchen und somit über den Langzeiteffekt keine Aussage treffen können.[7] Ob das Lesen literarischer Texte eine positive Auswirkung auf die Empathiefähigkeit hat, wurde in mehreren Studien untersucht, die zu unterschiedlichen Ergebnissen kommen und nahelegen, dass Effekte dieser Art schwer zu messen sind (Kidd/ Castano; Samur et al.; van Kuijk). Kritik kommt aber auch aus den Geisteswissenschaften. Beispielsweise werden häufig die Befürchtungen geäußert, dass Kunst und Literatur instrumentalisiert und damit in ihrer Bedeutungsvielfalt limitiert werden, wenn sie in Kontexten medizinischer Ausbildung zum Einsatz kommen.[8] Gerade für die Literaturwissenschaft bieten die Narrative Medizin und die Medical Humanities jedoch interessante

---

7 Einen hilfreichen Überblick über Studien zur Wirksamkeit von Narrative-Medizin-Programmen bietet die Metastudie von Remein et al.
8 Weitere kritische Punkte an Charons Modell sind überblicksartig in Wohlmann dargestellt.

Impulse (Banerjee 2018, 2021), und bereits seit einiger Zeit beschäftigen sich Literaturwissenschaftler*innen mit der Frage, wie sich die vielfältigen Nutzungsformen von Literatur und Kunst produktiv konzeptualisieren lassen. Stichworte sind unter anderem Wissensgewinn, Anerkennung, Identifikation, kulturelles Kapital, Eskapismus und Trost (vgl. hierzu u. a. Felski, Koopman).

Schließlich lässt sich für den deutschsprachigen Raum fragen: Braucht es die Narrative Medizin und die Arbeit mit Literatur und Kunst, oder lassen sich die anvisierten Ziele nicht (vielleicht sogar besser) ohne diese Umwege erreichen? Immerhin werden ganzheitliche Ansätze aus der Psychotherapie und Psychosomatik schon lange (und weit vor Charons Programm) praktiziert. Sie stellen, wie die Narrative Medizin, die subjektive Welt der Patient*innen in den Vordergrund und nehmen auch die Mehrdeutigkeit von Sprache und Erzählungen in den Blick. Zu nennen seien hier beispielsweise die Arbeiten von Viktor von Weizsäcker, Thure von Uexkuell und Michael Balint, die seit den 1940er Jahren für eine patient*innenzentrierte Medizin plädieren (vgl. auch Weingärtner; Kalitzkus & Wilm 2017). Abgesehen von der Frage, ob und inwieweit diese Ansätze es tatsächlich geschafft haben, den Tendenzen der modernen Medizin nachhaltig entgegenzusteuern, und ob es über diese Ansätze hinaus gute Gründe gibt, das Erreichen der genannten Ziele auch auf anderen Wegen zu versuchen, bringt der Umweg über Literatur und Kunst auch einen entscheidenden Mehrwert mit sich. So zeigt beispielsweise im deutschsprachigen Kontext die Forschung von Martin Sexl (2006), welche Relevanz literarischen Texten in pflegerischen Kontexten zukommen kann. Denn diese stellen Wahrnehmungen und Worte zur Verfügung, so Sexl, die implizites, oftmals unartikuliertes berufliches Erfahrungswissen zugänglich machen und es den Teilnehmenden seines Lesekreises erlauben, eigene Erfahrungen aus dem professionellen Alltag „scharf" darzustellen und anders zu reflektieren (S. 183).

Beiträge als Proben aufs Exempel

Die in diesem Sammelband vorgestellten Praxisbeispiele zeigen nun, wie sich literarische Texte und andere künstlerische Werke wie Filme und Fotografien in Veranstaltungen und konkrete Themenkomplexe integrieren lassen. Sie sind dabei, jeder für sich, eine Probe aufs Exempel, ob und wie sich das doppelte Versprechen der Narrativen Medizin, die genannten narrativen Kompetenzen einerseits fördern und andererseits für die Medizin fruchtbar machen zu können, im deutschsprachigen Raum einlösen lässt. Und bereits an dieser Stelle sei verraten, dass die Methoden der Narrativen Medizin im Kontext der medizinischen Aus- und Weiterbildung zwar hier und da an ihre Grenzen stoßen. Alle Beiträge und Autor*innen dieses Bandes plädieren dennoch auf ihre jeweils eigene Art dafür, diese Methoden weiter zu verfolgen, ihr Potenzial auszutesten und stärker im deutschsprachigen Raum zu integrieren – wenngleich nicht, ohne diese weiterhin kritisch auszuwerten und breit zu diskutieren.

Den Anfang macht Elisabeth Gummersbach, die in einem Wahlpflichtkurs mit Studierenden einen Ausschnitt aus Ian McEwans Roman *Saturday* besprach und die dortige Arztfigur zum Anlass nahm, grundlegende Fragen der jeweils eigenen ärztlichen Rolle anzustoßen. Cornelia Ploeger sah mit ihren Studierenden den Film *Wit* und diskutierte anhand diesem die Herausforderung einer professionellen Ärzt*innen-Patient*innen-Beziehung. Der Beitrag von Franca Keicher und Karl Weingärtner stellt die Kurzgeschichte *Ein hellblauer Tag* von Ferdinand von Schirach vor, die zwar keine medizinische Situation beschreibt, aber von ihnen genutzt wurde, um zusammen mit Medizinstudierenden die Bedeutungen von Erzählstil und Sprache im Erleben und Schildern menschlicher Schicksale zu erörtern. Anita Wohlmann widmet sich dem Thema Empathie und deren Grenzen und stellt dazu eine Einheit aus einem Wahlpflichtfach vor, in dem sie die Kurzgeschichte *Die depressive Person* von David Foster Wallace besprach. Dass und wie Narrative Medizin auch als Lesen und Zeichnen von Comics und auch in einem Blended-Learning-Setting mit über 600 Studierenden funktionieren kann, zeigt der Beitrag von Eva Katharina Masel und Andrea Praschinger. Daniel Teufel und Pascal O. Berberat stellen einen vierstündigen Workshop vor, in dem die vergleichende Betrachtung des Films *Dark Victory*, Thomas Bernhards *Frost* und Rainald Goetz' *Warum die Hose runter muß* die Fragen eröffnet, was im Fokus ärztlicher Wahrnehmung liegen muss und was diese bewusst wie unbewusst ausblendet. Die besonderen Herausforderungen gelingender ärztlicher Kommunikation greift der Beitrag von Anita Wohlmann und Christina Gerlach auf, die im Rahmen eines Wahlpflichtfachs den Comic *The Words I Did Not Say* der Assistenzärztin Heather Edward und das Gedicht *Was der Doktor gesagt hat* von Raymond Carver besprechen. Vera Kalitzkus und Angela Fuchs haben auf einem Kongress für Allgemeinmediziner*innen einen Workshop angeboten und sich in diesem anhand William Carlos Williams' Autobiographie *Von Medizin und Dichtkunst* mit den emotionalen und persönlichen Herausforderungen der ärztlichen Tätigkeit auseinandergesetzt. Moritz Schumm und Pascal O. Berberat beschreiben in ihrem Beitrag eine Einheit im Rahmen eines medizinischen Wahlfachs zur Demenzdiagnostik, bei der die Bilder *Old Mask II* und *Old Mask VIII* von John Stezaker sowie das Gedicht *I felt a funeral in my brain* von Emily Dickinson den Studierenden einen anderen Zugang zur Demenz eröffnen. Schließlich stellen Katharina Fürholzer und Florian Steger am Beispiel von Lars Gustafssons Roman *Der Tod eines Bienenzüchters*, der im Zentrum ihrer Seminareinheit stand, noch einmal ausführlich dar, welche Bedeutung literarische Texte für die Auseinandersetzung mit Gesundheit und Krankheit und für die Vermittlung medizinethischer Fragestellungen mit sich bringen können.

Wo immer es uns möglich war, haben wir die jeweils verwendeten literarischen Textausschnitte und Werke sowie die Bilder und Comics in diesen Band mitaufgenommen. Auf diese Weise soll allen Lesenden eröffnet werden, den Gegenstand des jeweiligen Beitrages für sich selbst zu entdecken und dabei auch das praktische Zusammenspiel von Material und Methodik nachvollziehen und beurteilen zu können.

Im Anschluss an alle Beiträge haben wir in einer Coda grundsätzliche Fragen und mögliche Antworten zum praktischen Einsatz der Narrativen Medizin zusammengetragen. Sinn und Zweck dieses Schlussteils ist es, Interessierten einen ersten und doch auch breiten Einblick zu geben, was es bei der Planung und Umsetzung der in diesem Band vorgestellten Praxis zu beachten gilt und welchen Bedingungen eine gelingende Veranstaltung unterliegt. Die Antworten und Ratschläge, die wir an dieser Stelle geben, sind jedoch keinesfalls festgeschriebene Gesetze, sondern subjektive Einstellungen und Meinungen von Personen, die unterschiedliche Praxiserfahrungen gesammelt haben. Dieser Schlussteil soll daher nicht als abgeschlossen verstanden werden, sondern im Gegenteil als Einladung zur weiteren Reflexion und offenen Diskussion.

Mit diesem Sammelband, seinen Beiträgen und seiner Coda möchten wir nicht nur einen Einblick in den vielseitigen praktischen Einsatz der Narrativen Medizin geben. Wir hoffen auch zu inspirieren und laden zum Nachmachen und zum Ausprobieren ein. Die Erfahrungen der an diesem Band beteiligten Autor*innen zeigen, dass es sich lohnt, die Methoden der Narrativen Medizin für die eigene Praxis fruchtbar zu machen.

Literaturverzeichnis

Banerjee, Mita (2018): Medical Humanities in American Studies: Life Writing, Narrative Medicine, and the Power of Autobiography, Heidelberg.

Banerjee, Mita (2021): Biologische Geisteswissenschaften: Von den Medical Humanities zur Narrativen Medizin. Eine Einführung, Heidelberg.

Banner, Olivia (2016): Structural Racism and Practices of Reading in the Medical Humanities, in: Literature and Medicine 34.1, S. 25–52.

Charon, Rita (2005): Narrative Medicine: Attention, Representation, Affiliation, in: Narrative 13.3, S. 261–270.

Charon, Rita (2006): Narrative Medicine: Honoring the Stories of Illness, New York.

Charon, Rita/DasGupta, Sayantani/Hermann, Nellie/Irvine, Craig/Marcus, Eric R./Colón, Edgar Rivera/Spencer, Danielle/Spiegel, Maura (2016): The Principles and Practice of Narrative Medicine, Oxford.

Eckart, Wolfgang U. (2017): Geschichte, Theorie und Ethik der Medizin, Berlin.

Felski, Rita (2008): Uses of Literature, Malden, MA.

Greenhalgh Trisha (1999): Narrative based medicine in an evidence based world, in: BMJ 318. January 30, 1999, S. 323–325.

Greenhalgh Trisha/Hurwitz, Brian (1999): Narrative based medicine: Why study narrative?, in: BMJ 318. January 2, 1999, S. 48–50.

Greenhalgh Trisha/Hurwitz, Brian (2005): Narrative-based Medicine – sprechende Medizin: Dialog und Diskurs im klinischen Alltag, Bern.

Hawkins, Anne Hunsaker/McEntyre, Marilyn Chandler (2000): Teaching Literature and Medicine, New York.

Heimes, Silke (2012): Warum Schreiben hilft: Die Wirksamkeitsnachweise zur Poesietherapie, Göttingen.

Heimes, Silke (2017): Lesen macht gesund: Die Heilkraft der Bibliotherapie, Göttingen.

Hyman, Steve A./Michaels, Damon R./Berry, James M./Schildcrout, Jonathan S./Mercaldo, Nathaniel D./Weinger Matthew B. (2011): Risk of burnout in perioperative clinicians: A survey study and literature review, in: Anesthesiology 114.1, S. 194–204.

Kalitzkus, Vera/Wilm, Stefan/Matthiessen, Peter F. (2009): Narrative Medizin – was ist es, was bringt es, wie setzt man es um?, in: Zeitschrift für Allgemeinmedizin 85, 2, S. 60–66.

Kalitzkus, Vera/Wilm, Stefan (2017): Narrative Medizin: Vermittlerin zwischen Sprach- und Erfahrungswelten im medizinischen Kontext, in: Bechmann, Sascha (Hg.): Sprache und Medizin. Interdisziplinäre Beiträge zur medizinischen Sprache und Kommunikation, Berlin, S. 73–98.

Kern-Stähler, Annette/Schöne-Seifert, Bettina/Thieman, Anna (2013): Ethik in der Medizin: Literarische Texte für den Querschnittsbereich GTE, Münster.

Kidd, David Comer/Castano, Emanuele (2013): Reading literary fiction improves theory of mind, in: Science, 342, S. 377–380.

Koopman, Eva Maria (2015): Why do we read sad books? Eudaimonic motives and meta-emotions, in: Poetics, 52, S. 18–31.

van Kuijk, Iris/Verkoeijen, Peter/Dijkstra, Katinka/Zwann, Rolf A. (2018): The Effect of Reading a Short Passage of Literary Fiction on Theory of Mind: A Replication of Kidd and Castano (2013), in: Collabra: Psychology, 4(1), S. 7.

League of European Research Universities (2013): The Future of the Social Sciences and Humanities, in: Europe 13, S. 7. URL: https://www.leru.org/files/The-Future-of-the-Social-Sciences-and-Humanities-in-Europe-Full-paper.pdf (letzter Zugriff am 22.05.2021).

Lembert-Heidenreich, Alexandra/Mildort, Jarmila Mildorf (Hg.) (2013): The Writing Cure: Literature and Medicine in Context, Münster.

Lucius-Hoene, Gabriele (2008): Krankheitserzahlungen und die narrative Medizin, in: Die Rehabilitation 47.2, S. 90–97.

Neumann, Melanie/Edelhäuser, Friedrich/Tauschel, Diethard/Fischer, Martin R./Wirtz, Markus/Woopen, Christiane/Haramati, Aviad/Scheffer, Christian (2011): Empathy decline and its reasons: a systematic review of studies with medical students and resisdents, in: Academic Medicine, 86.8, S. 996–1009.

Remein, Christy Di/Childs, Frances Ellen/Pasco, John Carlo/Trinquart, Ludovic/Flynn, David B./Wingerter, Sarah L./Bhasin, Robina M./Demers, Lindsay B./Benjamin, Emelia J.

(2019): Content and Outcomes of Narrative Medicine Programmes: A Systematic Review of the Literature Through 2019, in: BMC Open 10.

Samur, Dalya/Tops, Mattie/Koole, Sander L. (2013): Does a single session of reading literary fiction prime enhanced mentalising performance? Four replication experiments of Kidd and Castano, in: Cognition and Emotion 32:1, S. 130–144.

Scheffel, Michael (2004): Erzählen als anthropologische Universalie: Funktionen des Erzählens im Alltag und in der Literatur, in: Zymner, Rüdiger/Engel, Manfred (Hg.): Anthropologie der Literatur. Poetogene Strukturen und ästhetisch-soziale Handlungsfelder, Paderborn. S. 121–138.

Schulz, Stefan/Steigleder, Klaus/Fangerau, Heiner/Paul, Norbert W. (Hg.) (2006): Geschichte, Theorie und Ethik der Medizin. Eine Einführung, Frankfurt/Main.

Sexl, Martin (2006): Sophokles, Shakespeare und Tolstoi im Krankenhaus: Krankenpflegerinnen lesen literarische Texte, Innsbruck.

Spencer, Danielle (2017): Narrative Medicine, in: Solomon, Miriam/Simon, Jeremy R./Kincaid, Harold (Hg.): The Routledge Companion to Philosophy of Medicine, New York/London, S. 372–382.

Strawson Galen (2004): Against Narrativity, in: Ratio 17, S. 428–452.

Teufel, Daniel/Berberat, Pascal O. (2018): Arzt, nicht ‚nur' Mediziner, in: Deutsches Ärzteblatt 115, 47, 23. November.

Teufel, Daniel/Berberat, Pascal O. (2021): „Eine gebührende Aufteilung des Stimmlichen. Polyphone Bewusstseinsentwicklung im Medizinstudium, in: Genz, Julia/Gévaudan, Paul (Hg.): Polyphonie in literarischen, medizinischen und pflegewissenschaftlichen Textsorten, Göttingen, S. 127–139.

Viney, William/Callard, Felicity/Woods, Angela (2015): Critical medical humanities: embracing entanglement, taking risks, in: Medical Humanities, 41, S. 2–7.

Weingärtner, Karl. (2020): Narrative Medizin – Wege zum Du und Ich, in: Uro-News 24, S. 22–25.

Wohlmann, Anita (2019): Zwischen Selbstsorge und Heilsversprechen: Über den Einsatz von literarischen Texten in der Narrativen Medizin, in: Der Mensch: Zeitschrift für Salutogenese und anthropologische Medizin, 59, S. 7–13.

Woods, Angela (2011): The Limits of Narrative: Provocations for the Medical Humanities, in: Medical Humanities, 37(2), S. 73–78.

Elisabeth Gummersbach

Alles erklärbar – oder nicht?

Der Arzt als Rationalist. Studierendenseminar zu einem Textauszug aus *Saturday* von Ian McEwan

Abstract

Im Wahlfach „Ärzte in der Literatur" an der HHU Düsseldorf werden Medizinstudierende ab dem 4. Semester dazu angeregt, über die vielfältigen Aspekte des ÄrztInnenseins nachzudenken, insbesondere in der Interaktion mit PatientInnen und in der Gesellschaft. Durch die Auseinandersetzung und Identifikation mit fiktionalen Figuren können die Studierenden viel über sich selbst und ihre Einstellung lernen, Stereotypes und Vorurteile erkennen und abbauen. Beispielhaft soll hier anhand des Romans *Saturday* von Ian McEwan die Diskussion über den Arzt Henri Perowne dargestellt werden. Die Fragen „Wie wirkt die Arztpersönlichkeit auf Sie? Was berührt Sie, was stößt Sie ab? Welche Bilder und welche Gefühle entstehen?" führen zum intensiven und teilweise sehr persönlichen Austausch über Themen wie Ratio vs. Gefühl, Erklärbarkeit vs. Intuition. Eine abschließende Schreibübung zu einer kurzen Testpassage vertieft die Selbstreflexion über die besprochenen Themen.

Kontext

Im Rahmen des Wahlcurriculums, das im Modellstudiengang Medizin an der Heinrich-Heine-Universität Düsseldorf (HHU) verankert ist, bietet das Institut für Allgemeinmedizin das Wahlfach „Ärzte in der Literatur" an. Darin widmen wir uns unterschiedlichen literarischen Texten, in denen Ärzte (in den von uns besprochenen Texten ausschließlich männlich) in ihrer Interaktion mit PatientInnen dargestellt werden. Unsere Textauswahl besteht aus Novellen oder in sich geschlossenen Buchkapiteln ab dem Ende des 19. Jahrhunderts, da zu diesem Zeitpunkt der wissenschaftliche Fortschritt zunahm und ÄrztInnen immer mehr in der Lage waren, gezielt zu therapieren, statt zu beobachten und auszuprobieren. Durch die immer größer werdenden diagnostischen und therapeutischen Möglichkeiten entstand die Vorstellung, dass Krankheiten und Kranksein wissenschaftlich zu erklären seien. Noch heute berufen sich Lehrende auf den Satz von Bernhard Naunyn (1839–1925): „Medizin wird Wissenschaft sein, oder sie wird nicht sein" (Stulz).

Naunyns programmatische Aussage trägt die Gefahr in sich, dass die Sorgen und Nöte der Menschen, die sich rat- und hilfesuchend an ÄrztInnen wenden, in dem Gefüge aus Wissenschaft, Messdaten, Regeln und Ressourcen in den Hintergrund treten. Ein Jahrhundert nach Naunyn stellt sich für ÄrztInnen immer mehr die Frage, ob in der medizinischen Versorgung das Krankheitsbild oder der Kranke im Vordergrund stehen sollte, und welchen Stellenwert in einer medizinischen Welt, in der Vieles mess- und erklärbar ist, Empathie und Personenzentriertheit in der PatientInnenversorgung haben.

Literatur kann ein Abbild ihrer Zeit sein, oder der Zeit, in der AutorInnen die Geschichten verorten, und wenn es dabei um ÄrztInnen geht, so spiegelt sich darin ihre Rolle im gesellschaftlichen Kontext wider (Köbberling). Der Textauszug aus *Saturday* ist einer von insgesamt acht literarischen Texten, die wir im Laufe der Seminare besprechen. Er steht exemplarisch für eine Reihe von grundsätzlichen Fragen: Wie erklärbar sind individuelle Reaktionen von PatientInnen mit definierten Krankheitsbildern über ihre Symptome hinaus? Wie reagieren ÄrztInnen auf die Präsentation von Symptomen, und was lösen diese in ihnen aus? Inwieweit können sich ÄrztInnen im Alltag von ihrer Rolle distanzieren? Und wie beeinflusst ihre ärztliche Kompetenz ihr Denken und Handeln?

Das Seminar fand bis jetzt drei Mal in Gruppen von acht bis zehn Studierenden statt, die motiviert waren, sich abseits der üblichen Beschäftigung mit medizinischem Wissen zur Abwechslung mit intensiver Textarbeit zu beschäftigen.

Lernziele

In diesem Wahlfach sollen Medizinstudierende dazu anregt werden, über das Erlangen von Faktenwissen hinaus über die vielfältigen Aspekte des ÄrztInnenseins nachzudenken, insbesondere über ihre Rolle in der Interaktion mit PatientInnen und ihre Rolle in der Gesellschaft. Durch die Identifikation mit den ärztlichen Protagonisten können die Studierenden ihre zukünftige ärztliche Rolle reflektieren, sich ihrer eigenen Einstellungen bewusst werden sowie Stereotypes und Vorurteile erkennen und abbauen. Der Textausschnitt aus *Saturday* regt die Studierenden dazu an, über die wissenschaftliche Erklärbarkeit von menschlichen Reaktionen und Interaktionen nachzudenken und zu überlegen, was sie daraus für ihren zukünftigen Umgang mit PatientInnen mitnehmen können.

Werk

Ian McEwan schildert in seinem Roman die 24 Stunden an einen Samstag im Leben des Neurochirurgen Henri Perowne, der mit seiner Ehefrau und zwei erwachsenen

Kindern in einem feudalen Londoner Bezirk wohnt. Hintergrund der Handlung ist die Demonstration gegen den Irak-Krieg in London am 23.2.2005. Ein Vorbote des drohenden Unheils, das in die heile und geordnete Welt des Protagonisten einbricht, ist die Landung eines brennenden Flugzeugs in London-Heathrow, das Perowne in den frühen Morgenstunden beobachtet und sofort mit 9/11 assoziiert – das Feuer stellt sich allerdings hinterher als Triebwerkschaden heraus. Der Roman lebt von Gegensätzen: Auf der einen Seite ist da Perownes geordnete Welt in seinem wunderschönen Haus, das seiner Ehefrau gehört, einer ebenfalls wunderschönen und erfolgreichen Anwältin, die auch nach 20 Ehejahren ihre Anziehungskraft auf ihn nicht verloren hat. Auf der anderen Seite wird die ungeordnete Demonstration geschildert, die den Verkehr in London zum Erliegen bringt und sich Perowne in den Weg stellt, als er zum Squash fahren will. Der Demonstration steht er ambivalent gegenüber: Ist es richtig, Truppen in den Irak zu versenden? Soll und darf man sich einmischen, angesichts der Tatsache, dass durch ein verbrecherisches Regime schweres Unrecht geschieht?

Wir erfahren noch mehr über Perowne: Da ist sein Beruf als Neurochirurg, in dem er sich an das komplizierteste und geheimnisvollste Organ des Menschen – das Hirn – heranwagt, in dem Gedanken und Gefühle entstehen, die er meint, durch Neurotransmitter erklären zu können. Seine ebenfalls erfolgreichen Kinder haben sich den schönen Künsten – Musik und Literatur – zugewandt, für deren transzendente Bedeutung er sich nicht erwärmen kann und die er für nichts weiter als gutes Handwerk hält. Als Perowne in einen Unfall verwickelt wird, stößt er auf den Proletarier Baxter, der ihn – flankiert von zwei zwielichtigen Gestalten – körperlich bedroht. Schließlich kann er seine Haut retten, indem er mit diagnostischem Kalkül die Chorea-Erkrankung seines Gegenübers analysiert, dieses Wissen für sich nutzt und dem kranken Angreifer Versprechungen macht, die aus der Luft gegriffen und nicht einzuhalten sind. Im Verlaufe der Handlung wird ihm dies jedoch zum Verhängnis, denn Baxter wird abends in sein Haus eindringen und die Behandlung einfordern, die ihm versprochen wurde, und Perownes Tochter und die ganze Familie bedrohen. Es gelingt Perowne aber mit Hilfe seines Sohnes, Baxter die Treppe hinunterzustürzen, woraufhin dieser ein Schädel-Hirn-Trauma erleidet. Perowne ist derjenige, der ihn operieren und ihm das Leben retten muss.

Der Autor

Ian McEwan wurde 1948 als Sohn eines Berufssoldaten geboren, was dazu führte, dass er u. a. in Libyen und Singapur aufwuchs. Er studierte englische und französische Literatur und unterrichtete an der University of Sussex. Sein umfangreiches Werk wurde mit vielen Preisen ausgezeichnet. Literarische Vorbilder für ihn waren Virginia Woolf, Franz Kafka und Sigmund Freud.

Ich wollte in Henry Perowne den Reichtum der materialistischen Weltanschauung darstellen, auch ihre Wärme – dass am Materialismus nichts „Kaltes" sein muss, wenn er
sagt: Wir haben nun eine Schöpfungsgeschichte, die unendlich viel komplexer ist als die
christliche oder islamische, und die überdies noch den Vorzug hat, wahr zu sein. (Ian
McEwan in einem Interview mit Lothar Müller, zitiert in Wunderlich)

In Vorbereitung zu *Saturday* hospitierte McEwan zwei Jahre in einer neurochir-
urgischen Abteilung, um die Operation detailgetreu über 15 Seiten schildern zu
können.

Durchführung

Der Textauszug[1] aus *Saturday* wurde im Rahmen eines zweistündigen Seminars
diskutiert. Die Studierenden hatten den Text vorher zu Hause gelesen und sich
ihre ersten Eindrücke notiert. Im Seminar wurden sie zunächst aufgefordert, ihren
spontanen Eindruck von Henri Perowne zu schildern. *War er Ihnen sympathisch,
und wenn ja bzw. nein, warum? Was ist an ihm „arzt-typisch"? Warum hat McEwan
ausgerechnet einen Neurochirurgen beschrieben?*
Die Beiträge wurden gesammelt und stichwortartig an einer Flipchart notiert.
Über manche Themen kam es spontan zu weiterführenden Diskussionen, die
teilweise kontrovers waren und auch sehr persönliche Themen berührten. Die
Herausforderung für die Moderation war, dies zu ermöglichen, ohne den Bezug
zum Text zu verlieren. Meist konnte keine „Lösung" gefunden werden, es gab
mehr Fragen als Antworten. Die allgemeine Ratlosigkeit konnte dann aufgefangen
werden, indem wir auf den Text zurückgriffen: Der Autor macht uns ein Angebot,
dem man zustimmen oder aber von dem man sich distanzieren kann.
An die Diskussion schloss sich eine kurze Präsentation zum Autor und zur
geschichtlichen Einbettung des Textes an – hier der 2. Irak-Krieg und die Anti-
Kriegs-Demonstration in London. Am Ende des Seminars folgte eine Schreibübung
als Element des Reflective Writing (Kalitzkus): Die Studierenden wurden angehal-
ten, zu einer kurzen Passage in einem begrenzten Zeitrahmen von 10 Minuten ihre
Gedanken und Assoziationen niederzuschreiben. Wer wollte, konnte seinen Text
im Anschluss vorlesen.

---

1 Die Textpassage, die am Ende des Beitrags abgedruckt ist, ist wesentlich kürzer als der Textauszug
(ca. 50 Seiten), den die Studierenden lasen.

Text für die Schreibübung:
„Für ihn ist es keine Glaubensfrage, sondern eine alltägliche Tatsache, dass das Bewusstsein von bloßer Materie, vom Hirn geschaffen wird. Eine Ehrfurcht gebietende Tatsache, die auch Neugier verdient: Das Wirkliche, nicht das Magische, sollte die Herausforderung sein."
(McEwan, S. 95)

Eine gesonderte Lernkontrolle erfolgte nicht. Voraussetzung für die Teilnahme war das Lesen der Texte, was wir überprüften, indem wir alle Teilnehmenden aufforderten, eine mündliche Inhaltsangabe zu machen. Eine weitere Voraussetzung war die aktive Teilnahme an der Diskussion und am Reflective Writing.

Eindrücke

Im Folgenden werden die Beiträge der Studierenden in kursiver Schreibweise wiedergegeben.

Die Studierenden fanden Henri Perowne nicht sonderlich sympathisch – er sei zu rational und käme ihnen „kalt" vor. Andererseits waren sie beeindruckt, wie er alles im Griff habe und über alles nachdenke, und sie bewunderten seine fachliche Kompetenz. Seinen PatientInnen gegenüber verhalte er sich dabei durchaus empathisch. Jedoch fanden sie es arrogant, wie er sich über alles Magische erhebt und behauptet, Literatur sei nichts als eine Sammlung von Ereignissen, die letztlich jeder schreiben könne, der genau hinschaue – und es sei Zeitverschwendung, sich damit auseinanderzusetzen. Die Studierenden fanden Perownes Aussage falsch, dass Menschen ohne Geschichten leben könnten, aber sie erkannten an, dass er sich damit auseinandersetzt – zumindest um seiner Tochter Daisy einen Gefallen zu tun. Einige ärgerten sich über Perownes abwertende Haltung gegenüber Fantasy-Romanen.

Fantasie-Geschichten gehen Perowne zu weit: „Bitte keine magischen Zwergentrommler mehr!" (S. 95), schreibt er an Daisy. Identitätssprünge und Zeitverschiebungen seien unrealistisch und deshalb nicht der Aufmerksamkeit wert: Wenn man sich alles ausdenken könne, sei es „nichts als Kitsch" (S. 95). Laut Daisy sind „Helden mit Flügeln" ein Symbol für kühnes Streben; Perowne hingegen respektiert die materielle Welt als jemand, der Hirnschäden heilt. Seiner Meinung nach „wird das Bewusstsein von bloßer Materie, dem Hirn, geschaffen" (S. 95); alles Übernatürliche sei letztlich Zuflucht.

Die Studierenden fragten sich: Gibt es das Übernatürliche nicht? Ist alles erklärbar? Der schriftliche Beitrag einer Studierenden im Rahmen des Reflective Writing bezog zu diesem Punkt Stellung:

Für mich gehört auch das Magische zur Wirklichkeit. Das Magische erweitert das Bewusstsein, es löst Grenzen, bringt Freiheiten, löst Normen und macht oft bewusst, wie groß die Wirklichkeit womöglich außerhalb der von uns begrenzten Vorstellungen ist. (Zitat mit Genehmigung der Studierenden)

Durch die sehr dichte Erzählweise kann ein Leser an jedem Gedanken und jeder Assoziation von Henri Perowne teilnehmen. Wir bekommen mit, wie er beim Aufeinandertreffen mit dem Ganoven Baxter sein Gegenüber sofort in Kategorien einordnet: Unterschicht, von der Kleidung bis zum Auto, kommt aus einer zwielichtigen Kneipe, flankiert von zwei ebenfalls zwielichtigen Gestalten. In seinem normalerweise geordneten Leben würde Perowne einem solchen Menschen nicht auf Augenhöhe begegnen. Der Unfall verändert die Situation, aber er „will sich keineswegs auf das Niveau der Straße herablassen" (S. 126). Zunächst sieht es so aus, als ob Baxter die Oberhand behält, aber Perowne nutzt seinen Verstand; er taxiert die Person und die Gefahr, die von ihm ausgeht, und sein diagnostischer Blick suggeriert ihm, dass etwas Neurologisches nicht stimmt: Er erkennt an Baxter Anzeichen für Chorea Huntington.

Den Studierenden kam es widersprüchlich vor, wie Perowne auf der einen Seite Differentialdiagnosen und pathophysiologische Hintergründe abspult und auf der anderen Seite vorgibt, dass Neurologie nicht sein Fach sei. Die geschilderte Situation führte zu der Frage, inwieweit wir im Alltag unser medizinisches Wissen ausschalten können. Erliegen wir ständig dem Zwang zur Diagnose? Ist man immer Arzt oder Ärztin? Die Studierenden meinten, man müsse doch auch mal abschalten können. Die Erfahrung, dass man ständig mit seiner Profession konfrontiert sei, auch im Alltag, hätten auch die Studierenden schon gemacht. So beschwerte sich ein Studierender sinngemäß: „Man wird doch ständig angesprochen, wenn jemand was hat, und dann wird erwartet, dass man schon alles weiß, obwohl wir doch noch Studierende sind!"

In der ersten Begegnung mit Baxter ist Perowne in Gefahr, verprügelt zu werden. Aber er hat Prinzipien: Nicht schlagen, nicht zu Boden gehen, keine Kopfverletzung riskieren. Zu Zeiten der organisierten Fußballkriminalität hat er während seiner Fachausbildung genügend Kopfverletzungen durch „stahlkappenbesetzte Doc Martens" gesehen (S. 131). Das permanente Analysieren gibt Perowne seine Sicherheit zurück: Er kennt das Krankheitsbild und den Gendefekt. Die Konfrontation mit der Diagnose bringt die Wende: Spontan geht die Macht auf ihn über, denn sein Arztsein bringt Perowne in die überlegene Position. Baxter hat zwar erst Zweifel an der Richtigkeit von Perownes Angaben, denn dieser trägt abgetragene Sportkleidung – auch Baxter urteilt nach dem Äußeren. Aber das Wissen des Arztes über die Erkrankung stabilisiert seine Überlegenheit. Sein Gegenüber duckt sich, und die Hierarchie ist wiederhergestellt.

In der Gruppe wurde besprochen, wie der erste Eindruck unsere Einstellung zu Menschen und auch zu unseren PatientInnen beeinflusst, und wie schwierig es ist, sich von Vorurteilen aufgrund des Äußeren eines Menschen zu befreien. Es wurde aber auch geäußert, dass die Erwartungen an Ärzte oft so hoch seien, dass die gesellschaftliche Anerkennung, die sie genießen, auch zur Beruhigung der PatientInnen führe, die sich sinngemäß sagten: „Wenn ich mein Wohl und Leben in die Hände eines anderen Menschen gebe, dann muss dieser auch besondere Fähigkeiten besitzen und besondere Anerkennung verdienen".

Mit dem Aussprechen der Diagnose verlässt Perowne das Analytische; er „kommt sich vor wie ein Medizinmann, der einen Fluch ausstößt" (S. 133). Die Diagnose ist vernichtend, und Baxter zeigt sich gut informiert. Er weiß, dass man nichts machen kann. Aber Perowne erkennt in seiner Reaktion den „Hunger nach Information und Hoffnung" (S. 136), die er auch von seinen PatientInnen kennt. Er verspricht eine Therapie, die es nicht gibt, und rettet so seinen Hals. Damit begibt er sich auf das Niveau von Scharlatanen, die ihren PatientInnen mit ominösen Versprechungen Hoffnung machen (S. 138).

Die Studierenden erinnerten sich an den Unterricht „Breaking Bad News" und an die Diskussion, wieviel Hoffnung man PatientInnen machen darf und wie schonungslos man aufklären sollte. Die brutale Wahrheit ist nicht nur für die PatientInnen schwer zu ertragen, sondern auch für die ÄrztInnen, die sie überbringen. Wie viel einfacher sei es doch, PatientInnen etwas anzubieten, und ihren Glauben auszunutzen, der ja manchmal auch zu einer vorübergehenden Besserung führe. Und doch sei es unethisch, trügerische Hoffnung zu schüren. Die Verzweiflung der PatientInnen öffne die Tür für Scharlatane, denen sie glauben, weil sie es wollen.

Perowne erinnert sich an Situationen, in denen er PatientInnen die Wahrheit sagen muss. Er muss ihnen mitteilen, dass eine Operation missglückt ist, und somit Erwartungen enttäuschen, die er nicht halten konnte. Im Umgang mit PatientInnen wird alles auf das Wesentliche der Existenz reduziert: „Es ist die Stunde der Wahrheit, die auf ihre Weise so elementar wie die Liebe ist" (S. 122). Perowne weiß, dass Baxter sich in einer schlimmen Lage befindet, aber er weiß auch, dass er selbst zu Mitleid unfähig ist. „Der klinische Alltag hat ihm das Mitleid mit seinen Patienten ausgetrieben" (S. 139).

Aus diesen Beobachtungen entspann sich eine Diskussion unter den Studierenden: Wie viel Mitleid sollte man mit seinen PatientInnen haben? Bedeutet Mitleid, dass man wirklich mitleidet, oder dass man das Leid des anderen empathisch nachempfindet? Einige Studierende sagten, Mitleid dürfe man auf keinen Fall haben, damit man sich abgrenzen könne. Zu viele Gefühle gefährdeten den objektiven Blick und damit auch den Behandlungserfolg – so sei es ihnen beigebracht worden. Eine Studierende äußerte jedoch, dass Mitleid den Menschen ausmache, und das wolle sie sich auf keinen Fall abgewöhnen.

Die Studierenden konnten sich für Perowne und seine Welt nicht erwärmen. Für ihn sei alles erklärbar, sogar Gefühle; Werte und Moral betrachte er als eine Funktion von Molekülen und Transmittern. Es lag viel Abwehr im Raum: Die Studierenden respektierten Perownes medizinische und analytische Fähigkeiten, wollten aber auf keinen Fall so kalt und emotionslos sein, wie er ihnen vorkam. Aus ihrer Sicht ist menschliche Wärme, die auch Perowne seinen Mitmenschen gegenüber zeigt, nicht nur rationell begründbar, und insofern mache Perowne sich etwas vor, wenn er sich als reinen Rationalisten beschreibe.

Evaluation

Das Wahlfach richtet sich an Studierende, die sich für Literatur interessieren und somit an eine spezielle Gruppe, die die Bereitschaft mitbringt, Texte zu lesen und darüber zu reflektieren. Einige Studierende hatten im Vorfeld befürchtet, dass es um Textanalysen wie im Deutschunterricht ginge, und waren froh, dass dies nicht so war. Alle meldeten am Ende zurück, sehr vom Seminar, den Texten und vor allem vom Austausch in der Gruppe profitiert zu haben. Die Studierenden identifizierten sich mit den unterschiedlichen Arztfiguren (in unseren Texten nur männlich), die wir im Laufe des Wahlfachs besprachen, auch wenn sie sich ihnen gegenüber kritisch zeigten. Diese Ambivalenz lud zu einem regen Austausch untereinander ein und zu einer Reflexion über ihre zukünftige Rolle als ÄrztInnen.

Die Beiträge der Studierenden waren teilweise sehr persönlich, was eine Herausforderung für die Moderation darstellte. Wir bemühten uns um eine offene Moderation mit wenigen Anregungen und ließen die Studierenden ihre eigenen Schlüsse ziehen.

Manchmal kam es zu emotionalen Äußerungen über selbst Erlebtes, dann gaben wir dem Raum und ließen der Gruppe Zeit, sich damit auseinanderzusetzen. Wir konnten den Studierenden keine Lösungen anbieten, aber aus unserer Erfahrung berichten und ihnen Mut machen: Es hilft, die eigene Rolle immer wieder zu überdenken und seine Sorgen zu äußern. Und es hilft, zuzuhören und sich auszutauschen.

Keineswegs waren die Reaktionen immer so, wie wir sie erwartet haben: So spürten wir die Sorge der Studierenden wegen der hohen Verantwortung, die sie tragen würden. Die Studierenden fragten, ob man dieser Verantwortung gerecht werden könne und wie sie mit ihrem Bedürfnis nach sicherem Rückhalt umgehen könnten. Wir konnten die Erfahrung machen, dass die kritische Auseinandersetzung mit dem Text ein Anker war, auf den wir uns beziehen konnten. Doch um Sicherheit in ihrer Rolle als zukünftige ÄrztInnen zu erhalten, wollten die Studierenden offenbar die Figuren in den Texten, mit denen sie sich identifizierten – und damit sich selbst – nicht allzu sehr in Frage stellen.

Literatur

Köbberling, Johannes (1997): Der Wissenschaft verpflichtet, in: Medizinische Klinik, 92, S. 181–189.

Kalitzkus, Vera (2017): Rezension zu: Rita Charon, Sayantani DasGupta, Nellie Hermann, Eric R. Marcus: The Principles and Practice of Narrative Medicine. Oxford University Press 2016, in: socialnet Rezensionen, URL: https://www.socialnet.de/rezensionen/23281.php, letzter Zugriff am 22.05.2021.

McEwan, Ian (2005): Saturday, Zürich.

Stulz, Peter/Nager Frank/Schulz, Peter (2005): Vorwort, in: Dies. (Hg.): Literatur und Medizin, Zürich, S. 9–10.

Wunderlich, Dieter (2005): Ian McEwan: Saturday, URL: https://www.dieterwunderlich.de/McEwan_saturday.htm, letzter Zugriff am 22.05.2021.

Cornelia Ploeger

Ärztliche Professionalität im Spannungsfeld von Einlassung und Distanz

Reflexionen am Beispiel des Spielfilms *Wit*

Abstract

Im klinischen Wahlfach *Aspekte der Narrativen Medizin* an der Goethe-Universität Frankfurt beschäftigen sich Studierende mit Aspekten ärztlicher Professionalität. Anhand von literarischen, filmischen und theoretischen Texten werden soziologische und philosophische Perspektiven auf den Arztberuf und dessen Ausübung eröffnet und in ihrer allgemeinen als auch ganz persönlichen Bedeutung für den Einzelnen diskutiert. Die vorgestellte Seminareinheit beschäftigte sich auf Grundlage der Professionalisierungstheorie von Ulrich Oevermann (1996) mit dem Dualismus von Einlassung und Distanz in der Struktur der Arzt-Patient-Beziehung[1] sowie deren Bedeutung für das ärztliche Handeln. Durch die theoretische Beschäftigung sollte es den Teilnehmenden ermöglicht werden, Professionalisierungsprozesse bewusster wahrzunehmen und den eigenen professionellen Habitus zu reflektieren. Als künstlerischer Anstoß zur Reflexion diente der Spielfilm *Wit* von Mike Nichols, der auf dem gleichnamigen, mit dem Pulitzer-Preis ausgezeichneten Stück von Margaret Edson beruht. Im Anschluss an die theoretische Auseinandersetzung erhielten die Teilnehmenden zwei aufeinander aufbauende Schreibimpulse (Clustering sowie Free Writing im Sinne des reflektierenden Schreibens), um den Raum für eine assoziativere Auseinandersetzung mit dem Thema zu öffnen.

Kontext

Das Seminar *Narrative Aspekte der Medizin* wird seit dem Wintersemester 2018/2019 am Institut für Allgemeinmedizin Frankfurt im Rahmen der klinischen Wahlpflichtveranstaltungen angeboten. Die Veranstaltung richtet sich an Medizinstudierende im klinischen Abschnitt des Studiums sowie Promovierende innerhalb der

---

1 Ich verwende den Ausdruck „Arzt-Patient-Beziehung" als feststehenden Terminus. Sofern es die Lesbarkeit erlaubt, wird im Text genderneutrale Sprache verwendet. Bei ausschließlicher Verwendung des generischen Maskulinums sind immer beide Geschlechter eingeschlossen.

medizinischen Fakultät, steht aber auch anderen Interessierten offen. Die vorgestellte Seminareinheit stammt aus dem Wintersemester 2019/2020 und wurde in dieser Form bisher einmal durchgeführt. An der Veranstaltung nahmen insgesamt sechs Studierende der Medizin und ein Assistenzarzt teil. Die Studierenden befanden sich alle im fortgeschrittenen klinischen Abschnitt ihrer Ausbildung.

Lernziele

Der weitaus größte Teil des Medizinstudiums beschäftigt sich mit der Vermittlung von körperbezogenem und krankheitsspezifischem Fach- und Faktenwissen. Neben diesen notwendigen Grundlagen können andere Aspekte der Behandlung kranker Menschen leicht in den Hintergrund geraten. Der Mensch erscheint dann als eine kaputte Maschine, die es zu reparieren gilt. Doch der Mensch ist ein Wesen, das seinen Erfahrungen Bedeutungen zuschreibt und dessen Krankheiten in einen biographischen Zusammenhang eingebettet sind. In der Medizin werden bekanntlich nicht Krankheiten, sondern immer nur kranke Menschen als Träger von Krankheiten behandelt. Für die Ausbildung einer vertrauensvollen Arzt-Patient-Beziehung ist ein Verständnis für dieses Eingebettetsein daher unerlässlich. Ein solches Verstehen setzt die Fähigkeit zur empathischen Zuwendung voraus, welche sowohl sprachlich als auch nonverbal vermittelt wird. Medizin ist immer auch Beziehungsmedizin. Damit ist zunächst die einfache Tatsache beschrieben, dass eine Behandlung nie außerhalb einer Arzt-Patient-Beziehung stattfinden kann; eine Behandlung also immer auch eine Begegnung zwischen Behandelnden und Behandelten ist. Diese Begegnung wiederum ist der Ort, an dem die subjektive Wirklichkeit des Behandelten, also des Patienten bzw. der Patientin, Beachtung finden kann.

Das Ziel der Seminareinheit war es, die Arzt-Patient-Beziehung als Teil der ärztlichen Professionalität in den Blick zu nehmen und den zugrundeliegenden professionellen Habitus zu analysieren. Dabei interessierte vor allem der Aspekt des empathisch-hermeneutischen Verstehens, welches sich zwischen dem Einlassen auf die Behandelten und der Einnahme professioneller Distanz sowohl in der Art und Weise der Gesprächsführung, dem Einsatz von Sprache als auch nonverbalen Aspekten wie räumlicher Anordnungen und leiblicher Zugewandtheit ausdrückt. Die Grundlage für die theoretische Reflexion der Arzt-Patient-Beziehung bildete die Professionalisierungstheorie von Ulrich Oevermann (1996). Dieser theoretische Ansatz in Ergänzung zu einem ästhetischen Ansatz im Rahmen der Filmbesprechung diente der Beschäftigung mit dem eigenen Professionalisierungsprozess sowie deren Anreicherung um theoretische Begrifflichkeiten.

Als Darstellung einer Arzt-Patient-Beziehung wurde der Spielfilm *Wit* von Mike Nichols gewählt. Hierbei ist wichtig zu betonen, dass es sich beim ausgewählten

Film um eine künstlerische Darstellung handelt. Die Intention kann also nicht sein, darin die Realität zu sehen, so wie sie ist. Vielmehr dient der Einsatz des Filmes dazu, Aspekte, Themen und Tätigkeiten des Arztberufs anhand einer möglichen Ausgestaltung zu vergegenwärtigen. Im Film werden Situationen dargestellt und Themen angesprochen, die jeder angehende Arzt und jede angehende Ärztin bereits kennt oder die früher oder später auf einen Großteil zukommen werden. Dies sind unter anderem die Anamneseerhebung sowie die Durchführung von Untersuchungen und Visiten, aber auch die Eröffnung einer schlechten Diagnose sowie die Konfrontation mit Leid, Sterben und Tod. Im Folgenden wird auf einige der angeführten Punkte näher eingegangen.

Da den Studierenden in vertraulicher Atmosphäre ermöglicht werden sollte, über Aspekte ärztlicher Professionalisierung und Professionalität nachzudenken, die über das reine Fach- und Faktenwissen hinausgehen, wurde auf eine Lernerfolgskontrolle im Sinne einer Klausur verzichtet. Allerdings war eine aktive und regelmäßige Teilnahme zum Bestehen des Kurses notwendig. Dies entspricht dem Ziel des Seminars, nämlich zur Reflexion anzuregen anstatt Wissen abzufragen. Am Ende der Veranstaltung wurde den Teilnehmenden ein Fragebogen zur Evaluation ausgehändigt.

Das Werk und seine Figuren im Lichte professionalisierungstheoretischer Überlegungen

Der Film *Wit*, entstanden 2001 unter der Regie von Mike Nichols, basiert auf dem gleichnamigen Theaterstück von Margret Edson aus dem Jahre 1999. Sie verarbeitet darin unter anderem ihre Eindrücke, die sie als Angestellte in der Onkologie/AIDS-Abteilung eines Washingtoner Krankenhauses gemacht hatte. Das Theaterstück wurde von Mike Nichols sowie Emma Thompson für den Film adaptiert. Emma Thompson spielt zudem die Hauptrolle im Film.

Wit erzählt die letzten Lebensmonate von Dr. Vivian Bearing, die an einem inoperablen Ovarialkarzinom leidet. Die Handlung entwickelt sich über einen Zeitraum von circa 10 Monaten während ihrer Behandlung im Comprehensive Cancer Center eines Universitätsklinikums und spielt vor allem dort sowie an Orten, an die sich Vivian in Rückblenden erinnert.

Die Patientin

Vivian Bearing, 50 Jahre alt, ist eine Professorin für englische Literatur und Expertin für den englischen Dichter und Metaphysiker John Donne aus dem 17. Jahrhundert. Im Vertrauen auf ihre Fähigkeit, die Kontrolle über Ereignisse zu behalten, geht sie ihre Erkrankung sowie die damit verbundene chemotherapeutische Behandlung mit demselben rationalen Ansatz an wie einstmals ihre akademische Karriere.

Vivian gerät durch ihre Erkrankung in eine Krise. Im Falle der Medizin betrifft diese Krise nach Oevermann (2009) die somatopsychosoziale Integrität des Individuums. Integrität kommt von *integritas* (lat.) und bedeutet *unversehrt, intakt, vollständig*. Eine Krise tritt also dann auf, wenn eine Einheit (oder auch Ganzheit) verletzt ist. Diese Unversehrtheit kann dabei auf verschiedenen Ebenen verletzt sein. Entsprechend dem Menschen als somatopsychosoziale Ganzheit erfassen Störungen auf Körperebene, auf Ebene der Psyche und Störungen der Sozialebene immer das gesamte Individuum. Im Film erhält Vivian die Diagnose einer schwerwiegenden onkologischen Erkrankung (somatische Ebene). In der Folge muss sie ihre Vorlesungen an der Universität aussetzen (soziale Ebene). Die Krankheit und die Konfrontation mit einem möglichen baldigen Tod lösen bei ihr starke Ängste aus, und sie beginnt, ihr Leben zu hinterfragen. Der Wegfall des bisher Sicherheit gebenden beruflichen Rahmens verstärkt zudem ihre Verunsicherung (psychische Ebene). Leichtere Störungen der somatopsychosozialen Integrität können Individuen aus eigener Kraft beheben und auf diese Weise ihre Autonomie erhalten bzw. wiederherstellen. Wenn allerdings die individuellen Handlungsmöglichkeiten im Angesicht einer Krise ausgeschöpft sind und die aufgetretene Störung, wie im Fall von Vivian, die individuellen Handlungsmöglichkeiten übersteigt, wird professionelle Hilfe nötig. Der Professionelle stellt sein Wissen, seine Erfahrung und im besten Fall auch sich als Person, nämlich als Begleiter, in den Dienst des in die Krise geratenen Individuums mit dem Ziel der Wiederherstellung von Autonomie.

Durch das unerbittliche Fortschreiten von Vivians Erkrankung sowie die mit der Behandlung verbundenen Qualen beginnt sie, die Werte, nach denen sie bisher ihr Leben geführt und ihre Beziehungen gestaltet hat, in Frage zu stellen. Trotz ihrer lebenslangen Beschäftigung mit den großen Fragen des Menschseins – den Fragen von Leben und Tod im Werk des metaphysischen Dichters John Donne – muss sie die Differenz zwischen theoretischer Reflexion und praktischem Lebensvollzug schmerzlich erfahren. Ihr Blick war von außen – analytisch und rational – auf den Menschen und seine existentiellen Bedingungen gerichtet, und so gestalten sich im Film auch die wenigen menschlichen Begegnungen, von denen wir erfahren, welche sie als kaum einfühlsame, strenge Lehrerin darstellen.

Die ärztliche Sphäre

In der Erkenntnis, dass der analytisch-diagnostische, kühle Blick der Ergänzung einer wohlwollenden, anteilnehmenden Einlassung bedarf, sieht Vivian eine Parallele zu ihren behandelnden Ärzten. Oevermann zufolge muss ein Arzt sowohl in einer „Kultur der Distanz" geübt sein, mit welcher die Kühle des diagnostischen Blicks verbunden ist, als auch einer „Kultur der Einlassung", welche die durch

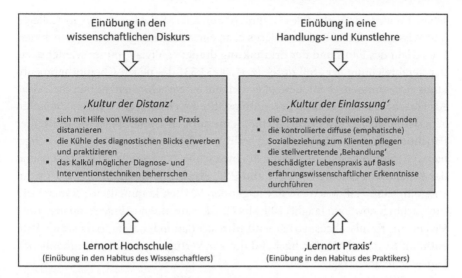

Abb. 1   Doppelte Professionalisierung; übernommen aus Garz (S. 132).

Wissen hergestellte Distanz teilweise aufhebt und sich in einer kontrolliert empathischen Zuwendung zum Patienten ausdrückt (Oevermann 1996, zitiert nach Garz, S. 132 f.). Während Ersteres, der Habitus des Wissenschaftlers, vorrangig an der Hochschule vermittelt wird, wird Letzteres, der Habitus des Praktikers, vor allem in der klinischen Tätigkeit erworben. Die Herausforderung besteht dann in der Vermittlung zwischen Theorie und Praxis, also der Anwendung fachspezifischen Wissens auf den konkreten Patienten.

In der Ausbildung ist auch aufgrund dessen die wissenschaftliche von der interventionspraktischen Qualifizierung nicht zu trennen, was auch als doppelte Professionalisierung bezeichnet wird (siehe Abb. 1). Im Medizinstudium wird dies durch die Kombination von Vorlesungen und Übungen mit diversen Praktika wie die Famulaturen und – gleichsam als Höhepunkt – das Praktische Jahr verwirklicht.

Harvey Kelekian ist Leiter der medizinischen Onkologie des Krankenhauses und leitender Prüfarzt einer Forschungsstudie über ein neues Medikamentenprotokoll zur Behandlung von Ovarialkarzinomen, an welchem Vivian als Patientin teilnimmt. Der Film setzt ein, als er ihr die Diagnose mit folgenden Worten eröffnet: „You have cancer" (00:00:33). Dies sind gleichzeitig die ersten Worte des Films überhaupt. Die Kameraeinstellung ist dabei so gewählt, dass diese dem Standort von Vivian entspricht. Begreift man die Kamera als Auge des Zuschauers, übernimmt dieser durch die sogenannte subjektive Kameraeinstellung den Blick der Figur und damit Vivians Perspektive auf das Geschehen. Damit ist ein wesentlicher Aspekt des Films gekennzeichnet, nämlich die Einnahme der Perspektive des kranken Men-

schen. Im weiteren Verlauf des Gesprächs adressiert Kelekian Vivian als Kollegin
und Wissenschaftlerin und motiviert sie, an einer Forschungsstudie teilzunehmen.
Im Verlauf des Films und der Erkrankung drängt er Vivian immer wieder dazu,
der Verabreichung der „full dose" (z. B. 00:33:53) des neuen Chemotherapeuti-
kums zuzustimmen. Damit bewegt er sich auf einem schmalen moralischen Grat:
Als Forscher möchte er neue Erkenntnisse für die Heilung zukünftiger Patienten
generieren, als Arzt ist er verpflichtet, eine auf den Gesundheitszustand seiner
Patientin angepasste Medikation zu wählen. Kelekian ist zudem Leiter der sogenannten „Grand Round", der Visite in Anwesenheit von Studierenden und der an
der Behandlung beteiligten Ärzte und Pflegekräfte. In dieser Szene wird Vivian
endgültig zum Fall, was diese mit folgenden Worten kommentiert: „Once I did
the teaching, now I am taught" (00:34:47). Die zunehmende Entpersonalisierung
Vivians im Krankenhausbetrieb wird filmisch dadurch betont, dass sie als Patientin im Krankenhaus durchgehend die zur Verfügung gestellten einheitlichen
Patientenhemden trägt.

Jason Posner ist ein junger Arzt und klinischer Mitarbeiter unter der Leitung von
Kelekian. In seinem Ehrgeiz für die Forschung sowie seiner Unfähigkeit, menschliche Beziehungen zu gestalten, ähnelt er seiner Patientin Vivian. Er ist fasziniert
von Krebs und den zugrunde liegenden zellulären Mechanismen, seine Patientinnen und Patienten und deren Emotionen dagegen sind ihm eher lästig. Dies
kommt auch in seiner immer gleichen Begrüßungsformel an Vivian zum Ausdruck.
Sein „How are you feeling today?" (z. B. 00:42:33) kennt keinerlei Anpassung an
die Zustände, in denen sich seine Patientin befindet. Seine Haltung gegenüber
Vivian, in ihr vor allem das Forschungsobjekt zu sehen und nicht den sterbenden
Menschen, erreicht seinen Höhepunkt, als Vivian von ihm tot aufgefunden wird.
Die Einleitung von Wiederbelebungsversuchen trotz der Maßgabe Vivians, nicht
wiederbelebt werden zu wollen, rechtfertigt er mit den Worten: „She is research!"
(01:31:40).

Die stellvertretende Krisenlösung, also der Prozess, in dem sich der professionelle
Helfer dem Hilfsbedürftigen zur Verfügung stellt, vollzieht sich auf zwei Ebenen:
zum einen auf der Ebene des Fachwissens und zum anderen auf der Ebene des
Fallverstehens. Die zweite Ebene erfordert hermeneutische Kompetenz. Da sich
Krankheit immer in einem lebensgeschichtlichen Zusammenhang vollzieht, ist als
dritter Schritt die Rückübersetzung des allgemeinen Fachwissens in die Sprache
des Einzelfalls notwendig. Jason scheitert an der Aufgabe, die Erkrankung und das
Sterben seiner Patientin in einen lebensgeschichtlichen Kontext zu stellen, und
beraubt sie damit letztendlich auch ihrer Würde. Selbst im Tod bleibt sie für Jason
vor allem ein Objekt der Wissenschaft.

Die pflegerische Sphäre

Die Krankenschwester Susie Monahan wird dem Assistenzarzt im Film gegenübergestellt und ist auf der onkologischen Station für Vivians Versorgung zuständig. Susie handelt im Sinne eines pflegerischen Ethos nach den Werten der Fürsorge bei gleichzeitiger Beachtung von Vivians Autonomie[2]. Susie macht sich Gedanken, warum Vivian keinen Besuch erhält und wie es ihr damit gehen mag. Sie nennt Vivian „Darling" und bietet ihr zur Linderung der Mundtrockenheit Eis am Stiel an, wodurch die mütterlichen Züge ihrer Fürsorge unterstrichen werden. Im Sinne der Theorie lässt sich sagen, dass Susie sich auf Vivian einlässt und im Film kontrastierend zu den Ärzten dargestellt wird, die den Aspekt der Einlassung in Vivians Behandlung nicht berücksichtigen. Die Differenz zwischen einer Kultur der Distanz, also der wissenschaftlichen, theoretischen und rationalen Ebene, und einer Kultur der Einlassung im Sinne einer Bezugnahme auf die ganze Person, wird hier auf verschiedene Figuren verteilt. Vivian drückt ihren Wunsch nach fürsorglicher Hinwendung und das Eingeständnis ihrer Bedürftigkeit in folgenden Worten aus: „Now is time for simplicity. Now is time for, dare I say it, kindness" (01:10:23).

Anamneseerhebung und körperliche Untersuchung

Die Anamnese ist die erste Situation, in der sich Arzt und Patient begegnen. In dieser Begegnung geht es zum einen um die Erhebung von Informationen, zum anderen sollen die Bedingungen für den Aufbau einer tragfähigen und vertrauensvollen Arzt-Patient-Beziehung geschaffen werden, um darauf aufbauend das Arbeitsbündnis zu etablieren. Ein Arzt muss also idealerweise in der Lage sein, vor dem Hintergrund des medizinischen Wissens alle für die Behandlung notwendigen Informationen über den konkreten Patienten zu erheben, also die Kultur der Distanz verwirklichen. Gleichzeitig muss er offen sein für den konkreten Patienten und dessen Perspektive, also eine Kultur der Einlassung praktizieren. Im Englischen drücken sich diese beiden Perspektiven in der Unterscheidung zwischen *Disease* und *Illness* aus. Disease bezeichnet die Perspektive des Arztes und beschreibt die Krankheit mit der dazugehörigen Symptomanalyse. Illness, am besten übersetzt mit Kranksein, bezeichnet demgegenüber die Perspektive des Patienten in der Konfrontation mit seiner Krankheit, seine damit verbundenen Vermutungen, Überzeugungen, Hoffnungen, Befürchtungen, Erwartungen, Gefühle und vieles mehr. In der Anamnese muss der Arzt aufmerksam für beide Aspekte sein, angemessen auf

---

2 Einen Überblick über die Fürsorge-Ethik und ihre Diskussionen geben z. B. Kohlen & Kumbruck. Eine Darstellung pflegespezifischer Professionalisierungsaspekte findet sich in Behrens.

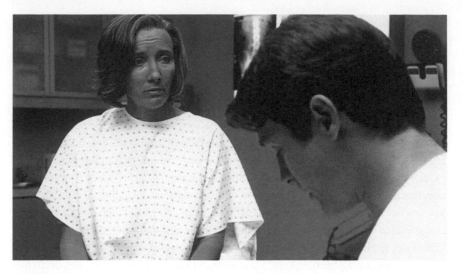

Abb. 2   Anamnese; Screenshot aus dem Film *Wit* (2001, TC 00:15:39).

diese reagieren und gleichsam zwischen kühlem Beobachter und anteilnehmendem Zuhörer hin- und herpendeln können. Studierende werden vor allem in der Kultur der Distanz, also in der Erhebung der biomedizinischen und kontextbezogenen Fakten geschult. Doch in der Begegnung mit dem Patienten sehen sich angehende Ärzte nicht mit einer Krankheit, sondern einem kranken Menschen konfrontiert. Die im Film dargestellte Anamneseerhebung und körperliche Untersuchung zeigen eindrücklich, welche Wirkung das ausbleibende Eingehen auf die Perspektive der Patientin auf eben jene hat. Abbildung 2 zeigt Vivians fragenden Blick, dem Jason ausweicht. Statt ihren Blick zu erwidern und sich ihren unausgesprochenen Fragen zu stellen, konzentriert er sich auf seine Akte.

Visite und Falldarstellung

Die Visite stellt häufig den Höhepunkt im Klinikalltag eines Patienten dar. Die Visite als Ort der täglichen Begegnung zwischen Arzt und Patient ist der Zeitpunkt, in dem sich ein Patient seinem Arzt mitteilen und seinem Kranksein gegenüber dem Arzt Worte verleihen kann. Andersherum erhält der Patient in der Visite Informationen zu seinem Zustand sowie dem Krankheitsverlauf. Eine Visite erfordert von Ärzten in besonderem Maße, zwischen einer Kultur der Einlassung und einer Kultur der Distanz zu pendeln. Im Gegensatz zur Visite hat die festgelegte Form der Falldarstellung zum Ziel, Informationen über einen Patienten und seine Krankheit in strukturierter Form zusammenzufassen, sie zu verorten und anderen effizient

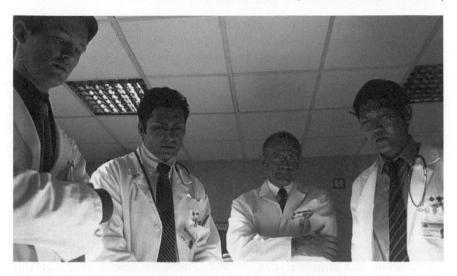

Abb. 3   Grand Round; Screenshot aus dem Film *Wit* (2001, TC 00:33:32).

mitzuteilen. Dazu gehört, dass die ärztliche Kommunikation über Patienten häufig klinisch im Sinne von kühl und distanziert ist. Medizinische Falldarstellungen übersetzen das subjektive Krankheitserleben in ein objektives Krankheitsbild. Die im Film dargestellte „Grand Round", also die Visite im Beisein sämtlicher behandelnder Ärzte sowie Studierender, gleichen eher einer klinischen Falldarstellung als einer Visite. Die Patientin liegt – im konkreten Sinne des Wortes – als Fall vor ihren Ärzten und betrachtet sich selbst, gleich diesen, in objektivierender Art und Weise. Ihre unmittelbare persönliche Betroffenheit tritt in den Hintergrund. Durch die im Film gezeigte Falldarstellung am Krankenbett lassen sich die Charakteristika beider Vorgänge sowie ihre Unterschiede benennen und die Bedeutung für Ärzte als auch Patientin herausarbeiten. Durch die erneute Wahl der subjektiven Kameraeinstellung und damit die forcierte Einnahme der Perspektive von Vivian wird die Differenz zwischen objektivierendem Blick und subjektiver Betroffenheit für den Zuschauer leiblich erfahrbar. Abbildung 3 zeigt, wie dieser Eindruck durch die Position der Kamera verstärkt wird: Die Kameraachse ist so geneigt, dass sich eine Froschperspektive ergibt. Vivian (und die Zuschauer) werden dadurch in einer Position der Machtlosigkeit dargestellt, während die um sie herumstehenden Ärzte auf sie (und den Zuschauer) herabblicken.

Eine Besonderheit des Films (sowie der Literaturvorlage) ist das Durchbrechen der sogenannten „vierten Wand". Im Film wechseln sich Handlungsszenen ab mit Momenten, in denen die Protagonistin aus der Handlung herausbricht, was im Film durch den festen Blick in die Kamera und die direkte Ansprache der Zuschauer realisiert wird. In der Erzähltheorie wird dieses Stilmittel nach Gerard Genette

(S. 153) als narrative Metalepse bezeichnet: Das Heraustreten einer Figur aus der Binnenerzählung in die – ebenfalls fiktive – Wirklichkeit der Rahmenerzählung führt zu scheinbar mehr Realität. Im Film ermöglicht das Heraustreten der Protagonistin einen Einblick in die Binnenperspektive der Hauptfigur verbunden mit einer Kommentierung der dargestellten Szenen. Die Hauptfigur wird damit zur Erzählfigur mit einer subjektiv-personalen Perspektive, was die Perspektivübernahme stark unterstützt.

Durchführung

Die Seminareinheit wurde als Blockveranstaltung durchgeführt, verteilte sich auf zwei Tage mit insgesamt 10 Stunden (inklusive gemeinsamer Mittagspause) und setzte sich aus mehreren Bausteinen zusammen. Zu Beginn des ersten Tages sahen alle Teilnehmenden gemeinsam den Film *Wit*. Unmittelbar anschließend folgte eine offene Gesprächsrunde, in der erste Eindrücke mitgeteilt und bearbeitet werden konnten. Der zweite Tag wurde mit einer theoretischen Einführung in die Kultur der Distanz und die Kultur der Einlassung eröffnet, um die Ebenen der Arzt-Patient-Beziehung aus theoretischer Perspektive zu beleuchten. Die Darstellung der Theorie geschah unter Bezugnahme auf den zuvor gesehenen Film. Dem Referat folgte eine Diskussion ausgewählter Themen. Dabei diente eine Auswahl der weiter unten aufgeführten Fragen zur Diskussionsanregung.

Nach einer gemeinsamen Mittagspause schlossen sich zwei Einheiten zum kreativen Schreiben an. Zunächst kam dabei das *Clustering* (Rico) zum Einsatz. Jedem Teilnehmenden wurden weiße DIN-A3-Blätter sowie eine Auswahl an (bunten) Stiften und Pastellkreiden zur Verfügung gestellt. Als ersten Impuls schrieb jeder Teilnehmende die Worte „Eine gute Ärztin/Ein guter Arzt ist…" in die Mitte des Blattes und umrandete diese. Das Blatt war dabei im Querformat ausgerichtet. Die Aufgabe bestand nun darin, sämtliche Ideen, Einfälle, Gedanken, Zitate und Bilder, die den Teilnehmenden in den Sinn kamen, zu Papier zu bringen. Jede Notation sollte erneut eingekreist werden und konnte als Ausgangspunkt für neue Gedankenketten dienen. Zusammenhänge zwischen den Gedankenketten konnten farblich oder durch Striche markiert werden. Darin vorkommende Themen waren u. a. die eigene Betroffenheit, die Rolle von Vorbildern, der Umgang mit Scham (die der Patientinnen und Patienten, aber auch die eigene) sowie der Zusammenhang von Theorie und Praxis in der Ausbildung und in der Arbeit. Den Teilnehmenden standen dafür 6 Minuten zur Verfügung. Das Ziel des Clusterings war es, Wissen zum Thema sichtbar zu machen sowie Gedanken und persönliche Bezüge zu visualisieren.

In einem zweiten Schritt kam die Technik des *Reflective Writings* zum Einsatz (Bolton). Jeder Teilnehmende wurde aufgefordert, eine Notiz aus dem zuvor durchgeführten Clustering herauszugreifen und diese als Überschrift auf ein DIN-A4-Blatt zu übertragen. Die Aufgabe bestand nun darin, in 6 Minuten sämtliche Gedanken, die auf den individuellen Schreibimpuls auftauchten, ohne Absetzen des Stiftes und ohne Bewertung niederzuschreiben. Dabei war es nicht notwendig, stringente und den grammatikalischen Regeln der Sprache folgende Sätze zu Papier zu bringen. Im *Reflective Writing* geht es um die Sichtbarmachung des Gedankenflusses, sich gleichsam mit dem Stift in der Hand beim Denken zuzuhören und sich von dem Auftauchenden überraschen zu lassen. Im Anschluss erhielten die Teilnehmenden die Möglichkeit, die entstandenen Texte vorzulesen. Hiervon machte nur einer der Teilnehmenden Gebrauch. Sein Text handelte von der Bedeutung und der Funktion von Vorbildern in der ärztlichen Ausbildung. Die entstandenen Cluster wurden im Anschluss nebeneinander gehängt, so dass die Ergebnisse für alle sichtbar wurden und ein buntes Bild entstand.

Evaluation

Die Seminareinheit hatte vorrangig zum Ziel, die Bedeutung von Distanz und Einlassung im ärztlichen Professionalisierungsprozess zu beleuchten und deren Zusammenhang zur Ausbildung eines ärztlichen Habitus zu erörtern. In der anschließenden Diskussion über den Film waren die Teilnehmenden mit den nachfolgend aufgeführten Themen beschäftigt.

Die Teilnehmenden waren sich einig darin, durch das Seminar eine bessere *Vorstellung von ihrer professionellen Haltung als angehende Ärztin und angehender Arzt* entwickelt zu haben. Dies betraf nach Aussagen der Teilnehmenden v.a. die Differenzierung von wissenschaftlich-theoretischen und in Ergänzung dazu beziehungsorientierten Aspekte in der Behandlung von kranken Menschen. Sie gaben an, dass ihnen durch den Film eine bessere *Übernahme der Patientenperspektive* gelungen sei. In diesem Zusammenhang wurden v.a. die Filmepisoden genannt, die Szenen darstellten, in denen Professionelle meist nicht anwesend sind. An dieser Stelle wurde eine Filmepisode hervorgehoben, in der eindrücklich die Stille zwischen den Visiten und Untersuchungen thematisiert wird, in denen die Patientin allein und auf sich gestellt ist, jäh unterbrochen durch das geschäftige Treiben im Krankenhaus (im Film folgte an dieser Stelle die Darstellung der oben erwähnten „Grand Round" [Abb. 3]).

Ein weiteres Thema der Diskussion war der schmale Grat zwischen *Mitleid und Empathie*. Die Teilnehmenden diskutierten den Unterschied und kamen zum Schluss, dass Mitleid, also das Mit-Leiden mit den Patienten professionelle Helfende letztlich ihrer *Handlungsfähigkeit* beraube, da darin nicht die notwendige Distanz erhalten bliebe. Dagegen bezeichne Empathie einfühlendes Verstehen, gleichbedeutend mit einer *Perspektivübernahme* durch professionell Helfende. Im

Anschluss daran beschäftigte die Teilnehmenden auch der *Umgang mit der eigenen Betroffenheit* im Angesicht von leidenden und sterbenden Menschen. Ebenso diskutiert wurden die damit verbundene persönliche *Verunsicherung des Arztes* sowie die Notwendigkeit, Unsicherheit auszuhalten. Dabei diskutierten die Teilnehmenden auch den Zusammenhang zwischen einer Haltung orientiert am *Prinzip der Fürsorge* sowie einer *paternalistischen Haltung* und deren Zusammenhang zum Prinzip der *Patientenautonomie*.

Eine Reflexion über das Thema von Einlassung und Distanz im Kontext ärztlicher Professionalität konnte über den gewählten Zugang des Films und die Schreibaufgaben sehr gut angeregt werden. Der Film stieß den Vergleich mit der eigenen Erfahrungswelt an. Dies führte zu einer regen Beteiligung und vielen angeführten Beispielen aus dem klinischen Leben der Teilnehmenden. Für alle war es der erste Austausch dieser Art innerhalb des Studiums und wurde als sehr bereichernd beschrieben. Dabei wurden insbesondere die vertrauensvolle Atmosphäre sowie die *Offenheit des Seminars* gegenüber den Impulsen der Teilnehmenden genannt. Die dadurch mögliche thematische Vielfalt spiegelte sich auch im zweistufigen Schreibprozess wider, der so angelegt war, dass der zweite Schreibimpuls auf Basis des Clusterings selbst gewählt wurde und demnach auch von Teilnehmendem zu Teilnehmendem unterschiedlich war. Die Möglichkeit, für zumindest eine Schreibaufgabe einen eigenen Schreibimpuls zu wählen, wurde von den Teilnehmenden sehr positiv aufgenommen.

Die vorgestellte Seminareinheit wurde als Blockpraktikum durchgeführt. Dieses Format gewährleistete eine konzentrierte Arbeit und gab Raum für die Entfaltung einer vertrauensvollen Gruppenatmosphäre. Der Zeitrahmen der Veranstaltung genügte zur Erreichung des oben formulierten Ziels. Allerdings lassen sich an den Film eine Vielzahl weiterer Themen anschließen, so dass eine zeitliche Ausweitung des Seminars sehr gut möglich ist und angemessen erscheint. Als Beispiele seien zum einen die Bedeutung der Sprache und verwendete sprachliche Stilmittel (z. B. Ironie, Verschiebung von Wortbedeutungen, Punktierung, Paradox und Slang) genannt. Zum anderen stellt die nonverbale Kommunikation (z. B. Blickkontakt, Anordnung der Personen im Raum) einen weiteren wesentlichen Aspekt dar. So könnte beispielsweise eine Mikroanalyse einzelner Szenen unter besonderer Beachtung des nonverbalen Verhaltens durchgeführt werden.

Als gewinnbringend hat sich das gemeinsame Filmschauen als Einstieg ins Seminar erwiesen. Durch das gemeinsame Erlebnis des Ergriffenseins stellte sich sehr schnell eine vertraute Atmosphäre her. Zudem konnten so die unmittelbaren Eindrücke und Reaktionen in der Gruppe besprochen werden. Die gemeinsam verbrachte Mittagspause förderte zudem den informellen Austausch. Obwohl das Seminar in einer kleinen Runde stattfand, bestanden Hemmungen, die eigenen Texte mit den Anwesenden zu teilen. Von den Teilnehmenden wurde zwar positiv hervorgehoben, dass das Vorlesen als Möglichkeit angeboten wurde und nicht obligat war. Dennoch stellt sich hier die Frage, wie die Bereitschaft zum Vorlesen gefördert werden könnte. (Mehr zu diesem Aspekt in der Coda.)

Es hat sich gezeigt, dass im Rahmen der Wahlpflichtveranstaltung vor allem Studierende an der Veranstaltung teilgenommen haben, die der Betrachtung der Arzt-Patient-Beziehung grundsätzlich offen gegenüberstehen. Es wäre wünschenswert, einen größeren Kreis an Studierenden zu erreichen. Dies geht einher mit der Frage nach der Gruppengröße. Grundsätzlich ist die vorgestellte Seminareinheit auch in größeren Gruppen durchführbar. Allerdings erleichtert eine überschaubare Gruppengröße den persönlichen Austausch, auch über schwierige Themen. Demnach muss bei der Seminarorganisation zwischen Reichweite und vertraulicher Atmosphäre abgewogen werden.

Anregungen

Zum Abschluss seien noch Beispiele für Fragen, Diskussionsanregungen und Aufgaben zur Annäherung an die Thematik des Films aufgeführt:

1. Mit welchen filmischen Mitteln werden die Erzählperspektiven umgesetzt?
2. Welchen Werten fühlen sich die Protagonisten verpflichtet? Nach welchen Werten handeln sie?
3. Mit welcher der Figuren sympathisieren Sie? Welche Gründe können Sie dafür identifizieren? Wie hängen diese mit der Filmsprache und Ästhetik zusammen?
4. Finden Sie im Film Beispiele für eine „Kultur der Einlassung" und eine „Kultur der Distanz". Nennen Sie Beispiele aus ihrem Studium bzw. ihrer klinischen Tätigkeit.
5. Wodurch unterscheiden sich Jason und Susan?
6. Wodurch unterscheidet sich die Professorin Vivian von der Patientin Vivian? Welche Entwicklung durchläuft sie?
7. Finden Sie Beispiele für den Einsatz folgender sprachlicher Mittel und diskutieren sie deren Wirkung: doppelte Wortbedeutung, Ironie, Paradox, Slang, Punktierung.
8. Diskutieren Sie die Bedeutung des Titels *Wit*. Wie verstehen Sie diesen im Kontext des Werkes? Diskutieren Sie den Unterschied zwischen Humor und Ironie. Welche anderen Formen humoristischer Spielart fallen Ihnen ein (z. B. Galgenhumor, Sarkasmus, Zynismus)?
9. Lesen Sie im Anschluss die Szenen auf den Seiten 5–7 und den Seiten 73–74. Vergleichen Sie beide Szenen hinsichtlich humoristischer und ironischer Elemente. Achten Sie auch darauf, mit wem Vivian in den Szenen kommuniziert.
10. Praktische Übung: Legen Sie sich auf einen Tisch und bitten Sie ihre KommilitonInnen, sich um Sie herum aufzustellen. Wie fühlen Sie sich?

Literaturverzeichnis

Behrens, J. (2019): Theorie der Pflege und der Therapie, Bern.

Bolton, G. E. J. (2010): Reflective Practice, London.

Bosanquet, S. (Produzent)/Nichols, M. (Regisseur) (2001): Wit [Film]. United States.

Edson, M. (1999): Wit: A play, New York.

Garz, D. & Raven U. (2015): Theorie der Lebenspraxis, Wiesbaden.

Genette, G. (2010): Die Erzählung, Stuttgart.

Kohlen, H./Kumbruck, C. (2008): Care-(Ethik) und das Ethos fürsorglicher Praxis (Literaturstudie), in: artec-paper, 151. Bremen.

Oevermann, U. (2009): Biographie, Krisenbewältigung und Bewährung, in: Bartmann, Sylke/Fehlhaber, Axel/Kirsch, Sandra/Lohfeld, Wiebke (Hg.): „Natürlich stört das Leben ständig" – Perspektiven auf Entwicklung und Erziehung, Wiesbaden, S. 35–55.

Oevermann, U. (1996): Theoretische Skizze einer revidierten Theorie professionalisierten Handelns, in: Combe, A./Helsper, W. (Hg.): Pädagogische Professionalität. Untersuchungen zum Typus pädagogischen Handelns, Frankfurt, S. 70–182.

Rico, G. L. (2020): Garantiert kreativ schreiben lernen, Berlin.

Franca Keicher, Karl Weingärtner

Erzählstil und Sprache

Die Patientenanamnese und Ferdinand von Schirachs Kurzgeschichte *Ein hellblauer Tag*

Abstract

Die Patientenanamnese[1] und das Übersetzen der Patientenerzählung in medizinischem Jargon gehört zu den zentralen Aufgaben von Ärztinnen und Ärzten. Dabei haben Erzählstil und Sprache im Allgemeinen einen enormen Einfluss auf Wahrnehmung und Einschätzung einer Person und ihrer Geschichte. Im Wahlpflichtseminar „Narrative Medizin" am Institut für Geschichte der Medizin der Julius-Maximilians-Universität Würzburg diskutierten wir mit einer Gruppe von Medizinstudierenden im 6. Semester genau diese Themen anhand des Textes *Ein hellblauer Tag* von Ferdinand von Schirach. Welche Assoziationen löst der Text aus und mit welchen Mittel tut er dies? Welcher Geschichte schenken wir Glauben und warum? Der Beitrag geht auf die Auswahl des Textes, die Durchführung in der Gruppe und den anschließenden Prompt ein.

Kontext

„Vor der Tür muss sie ihm alles erzählen, sie kann nicht mehr schweigen, ‚es muss raus‘, sagt sie" (S. 59). So heißt es am Ende von Ferdinand von Schirachs Kurzgeschichte *Ein hellblauer Tag*. Die Kurzgeschichte erzählt von einer Mutter, die wegen des Mordes an ihrem Kind angeklagt und verurteilt wird, und Schirach veranschaulicht mit ihr den Wunsch und die Notwendigkeit des Menschen, Gedanken in Form von Geschichten zu formulieren und diese jemand anderem, einem aufmerksamen Zuhörer, zu erzählen. Für Judith Butler ist dies ein elementarer Teil der Identitätsfindung, und sie schreibt dazu: „I come into being as a reflexive subject in the context of establishing a narrative account of myself when I am spoken to by someone and prompted to address myself to the one who addresses me" (Butler, S. 15). Diese dynamische Beziehung zwischen Erzählendem und Zuhörer ist ebenfalls die Grundlage jeder Arzt-Patienten-Beziehung. Im Angesicht

---

[1] Wenn in diesem Beitrag der Einfachheit halber nur eine männliche Form angegeben ist, sollen dennoch alle weiteren Geschlechter eingeschlossen sein.

einer Diagnose können sich die bis dato geltenden Annahmen über das erzählende Ich völlig verändern. Auch andersherum kann das Narrativ eines Patienten die zuhörende Person beeinflussen.

Der Text „Ein hellblauer Tag" thematisiert diese wechselseitigen und vielschichtigen Beziehungen, weshalb wir ihn in das Curriculum unseres seit dem Sommersemester 2019 stattfindenden Seminars „Narrative Medizin" integrierten. Das Seminar wird jedes Semester im Rahmen des Wahlpflichtfaches „Geschichte, Theorie und Ethik der Medizin" für Medizinstudenten des 6. Semesters am Institut für Geschichte der Medizin der Julius-Maximilians-Universität Würzburg angeboten. Es umfasst 8 Stunden à 45 Minuten, welche auf einen Nachmittag und einen Vormittag verteilt werden. Die Teilnehmendenanzahl umfasst je nach Anmeldung 8 bis maximal 12 Teilnehmende. Das Seminar wird durch Anwesenheit bestanden; eine Prüfung muss nicht abgelegt werden. Aufgrund der aktuellen Corona-Situation fand das letzte Seminar im Mai 2020 digital im Rahmen einer Zoom-Konferenz statt.

Lernziele

Das Ziel des Seminars ist es, neben einer Einführung in die Narrative Medizin einen Raum für Medizinstudierende zu schaffen, in dem es ohne Leistungsdruck möglich ist, eigene Standpunkte zu erkennen und zu reflektieren sowie neue Perspektiven hinzuzugewinnen. Im Medizinstudium ist aufgrund der Stoffmenge oft keine Zeit für ein „Innehalten", ein kritisches Analysieren von übernommenen oder durch das „hidden curriculum" gelernten Wertevorstellungen und Annahmen. Zusätzlich möchten wir die Wahrnehmung unterschiedlicher Sichtweisen fördern und die Teilnehmenden dazu anregen, sich mit zwischenmenschlicher Kommunikation auseinanderzusetzen. Dabei kommen ganz unterschiedliche Medien wie Texte (Prosa und Lyrik), Filmausschnitte/Videoclips, Vorträge, Beiträge aus Musik und Kunst zum Einsatz. Ein besonderes Anliegen ist es uns, die Aufmerksamkeit zu lenken auf das, was gesagt, und das, was nicht gesagt wird – die sprechenden und die stillen Protagonisten eines jeden Gesprächs.

Den ersten Kurs evaluierten wir mittels GRAD (Groningen Reflection Ability Scale) und TFA (Tolerance for ambiguity). Diese Evaluationsarten stuften wir allerdings nach einmaligem Verwenden als nicht aussagekräftig ein, da wir nur am Anfang des Seminars und am Ende mit 8 Stunden Unterschied evaluieren konnten. In dieser kurzen Zeit gab es keine signifikanten Änderungen. Die nachfolgenden Kurse evaluierten wir daher durch mündliches Feedback aller Teilnehmender. Dabei nahmen wir uns am Ende des Seminars Zeit, alle Teilnehmenden einzeln anzusprechen, Kritik zu erfragen und einzuschätzen, ob unsere oben genannten Ziele erreicht wurden. Diese Form der Evaluation zeigte sich aufgrund der kleinen

Teilnehmendenzahl und individuellen Vorgehensweise als deutlich inhaltsreicher und hilfreicher für nachfolgende Seminare.

Werk

Ein hellblauer Tag ist eine Kurzgeschichte aus dem Buch *Strafe*, das im Jahr 2018 veröffentlicht wurde. Der Autor ist Ferdinand von Schirach, einer der erfolgreichsten deutschen Schriftsteller. Selbst lange als bekannter Strafverteidiger tätig, drehen sich seine Werke vornehmlich um Menschen vor Gericht. Die in *Strafe* versammelten 12 Texte verhandeln Vorstellungen von „gut" und „böse", Wahrheit und Wirklichkeit. In *Ein hellblauer Tag* geht es um eine namenlose Mutter, die wegen Kindesmordes verurteilt wird. Der Text schildert auf knappen 7 Seiten ihren Aufenthalt im Gefängnis und ihre Verwicklung in den Tod ihres Mannes, der sie emotional vernachlässigt und belogen hat.

Die Sprache der Geschichte ist angelehnt an die nüchterne Sprache der Juristen, sie ist jedoch klar und einfach zu verstehen. Der Text bietet daher einen idealen Einstieg für jeden, insbesondere solche Teilnehmenden, die wenig oder keine Erfahrung in der Analyse und Interpretation von Literatur haben. Die zentralen Themen der Geschichte sind gesellschaftlich höchst relevant: Schuld, Bestrafung, Hierarchien, soziale Unterschiede, sowie die Relativität von Wahrheit, wenn unterschiedliche Perspektiven berücksichtigt werden. Diese Themen sind damit gut nachvollziehbar und auf den medizinischen Kontext anwendbar, ohne jedoch einen direkten Bezug zur Medizin herzustellen. Insbesondere die Bereiche der Sprache und der Perspektive lassen sich hervorragend anhand dieses Textes analysieren und diskutieren.

Durchführung

Den Text *Ein hellblauer Tag* besprachen wir in unserem Seminar immer am zweiten Tag an zweiter Stelle. Den Tag eröffneten wir mit einem Poetry Slam als Aufwärmung und beschäftigten uns dann ausführlich mit der Kurzgeschichte. Danach gab es eine Pause, wonach wir uns dann gegen Ende dem Themenblock „Kommunikation" widmeten.

„Ein hellblauer Tag": Diskussion und Eindrücke

Als Einstieg in den Text ließen wir die Teilnehmenden nacheinander einen Absatz vorlesen. Auf diese Weise lasen wir die Geschichte gemeinsam und konnten beobachten, wie unterschiedliche Vortragsweisen das Gehörte beeinflussen. Zum Einstieg wandten wir uns zunächst dem ersten Absatz zu und fragten: *Was für eine Wirkung haben die ersten drei Sätze auf den Leser? Kommen Zweifel auf? Durch welche Wörter beziehungsweise welche Ausdrucksweise entstehen diese Zweifel? Und welche Erwartung drängt sich einem für den restlichen Text auf?* Anschließend an diese Fragen diskutierten wir den Unterschied von direkter und indirekter Rede sowie deren Implikation für das Textverständnis. Hier ließ sich der Bogen zum klassischen Arztbrief spannen, bei dem die Entscheidung, wie und ob ein Patient zitiert wird, eine Auswirkung auf den Eindruck des Lesers hat.

Der nächste Absatz der Geschichte beleuchtet das Innenleben der Angeklagten. Wörter wie „Säugling" und „Kind" sind kursiv gesetzt. Zudem drängt sich ein Bild auf, das durch bestimmte Informationen – zum Beispiel „der Name des Kindes stamme aus einer Illustrierten" – hervorgerufen wird. Die Art der Informationen und deren Mangelhaftigkeit – die Frau wird nur als „sie" tituliert – wurden in unserer Gruppe zur Diskussion gestellt. Auch der Raum des Gerichts, die Rollen, die der Richter und die Angeklagte einnehmen, weisen Parallelen zum Raum der Klinik und der Arzt-Patienten-Interaktion auf. Dieser Vergleich wird ebenfalls im oft zitierten Roman *Der Tod des Ivan Ilyich* von Leo Tolstoi gezogen. Auch dort kommt sich der Protagonist beim Arztbesuch wie ein Angeklagter vor. Im Zuge der weiteren Diskussion stellten wir Fragen nach der Wahrheitsfindung, welche in einem Gerichtsprozess eine herausgehobene Rolle spielt. Wir fragten uns, ob es *die* wahre Geschichte geben könne. Unterschiedliche Erwartungshaltungen kamen ebenfalls zur Sprache: Ob bei einem Prozess oder einer Arzt-Patienten-Beziehung, die beteiligten Parteien können ganz andere Ziele haben.

Am Ende des Absatzes bietet sich die erste Möglichkeit, die Frau in eine Relation zu ihrem Ehemann zu setzen: „Der Richter sagt, sie sei „zum Tatzeitpunkt vermindert schuldfähig" gewesen, ihr Mann habe sie allein mit dem Kind gelassen, und sie sei von der Situation „völlig überfordert" gewesen (Schirach).[2] Dieser Einblick in ihr Privatleben wird jedoch von einer dritten Person, dem Richter, gewährt und beruht bei näherem Hinsehen nur auf Annahmen. Zudem bietet dieser Satz die Möglichkeit zu einer Diskussion von Geschlechterrollen und stereotypen Zuordnungen von vermeintlich männlichen und weiblichen Eigenschaften. *Welche Vorstellungen werden hier implizit geäußert?* Auch die Ausdrücke in Anführungszeichen sind von Interesse, da sie möglicherweise eine Einflussnahme auf den Leser darstellen und eine vermehrte Überzeugungskraft ausstrahlen, wenn es zum Beispiel heißt, die Frau sei „vermindert schuldfähig" und „völlig überfordert" (Schirach).

---

2 Im Folgenden sind alle Zitate der Kurzgeschichte „Ein hellblauer Tag" entnommen, welche im Anschluss an diesen Beitrag abgedruckt ist. Auf die Nennung der Seitenzahlen verzichten wir, machen aber mit Hilfe einer Klammer den jeweiligen Ausdruck als Zitat kenntlich.

Das Thema Farben bietet eine interessante Schnittstelle zur bildenden Kunst. Schon der Titel *Ein hellblauer Tag* greift dieses Thema auf, und von Schirach führt es in der Geschichte fort: Der erste Freigang der Verurteilten geschieht an einem hellblauen Tag, „wie damals" (Schirach), und ihr Ehemann hat wasserblaue Augen. *Welche Assoziationen verbinden wir mit der Farbe blau? Inwiefern prägt die Farbe die Bilder, die der Text hervorruft? Wie korreliert das Blau mit dem „roten Schraubenzieher" (Schirach), den „verrosteten" Schrauben (Schirach) und mit dem Bild der durchbohrten Herzschlagader? Wie ließen sich diese Szenen filmisch darstellen? Und inwiefern prägt die Wahrnehmung der Außenwelt beziehungsweise Stimmung einer Person die Gedankenwelt, und andersherum?*

Besonders interessant sind die Ereignisse rund um den Gefängnisaufenthalt. Hier zeigt sich eine neue Dynamik im Fühlen und Handeln der Hauptperson, denn zum ersten Mal hört man ihre eigene Stimme. Sie spricht direkt mit einer anderen Person, dem Meister der Gefängnisschreinerei, der sie mag, und sie sagt: „Mein Kopf kommt erst jetzt in Ordnung" (Schirach). *Wir baten die Studierenden, diese Situation zu beschreiben und zu interpretieren, und wir fragten uns: Warum spricht sie explizit von ihrem Kopf und nicht von sich als „ich"? Drückt dies die innere Distanz zu sich selbst und damit auch zu den Ereignissen aus? Kann man dies auf den Körper-Geist-Dualismus übertragen, der in der Medizin ebenfalls eine Rolle spielt, etwa zwischen „Mein Herz ist krank" und „Ich bin krank"? Was drückt ein Patient aus, wenn er diese oder andere Formulierungen verwendet? Auf welche Art könnte ein Arzt eine solche Beschreibung aufgreifen?*

Die Frage, warum sich die Dynamik der Protagonistin positiv entwickelt, scheint auch von dem Kästchen, das sie in der Gefängnisschreinerei anfertigt, abzuhängen (Schirach). Dabei kam bei manchen Studierenden die Assoziation eines Sarges auf. Und es scheint wichtig zu sein, dass das Kästchen in der Vitrine dort hingestellt wird, „wo jeder es sehen kann" (Schirach). *Was ändert das „Gesehenwerden", fragten wir, und bekamen unterschiedlichste, interessante Antworten. Inwiefern können Dinge oder Ereignisse wahr werden durch eine Darstellung, durch das Schaffen einer physischen Existenz?* Eine Teilnehmerin meinte beispielsweise, das Herstellen eines individuellen Schmuckstückes mit „Intarsien", also auch einer Art und Weise des Verschönerns, die man dieser Person vielleicht nicht zugetraut hätte, sei ein Prozess der Selbstwirksamkeit gewesen, bei dem sie etwas von sich sichtbar gemacht hätte. *Ist dies auch ein Weg, Kontrolle zurückzugewinnen im Sinne eines „nicht mehr in Besitz genommen-Werdens", sondern eines Besitzens?* Übertragen auf den medizinischen Kontext kann man diskutieren, dass auch ein Patient von einer Ärztin oder einem Arzt gesehen werden möchte und wie dieser Wunsch die Erzählung des Patienten formt. *Wir spannen den Faden fort, indem wir fragten, was das Sehen mit dem Sehenden macht. Ist er zufällig Teil des Ganzen oder aktiver Teilhaber, der diesen Prozess miterschafft und möglich macht?*

Auch der Freigang gegen Ende des Gefängnisaufenthaltes und die Art und Weise, wie die Protagonistin damit umgeht, warfen Fragen auf. *Wieso kehrt sie abends wieder freiwillig zurück, obwohl sie zu Hause übernachten darf? Was bedeutet* frei sein *für sie in diesem Kontext? Ist sie wirklich frei oder nur in diesem einen physischen Aspekt des Freiseins, aber auf einer anderen Ebene ist sie weiterhin gefangen? Wie kann man Freiheit in einem medizinischen Umfeld gewährleisten und erhalten?*

Nach ihrer Entlassung trifft die Frau ihren Mann in der gemeinsamen Wohnung wieder. Die Kommunikationsweise der beiden ist auffällig und lädt zu einer genaueren Untersuchung ein. *Wer sagt was? Was wird nicht gesagt? Und was wird nur indirekt angesprochen?* Ebenfalls interessant ist die Zeitachse. Zunächst beschreibt der Erzähler die Situation im Präsens. Zwischenzeitlich springt die Erzählung zurück in die Vergangenheit und schildert die Erinnerung der Protagonistin in einer Art *stream of consciousness*, in dem sie die Ereignisse, die zum Kindestod führten, ein weiteres Mal erlebt. Wir diskutierten den Effekt, den dieser Schreibstil auf den Leser hat, und wie das gleiche Ereignis aus unterschiedlichen Perspektiven gesehen werden kann. *Wie fühlt sich das Zeiterleben der Protagonistin an? Wie eng oder weit ist die Wahrnehmung an bestimmten Stellen im Text und durch welche sprachlichen und stilistischen Mittel lenkt der Autor die Aufmerksamkeit darauf?* In der Szene auf dem Balkon beispielsweise springt die Protagonistin in der Zeit zwischen Gegenwart und Vergangenheit. Wir diskutierten in diesem Zusammenhang, wie das Verstehen der eigenen (Krankheits-) Geschichte unser Zeitgefühl und Krankheitserleben beeinflussen kann. *Gibt es einen klar definierten Anfang, ein Dazwischen und ein Ende, und damit eine gewisse Kontrolle und Vorhersagbarkeit? Fühlt sich der Patient beispielsweise überrollt von der eigenen (Krankheits-)Geschichte und als Spielball ohne Kontrolle? Oder erlebt er sich vielmehr als Autor und damit handlungsfähig, die eigene Geschichte in gewissem Maße zu lenken und steuern? Wie würde sich eine mögliche Überforderung in seinem Sprachgebrauch äußern?*

Auffällig ist die sehr präzise Beschreibung der Verletzungen, die der Mann erleidet, als er vom Balkon stürzt. Sie steht im Gegensatz zur Sprache des restlichen Textes, denn hier wird sehr anatomisch und detailliert ein Ablauf beschrieben, der in dem Moment von außen so gar nicht wahrgenommen werden kann. *Wieso wählt der Autor diese Art der Beschreibung? Welche Wirkung hat diese Wahl auf den Leser?*

Im letzten Teil der Kurzgeschichte wird wiederum das Thema aufgegriffen, wie Annahmen eine Erzählung prägen und hervorbringen. Der „Tote sei alkoholisiert gewesen" (Schirach), heißt es, und diesmal wird diese Tatsache zugunsten der Angeklagten ausgelegt. Der Text sensibilisiert erneut dafür, Zusammenhänge und Annahmen zu hinterfragen und keine vorzeitigen Schlüsse zu ziehen. Wie in unserer Einleitung erwähnt, beschreibt von Schirach das Bedürfnis der Protagonistin, ihre Geschichte erzählen zu dürfen und – mindestens ebenso wichtig – verstanden zu werden (Schirach). *Hier starteten wir eine Diskussion zur Ursache dieses Bedürfnisses und der Fragen, in welchen Situationen es sich zeigt? Was heißt es, verstanden zu werden? Was wird dazu benötigt?*

Der Text endet, als die Angeklagte eine Bank entdeckt, die sie in der Gefängnisschreinerei hergestellt hat. „Die ist von mir", sagt sie, „[...] das ist eine sehr gute Bank" (Schirach). Zu diesem Ende gab es sehr unterschiedliche Meinungen: *Ist es Ausdruck eines neuen Selbstbewusstseins? Drückt es ihre Akzeptanz der Ereignisse aus, welche sie nun als Teil ihrer Geschichte versteht? Oder versucht sie, ihr Motiv (Rache?) und ihre fehlende Reue auszugleichen oder zu rechtfertigen?* Für Edmund D. Pellegrino bedeutet Heilung beispielsweise, etwas wieder ganz zu machen und sich damit auseinanderzusetzen, wie eine Krankheit die Menschlichkeit des Kranken verletzt hat (Schirach). *Würde sich die Protagonistin mit ihrer letzten Aussage als wieder „ganz" beschreiben, vorausgesetzt man versteht ihr Trauma, ausgelöst durch den Tod ihres Kindes, als Krankheit? Und wenn ja, welche Erfahrungen mögen dazu geführt haben? Was heißt es, in seiner Menschlichkeit verletzt zu werden?*

Schreibübung

Am Ende der Diskussion stellten wir den Teilnehmenden die Aufgabe, 8 Minuten zu dem Prompt „Schreibe die Geschichte aus der Perspektive des Mannes" zu schreiben. Wir baten sie danach, die Texte ohne Kommentierung vorzulesen, und die anderen Teilnehmenden wurden ermuntert, ihre Reaktionen auf das Gehörte zu äußern.

Eine sehr interessante Diskussion drehte sich um die Szene, in der der Mann vom Balkon stürzt. Eine Studentin merkte an, sie könne sich vorstellen, dass der Mann den Sturz provoziert habe. Sie begründete dies damit, dass er sich in einer sehr riskanten Position mit einem Fuß auf der Lehne des Stuhls und mit dem anderen Fuß auf dem Geländer des Balkons befand (Schirach). *Waren die Schuldgefühle des Mannes so groß, dass er seiner Frau absichtlich eine Chance zur Vergeltung bot?* Andere Studierende teilten diese Meinung nicht. Sie hielten sein riskantes Balancieren für ein weiteres Zeichen seiner Selbstsicherheit und Ignoranz sowie seines Unwillens, sich mit den Geschehnissen und seiner Frau auseinanderzusetzen.

Ein weiteres Thema war die Hierarchie zwischen dem Richter und der Angeklagten, welche sich nicht nur auf die verschiedenen Rollen beschränkt, sondern sich auch in Sprache und Selbstbewusstsein der Personen zeigt. Hierdurch entsteht ein Machtgefälle, das durch ungleich verteiltes Wissen noch prägnanter hervorsticht. Die Protagonistin ist beispielsweise im ersten Prozess nicht mit den Abläufen des Gerichtes vertraut. In der zweiten Verhandlung weiß sie um die Abläufe und kann ihr Wissen zu ihrem eigenen Nutzen (erfolgreich) einsetzen. Die Erfahrung eines Machtgefälles konnten viele Studierende aus dem Klinikalltag nachempfinden: Sie erzählten von unterschiedlichen Situationen, die sie im professionellen, aber auch privaten Bereich erlebt hatten.

Pellegrino beschreibt ein ähnliches Machtgefälle in Bezug auf Krankheit: „The healing relationship is thus inherently an unequal one, which the patient enters in a special state of vulnerability and wounded humanity not shared by other states of human deprivation and vulnerability." (Pellegrino). *Was bedeutet dieses Ungleichgewicht für die Begegnung zwischen Arzt und Patient? Wie begegnet man als Ärztin oder Arzt diesem Ungleichgewicht, dieser „verletzten Menschlichkeit"?*

Der Prompt schien den Teilnehmenden sehr zuzusagen. Sie berichteten, von dem Perspektivenwechsel überrascht gewesen zu sein. Die Diskussion davor hatte sich in erster Linie um das Innenleben der Frau und ihre Rolle im Text gedreht. Der Mann stand hier vor allem als Täter im Raum. Der Prompt brachte die Studierenden dazu, sich mit den möglichen Gedanken des Mannes auseinanderzusetzen, und erforderte, einen imaginativen Zugang zu dessen Innenleben zu finden. Damit waren sie eingeladen, ein kategorisierendes Denken in Rollen wie Täter und Opfer zu verlassen und sich den Mann als handelnde Person mit komplexen Gefühlen, Gedanken und Motiven vorzustellen. Beim Vorlesen des Prompts war den Teilnehmenden anzusehen, welche Herausforderung es für sie darstellte, diese Perspektive einzunehmen. Hier war besonders die Verwendung der 3. Person oder 1. Person Singular interessant, die den Schreibenden oft erst in der Diskussion bewusst wurde. Manche Teilnehmenden berichteten, Schwierigkeiten gehabt zu haben, sich in eine solch negative Person hineinversetzen zu müssen. Diese Herausforderung zeigte sich dann auch im Schreibstil, der eine größere Distanz vermittelte und eher nüchtern gehalten war. Andere dagegen beschrieben in einem emotionalen Ton einen sehr verzweifelten, aussichtslosen Zustand, aus dem sich die Person nicht mehr befreien konnte. Das Vorlesen der Prompts mit den unterschiedlichen Ideen und Wahrnehmungen wurde als Anreiz aufgefasst, die Erzählung noch einmal mit anderen Augen zu lesen.

Evaluation

Dieser Text eignet sich auch für Gruppen, bei denen sich die Teilnehmenden untereinander noch nicht lange kennen und die sich erst seit kurzem mit Narrativer Medizin auseinandersetzen. Aufgrund der einfachen, prägnanten Sprache bietet er für alle Teilnehmenden einen guten Einstieg. Gleichzeitig eröffnet er eine Fülle an Interpretationsmöglichkeiten und Diskussionsthemen, unabhängig von Vorwissen oder beruflichem Hintergrund. Die Studierenden empfanden diese Zugänglichkeit des Textes als sehr angenehm und einladend. Wir beobachteten eine rege Beteiligung aller Gruppenmitglieder, die durchweg interessiert auf einen Text ohne direkten medizinischen Bezug reagierten. Die Frage, inwiefern ein literarischer Text einen Medizinbezug haben sollte, wird in der Narrativen Medizin kontrovers diskutiert. Der Vorteil des vorliegenden Texts besteht darin, dass er relativ einfach auf gängige medizinische Interaktionen und Themen übertragbar ist. Diese Verbindung wurde von unseren Teilnehmenden auch gerne und an vielen Stellen aufgegriffen. Zudem waren die Diskussionen oft vielfältiger als bei rein medizinischen Texten, da die Teilnehmenden dann eher wagten, auch mit losen Assoziationen zu spielen, ohne sich vor ihren Kommilitonen und Lehrkräften zu blamieren. Besonders gut wurde der Prompt aufgenommen, der die Teilnehmenden dazu anregte, sich noch einmal mit einem ganz anderen Standpunkt auseinanderzusetzen, was dazu führte, auch die eigenen Vorstellungen kritisch zu hinterfragen. Am Ende des Seminars meldete die Mehrheit der Teilnehmenden zurück, mehr Prompts in das Seminar zu inkorporieren. Eine Möglichkeit wäre es, beispielsweise auch nach einzelnen Absätzen oder Themenblöcken Prompts anzubieten und zu schreiben. Ebenfalls positiv aufgefasst wurde unsere Leitung des Seminars mit zwei Dozierenden unterschiedlicher Hintergründe: einerseits ein Chefarzt und andererseits eine Medizinstudentin im letzten Jahr mit einem Master in Narrativer Medizin. Wir moderierten in gleichem Maße, ließen aber unsere unterschiedlichen Erfahrungen und Kenntnisse in die Diskussion miteinfließen. Die Studierenden empfanden diese Abdeckung von Theorie und Praxis und zusätzlich zwei unterschiedliche Sichtweisen als sehr anregend und dem Seminar zuträglich.

Weiteres

Dieser Text eignet sich für die verschiedensten Gruppensituationen. Um weiteren Stoff für Diskussionen und andere Blickwinkel zu schaffen, kann beispielsweise zusätzlich ein Auszug aus Tolstois *Der Tod des Ivan Ilyich* gelesen werden. Hier wird der Vergleich zwischen Gericht und dem Arztberuf direkt vom Autor gezogen. Wir lasen diesen Text am Anfang des zweiten Seminartags und boten so den Teilnehmenden die Möglichkeit im weiteren Verlauf, bei Belieben auf diesen zurückzugreifen, Parallelen zu erkennen, aber auch Unterschiede zu diskutieren. Möchte man tiefer in theoretische Grundlagen der Narrativen Medizin einsteigen und hat man ein größeres Zeitbudget und eine Vorbereitungszeit der Teilnehmenden zur Verfügung, dann bietet es sich beispielsweise an, die drei Typen der Krankheitsnarrative (restitution, chaos and quest stories) des Autors und Medizinsoziologen Arthur W. Franks zu diskutieren und auf den Text zu beziehen:

> Restitution stories attempt to outdistance mortality by rendering illness transitory. Chaos stories are sucked into the undertow of illness and the disaster that attend it. Quest stories meet suffering head on; they accept illness and seek to use it. Illness is an occasion of a

journey that becomes a quest. What is quested for may never be wholly clear, but the quest is defined by the ill person's belief that something is to be gained through the experience. (S. 115)

Gibt es Parallelen zu den unterschiedlichen Narrativen in der Geschichte? Welches Narrativ wird von einer Gesellschaft von einem Häftling oder einem Patienten erwartet? Welche Typen von Narrativen finden sich im Text?

Auch die Darstellung der Protagonistin als Person aus einer einkommensschwächeren Schicht kann Ausgangspunkt für eine Diskussion zum Thema Stigma in der Medizin sein. *In welcher Struktur lebt die Protagonistin, und inwiefern beeinflusst diese ihre Geschichte? Wie würde ihr eventuell ein Arzt begegnen, und was für Probleme könnten entstehen? Wie könnte mit diesen umgegangen werden?* Sehr interessant in diesem Kontext ist der Begriff der „structural competency", den Jonathan M. Metzl und Helena Hansen geprägt haben, strukturelle Aspekte von Gesund- und Krankheit in den Blick zu nehmen, die auf einer höheren Ebene als der individuellen stattfinden. *In welchem Viertel wohnt der Patient? Wo besteht die nächste Möglichkeit einzukaufen? Wie ist die Infrastruktur? Welche Bildungsmöglichkeiten stehen zur Verfügung?* Diese Themen werden im Medizinstudium nur selten besprochen, auch wenn sie nach Ansicht der Autoren ein wichtiger Teil der Gesundheitsversorgung sind:

Promoting awareness of structural forces serves as the first step toward promoting recognition of the web of interpersonal networks, environmental factors and political/ socioeconomic forces that surround clinical encounters and of a better understanding the conversations that take place there within. (S. 131)

Insgesamt ist dieser Text eine wunderbare Möglichkeit, Teilnehmenden eines Seminars die unterschiedlichen Facetten der Narrativen Medizin näherzubringen. Durch die Fülle an möglichen Themen, die angeschnitten werden können, kann auf unterschiedlichste Interessen einer Gruppe individuell eingegangen werden.

Literaturverzeichnis

Butler J. (2005): Giving an account of oneself, New York.
Frank A.W. (2013): The wounded storyteller: Body, Illness and Ethics. Chicago.
Metzl J. M./Hansen H. (2014): Structural competency: theorizing a new medical engagement with stigma and inequality, in: Social Science & Medicine 103, S. 126–133.

Pellegrino ED (1981). Being ill and being healed: some reflections on the grounding of medical morality, in: Articles from Bulletin of the New York Academy of Medicine 57(1), S. 70–79.

von Schirach Ferdinand (2018): Ein hellblauer Tag, in: Ders. Strafe, München, S. 53–59.

Ferdinand von Schirach: *Ein hellblauer Tag*

Sie habe ihr Kind getötet, sagt der Richter bei der Urteilsbegründung, daran bestehe für die Strafkammer kein Zweifel. Der Säugling habe Tag und Nacht geschrien, das habe sie nicht mehr ertragen. Sie habe viermal seinen Hinterkopf gegen die Wand geschlagen, er sei an Hirnverletzungen gestorben.

Der Richter sagt immer *Säugling* und *Kind*, dabei hatte sie ihrem Baby einen Namen gegeben. Nicht Jonas oder Kevin, wie alle anderen, sondern einen sehr schönen Namen, den sie einmal in einer Illustrierten gelesen hatte, nämlich *Ryan*. Der Richter sitzt auf seinem Stuhl und verkündet das Urteil und jeder im Saal denkt, es sei ihre Geschichte. Aber es gibt eine ganz andere Geschichte, die sie jetzt nicht erzählen darf.

Der Richter sagt, sie sei „zum Tatzeitpunkt vermindert schuldfähig" gewesen, ihr Mann habe sie allein mit dem Kind gelassen, sie sei von der Situation „völlig überfordert" gewesen.

Sie wird zu dreieinhalb Jahren Haft verurteilt.

Die Boulevardzeitungen schreiben, das Urteil sei zu milde, *Horror-Mutter*, so wird sie genannt.

Die Staatsanwaltschaft legt keine Revision ein, das Urteil wird rechtskräftig.

Im Gefängnis gibt es keinen Alkohol. Sie hört auch mit dem Rauchen auf, weil sie kein Geld hat. Sie wird jeden Morgen um sechs Uhr geweckt, die Arbeit beginnt um sieben. Sie sortiert Schraubensätze, beklebt Pralinenschachteln oder setzt Gummidichtungen zusammen. Alle Frauen tragen die gleichen blauen Schürzen. Nach einem Jahr bekommt sie Arbeit in der Tischlerei. Das ist besser. Sie baut jetzt Bänke und Tische für das Gericht und das Gefängnis. Sie ist geschickt, der Meister mag sie. „Mein Kopf kommt jetzt erst in Ordnung", sagt sie zu ihm. Sie baut ein Kästchen aus Walnuss mit Intarsien aus Birkenholz. Es wird ganz vorne in die Vitrine der Tischlerei gestellt, dort, wo jeder es sehen kann.

Nach anderthalb Jahren bekommt sie zum ersten Mal *Freigang*, sie darf das Gefängnis verlassen und zu Hause übernachten. Sie sagt zu der Wachtmeisterin, sie komme abends lieber wieder zurück.

Sie fährt mit dem Bus in die Innenstadt und geht auf der Hauptstraße spazieren. Es ist ein hellblauer Tag, wie damals. Die Menschen sitzen in den Straßencafés. Sie sieht sich die Auslagen der Geschäfte an und kauft ein Seidentuch von ihrem Haftgeld. Sie hat vergessen, wie lebendig es draußen ist. Sie geht weiter in den Stadtpark und legt sich auf den Rasen in die Sonne. Sie stützt sich auf die Ellenbogen und sieht den Spaziergängern zu. Der Junge ist vielleicht vier oder fünf Jahre alt. Er hält ein Eis, das so groß ist wie sein Gesicht. Der Vater kniet vor ihm und wischt ihm mit einem Taschentuch den Mund ab.

Sie steht auf, zieht das Seidentuch von ihrem Hals, wirft es in einen Mülleimer und fährt zurück zum Gefängnis.

Sechs Monate später wird sie entlassen. Zu Hause sitzt ihr Mann auf der Couch. Er hat sie nicht abgeholt, obwohl sie ihm geschrieben hat. Ihr Brief liegt auf dem Küchentisch, das Papier ist schmutzig und hat Ringe von den Bierflaschen.

„Warum hast Du mich nie besucht?", fragt sie.

Er nimmt ein Feuerzeug vom Tisch und spielt damit herum. Er sieht sie nicht an.

„Der Fernseher geht nicht mehr", sagt er.

„Ja", sagt sie.

„Liegt an der Schüssel, hat der Mann von der Reparatur gesagt. Ich habe eine neue gekauft."

Er spielt weiter mit dem Feuerzeug.

„Ich mach das jetzt", sagt er und steht auf.

Er trägt den Karton mit der neuen Satellitenschüssel auf den Balkon und reißt ihn auf. Aus der Küche holt er den Werkzeugkasten. Er schiebt den Gartenstuhl an die Wand und benutzt ihn als Leiter. Es ist nicht hoch genug. Er steht mit einen [sic] Fuß auf der Lehne des Stuhls und mit dem anderen auf dem Geländer des Balkons.

„Gib mir den roten Schraubenzieher", sagt er.

„Ja", sagt sie.

Sie kramt in der Werkzeugkiste und gibt ihm den roten Schraubenzieher. Er versucht die alten Schrauben aus der Hauswand zu drehen.

„Die sitzen fest", sagt er.

Damals war sie einkaufen gewesen. Nur eine halbe Stunde. Als sie zurückgekommen war, saß er auf dem Boden im Schlafzimmer. Er könne nichts dafür, das Kind sei ihm aus der Hand gerutscht. Sie würden ihm *lebenslänglich* geben, er habe ja schon die Vorstrafen wegen Körperverletzung und Raub, er kenne diese

Richter. Sie legte ihren Sohn, der jetzt tot war, in ihren Schoß und küsste ihn. Er hatte ein so hübsches Gesicht.

„Du bist nicht mal zum Prozess gekommen", sagte sie.

Er sieht von oben runter. Sein Hemd hängt aus der Hose, sein Bauch ist voller Haare.

Er hatte damals gesagt, sie solle die Schuld auf sich nehmen, das sei besser für alle. *Die Schuld auf sich nehmen* – er sagte sonst nie solche Sätze, das hätte ihr auffallen müssen.

Er probierte es weiter mit den Schrauben.

„Die sind kaputt", sagte er, „verrostet."

Sie würde nur eine kleine Strafe bekommen, hatte er gesagt, das Frauengefängnis sei nicht schlimm. Sie könnten zusammenbleiben, eine Familie. „Eine Familie", hatte sie immer wiederholt, während Ryan in ihrem Schoß lag und tot war. Sie hatte nicht gewusst, dass er das Baby gegen die Wand geschlagen hatte. Sie hatte ihm geglaubt. Damals.

„Ich bin so dumm gewesen", sagt sie jetzt.

Sie tritt gegen den Stuhl. Er öffnet den Mund, seine Bartstoppeln, seine gelben Zähne, seine wasserblauen Augen, die sie früher liebte. Er rutscht ab, kippt nach hinten und fällt, es sind vier Stockwerke. Er schlägt auf dem Beton auf, der Druck reißt seine rechte Herzklappe ab, eine Rippe durchbohrt die Hauptschlagader, er verblutet in seinen Körper. Sie geht langsam durch das Treppenhaus nach unten. Auf dem Bürgersteig steht sie neben ihm und wartet, bis er tot ist.

Derselbe Staatsanwalt wie bei ihrem ersten Verfahren leitet die Ermittlungen. Er ist jetzt Oberstaatsanwalt und hat sich einen Oberlippenbart wachsen lassen. Er glaubt, sie habe auch ihren Mann getötet.

Sie hat im Gefängnis dazugelernt und beantwortet die Fragen der Polizistin nicht. Sie sagt, sie wolle einen Anwalt sprechen. Ein Beamter bringt sie zurück in die Zelle.

Am nächsten Tag erlässt der Richter Haftbefehl. Die Beweislage ist dünn, aber der Richter will der Mordkommission Zeit geben.

Die Polizei befragt die Nachbarn. Niemand hat einen Streit mitbekommen. Ein alter Mann hat sie auf dem Balkon gesehen, aber keine Einzelheiten erkennen können. Ein anderer Zeuge sagt, sie habe „steif" neben ihrem Mann gestanden, als er auf der Straße lag.

Im Gutachten des Gerichtsmediziners steht, dass der Tote alkoholisiert war und alle Verletzungen durch den Sturz zu erklären sind. Es gebe „aus rechtsmedizinischer Sicht keinen Hinweis auf eine Fremdtötung".

Nach zehn Tagen ist die Haftprüfung. Sie schweigt noch immer, genau so, wie der Anwalt es ihr geraten hat. Der Oberstaatsanwalt ist überzeugt, dass sie es getan hat. Aber er sagt, er könne es ihr nicht nachweisen. Der Richter nickt und hebt den Haftbefehl auf.

Sie verlässt mit dem Anwalt den Saal. Vor der Tür muss sie ihm alles erzählen, sie kann nicht mehr schweigen, „es muss raus", sagt sie. Sie wisse nicht, ob das Rache gewesen sei oder etwas anderes, wofür sie kein Wort kenne. Es tue ihr nicht leid. Ob er das verstehe, fragt sie den Anwalt.

Sie begleitet ihn bis zur Haupthalle. Vor einer Bank bleibt sie stehen, kniet sich hin und schaut unter die Sitzplatte. „Die ist von mir", sagt sie, „das ist eine sehr gute Bank."

Quelle: Ferdinand von Schirach: Ein hellblauer Tag, in: Ders.: Strafe. München 2018, S. 53–59.

Anita Wohlmann

Empathie und ihre Grenzen

Die depressive Person von David Foster Wallace

Abstract

Der vorliegende Beitrag stellt die Erzählung *Die depressive Person* von David Foster Wallace vor, die im Wahlpflichtfach „Narrative Medizin" der Universitätsmedizin an der Johannes Gutenberg-Universität Mainz unterrichtet wurde. Die Geschichte führt ihre Leserinnen[1] an die Grenzen ihrer Geduld und Empathie – Fähigkeiten, die angehende Ärztinnen von sich selbst im Umgang mit Patientinnen erwarten und die sie beim Lesen nicht oder nur unbefriedigend erfüllen können. Wallaces depressive Person ist keine echte Patientin. Die Fiktionalität der Geschichte erleichtert es, über die Grenzen von Empathie und Fürsorge, über professionelle Nähe und Distanz, die Realität der ärztlichen Praxis und die Komplexität zwischenmenschlicher Kommunikation zu sprechen.

Kontext

In der Universitätsmedizin der Johannes Gutenberg-Universität Mainz werden seit 2015 Kurse für Narrative Medizin in verschiedenen Formaten und für unterschiedliche Zielgruppen angeboten. Seit 2017 findet das einwöchige Wahlpflichtfach „Narrative Medizin" statt, das von der Klinik für Psychosomatik und Psychotherapie und dem Unterrichtsbeauftragten Prof. Dr. Matthias Michal angeboten und in einem wechselnden Team, vorwiegend jedoch von Frau Dr. Greif-Higer[2] und mir, unterrichtet wird. Während die Kollegin Erzählungen von Patientinnen sowie Werke von Frida Kahlo in den Wahlpflichtkurs einbringt, ergänze ich den Kurs mit Perspektiven aus der Literaturwissenschaft und stelle Konzepte aus der Narrativen Medizin und den Medical Humanities vor.

---

1 Sofern sich keine einfache geschlechtsneutrale Bezeichnung anbietet, werden in diesem Beitrag Begriffe weiblich gegendert. Diese Darstellungsform reflektiert den höheren Anteil an weiblichen Medizinstudierenden. Männliche Studierende, Leser und Patienten sind eingeschlossen.

2 Frau Dr. Greif-Higer ist Fachärztin für Innere Medizin/Rheumatologie, Psychosomatik und Psychotherapie. Sie hat einen Master in angewandter Ethik und ist Geschäftsführerin des Ethikkomitees der Universitätsmedizin Mainz.

An dem Wahlpflichtkurs „Narrative Medizin" nehmen in der Regel zwischen 6 und 30 Studierende aus dem 7. bis 10. Semester teil. Die aktive Teilnahme an diesem Kurs ist verpflichtend. Die Studierenden können bestehen oder nicht bestehen. Eine gesonderte Prüfungsleistung ist nicht zu erbringen.

Lernziele

Im Kurs „Narrative Medizin" werden literarische Texte, Filmausschnitte und andere Kunstwerke wie Gemälde oder Fotografien eingesetzt, um
- einen anderen Blick auf und Zugang zu Krankheit und medizinischen Themen zu ermöglichen und gegebenenfalls zu vertiefen
- um die Bedeutung und Komplexität von Erzählungen in der ärztlichen Tätigkeit zu illustrieren
- die narrativen Kompetenzen der Teilnehmenden zu fördern
- mit Hilfe von Schreibübungen Anreize zu geben, wie Studierende ihre Kommunikationsfähigkeit nach innen (Zugang zu eigenen Gefühlen) als auch nach außen (Verständnis für Gefühle der Patientinnen) verbessern können
- einen Raum zu ermöglichen, in dem eigene Haltungen, Vorannahmen und Werte reflektiert werden können
- die Bedingungen und Grenzen der Empathie auszuloten.

Der Kurs stellt die eigenen Erfahrungen der Teilnehmenden in den Vordergrund. Von den Studierenden wird die Bereitschaft erwartet, sich mit Texten auseinanderzusetzen sowie das eigene Erleben zu reflektieren und auszudrücken.

Durchführung und Ablauf

Das didaktische Format des Kurses wechselt zwischen kurzen theoretischen Beiträgen, Diskussionen im Plenum und Einheiten zum reflektierenden Schreiben. Nach einer kurzen Einführung in die Geschichte und Theorie der Narrativen Medizin und Medical Humanities lesen und diskutieren wir zwei bis drei literarische oder künstlerische Werke, je nachdem in welcher Lehrendenkonstellation, welchem individuellen Stundenumfang und welcher Größe des Kurses wir unterrichten. Der Diskussion eines Werkes folgt in der Regel eine Einheit zum reflektierenden Schreiben.

Im Wintersemester 2020/21 beispielsweise wurde der Kurs online durchgeführt und war folgendermaßen strukturiert:
- Tag 1 mit zwei Unterrichtseinheiten (UE) widmete sich der Schreibaufgabe und Diskussion von „Die Geschichte meines Namens" (siehe Coda und Beitrag

von Kalitzkus/Fuchs in diesem Band) sowie einem kurzen Vortrag über das Thema Metaphern und deren Analyse. Zur Einführung hatten die Studierenden im Selbststudium zwei vorproduzierte Videos[3] zum Thema Narrative Medizin und Narrative Analyse geschaut und eine Auswahl an Studien zur Narrativen Medizin zur optionalen Lektüre erhalten. Die Studierenden bekamen die Hausaufgabe, für die nächste Sitzung eine medizinische Metapher zuzusenden und deren Kontext und Bedeutung in ihrer Email zu erklären.

– An Tag 2 mit zwei UE besprachen wir Raymond Carvers Gedicht *Was der Doktor gesagt hat* sowie die Texte der Studierenden zur gleichnamigen Schreibaufgabe (siehe Beitrag von Wohlmann/Gerlach in diesem Band).

– Tag 3 mit zwei UE wurde von Frau Dr. Gertrud Greif-Higer gestaltet, die mit den Studierenden die Rolle von Narrativen in der ärztlichen Praxis erörterte. Die Studierenden lasen in Vorbereitung auf die Sitzung Ausschnitte aus zwei literarischen Werken: *Leben* von David Wagner sowie *Sechs Jahre: Der Abschied von meiner Schwester* von Charlotte Link.

– Am vierten Tag mit drei UE starteten wir die Sitzung mit einer Diskussion der Metaphern, die die Studierenden zugesandt hatten, sowie einem weiteren Kurzvortrag über die Funktion und Wirkung von Metaphern im Kontext von Gesundheit und Krankheit. Der Rest der Sitzung behandelte Wallaces Kurzgeschichte *Die depressive Person*. Am Ende wurden die Studierenden gebeten, eine anonyme Evaluation auszufüllen.

Die depressive Person ist in der deutschen Übersetzung ca. 35 Seiten lang; die englische Version, die im *Harper's Magazine* erschien, ist 8 Seiten lang.[4] Aufgrund des Umfangs wird der Text von den Studierenden zu Hause gelesen. Sie erhalten die Geschichte in beiden Sprachen und dürfen wählen, welche Version sie lesen möchten.

Das Werk

Der postmoderne amerikanische Autor und Essayist David Foster Wallace (1962–2008) ist unter anderem für seinen enzyklopädischen Roman *Unendlicher*

---

3 Diese Videos habe ich aufgenommen, um angesichts der Herausforderungen des digitalen Unterrichts ein Blended-Learning Setting zu ermöglichen. Die Videos sind nicht frei verfügbar und werden den Studierenden über eine digitale Lernplattform zugänglich gemacht.

4 Die Längenunterschiede sind nicht nur dem Seitenlayout der jeweiligen Publikationsform geschuldet. Wie Elliott Morsia erklärt ist die Version der Kurzgeschichte, die Wallace 1999 in seinem Kurzgeschichtenband *Brief Interviews With Hideous Men* veröffentlichte um ein Drittel länger als die gekürzte Version, die ein Jahr zuvor in *Harper's Magazine* erschien.

Spaß (1996) bekannt, der von Alkohol- und Drogensucht, Suizid, der Unterhaltungsindustrie und Tennis handelt. Er veröffentlichte *Die depressive Person* im Jahr 1998 in einer gekürzten Version.[5] Wallace erzählt darin von einer Frau, die, so lässt der Titel zumindest vermuten, an Depression leidet. Weder Name, Alter noch Wohnort der Frau werden genannt. Wir erfahren im ersten Teil des Textes, dass die Protagonistin als Kind unter der Scheidung der Eltern gelitten hat und sich als Spielball in deren Scheidungskrieg fühlte. Während ihr scheinbar emotionale Wärme und Verständnis durch die Eltern versagt blieben, mangelte es ihr finanziell gesehen an nichts. Zum Zeitpunkt der Geschichte ist sie in psychotherapeutischer Behandlung und kontaktiert zudem regelmäßig per Telefon ihr „Support System" oder „Bezugsystem", eine Reihe von langjährigen Freunden, die sie zu später Uhrzeit und voller Selbstvorwürfe anruft, um ihnen selbstvergessen und stundenlang das psychische „Drama der Gegenwart" und „die Höllenqualen ihrer chronischen Depression" zu klagen (S. 54). Als sich die Therapeutin das Leben nimmt (die Umstände erfahren wir nicht), verschlimmert sich die Situation der depressiven Person, die nun ihr Leid telefonisch mit einer Freundin teilt, die an Krebs erkrankt ist. Zunehmend kristallisiert sich beim Lesen der Eindruck heraus, dass die depressive Person narzisstisch und manipulativ ist und in einem Teufelskreis aus quälenden Scham- und Minderwertigkeitsgefühlen, Selbstmitleid und Selbstbezogenheit gefangen ist. Wortgewaltig und in langen, verschachtelten Sätzen scheint auch die Erzählung selbst sich im Kreis zu drehen und scheitert (scheinbar) in dem Versuch, den „Zustand unausgesetzter psychischer Qualen" zu beschreiben (S. 53). Der Text endet mit einer Reihe von Fragen, die die depressive Person ihrer todkranken Freundin stellt. Fragen, die erneut nur um sie selbst und ihre eigene Wahrnehmung kreisen. Die Gedanken der Frau werden in der dritten Person erzählt und aus einer allwissenden Erzählperspektive. Die Identität der Erzählerin bleibt für die Leserin im Dunkeln.

---

5 Wallaces Kurzgeschichte habe ich in diversen Kontexten diskutiert, unter anderem während einer einwöchigen Praxisakademie der Studienstiftung des Deutschen Volkes in Papenburg (2017) sowie regelmäßig mit Studierenden der anglophonen Literaturwissenschaft. Vereinzelt fließen Beobachtungen aus diesen anderen Kontexten in den vorliegenden Beitrag mit ein.

    Mein besonderer Dank geht an Miriam Halstein, die im Sommersemester 2018 diesen Text mit mir im Rahmen des Mainzer Wahlpflichtfachs unterrichtet hat und deren bereichernde Anmerkungen und Ideen mir dabei geholfen haben, die Diskussionen in den hierauf folgenden Durchführungen dieses Wahlpflichtfachs zu gestalten.

Eindrücke aus der Diskussion

Als Einstieg in die Diskussion des Textes hat sich bewährt, den Weg über eine Metapher zu wählen.[6] Die Studierenden werden eingeladen, für ihre eigene Lese-erfahrung ein passendes Bild oder einen Vergleich zu finden. *Wie war es, diesen Text zu lesen? Was ging in ihnen vor?* Die Studierenden berichten zum Beispiel, dass ihnen das Bild einer Falle in den Kopf kam – sowohl die Protagonistin als auch die Leserinnen sitzen fest und sind gefangen. Die Metaphern eines Irrgartens oder einer Endlosspirale ähneln der Vorstellung vom Gefangensein. Ein anderer Teilnehmer berichtet, dass es ihm vorgekommen sei, als läse er einen Nachruf: mit einem Fuß sei man bereits im Grab, und das Lesen sei eine sehr anstrengende und herausfordernde Erfahrung gewesen. Eine Teilnehmerin hatte die Assoziation eines Traums, in dem man versuche zu schreien oder wegzulaufen, nur um festzustellen, dass man das nicht könne – ein eindrückliches und beinahe archetypisches Bild von Ohnmacht und Verzweiflung.

Der Einstieg über die Metapher regt nicht nur die kreativen Fähigkeiten der Teilnehmenden an, er gibt auch einen Einblick in die unterschiedlichen Erfah-rungswelten, die das Lesen des Textes schafft. Die Studierenden berichten von Gefühlen wie Mitleid und Verständnis für das Schicksal eines Scheidungskinds sowie dem Versuch, sich in die Protagonistin hineinzuversetzen. Schnell gestehen sie, dass auch Gefühle wie Aggression und Wut im Spiel waren. Das Lesen sei so anstrengend gewesen, dass er nach einer Weile den Text nur noch überflogen habe, gesteht ein Student. Es seien ja ohnehin keine neuen Informationen mehr hinzuge-kommen. Eine Studierende berichtet von einer gegenteiligen Erfahrung: Sie sei im Laufe des Lesens immer neugieriger geworden, welche Lösung der Text anbieten würde – nur um dann enttäuscht zu werden. Von Enttäuschung spricht auch eine andere Teilnehmerin: Sie sei von sich selbst enttäuscht gewesen, weil sie es nicht geschafft habe, der depressiven Person gegenüber verständnisvoll zu bleiben, sie stattdessen verurteilt habe und nur noch genervt gewesen sei. Die Ehrlichkeit der Studierenden ist insofern erstaunlich, als die Selbstbeschreibungen mit dem Ideal

---

6 Diese Methode ist inspiriert von Gillie Bolton, die in *Reflective Practice* eine Reihe von Schreibübungen vorschlägt, die eine Metapher zum Ausgangspunkt nehmen (S. 121–134). Die Frage nach der Metapher kann den Studierenden als Hausaufgabe gegeben werden. Oder man stellt die Frage in der Sitzung selbst, und falls die Studierenden etwas Zeit brauchen, können sie für 3–5 Minuten in einem Think-Pair-Share-Moment mit der Nachbarin erste spontane Ideen austauschen. Think-Pair-Share ist eine einfache Methode des kooperativen Lernens, bei der Studierende zuerst für sich über eine Frage nachdenken (*think*), ihre Gedanken dann mit der Nachbarin diskutieren (*pair*) und dann im Plenum ihre Gedanken vortragen (*share*).
Für weitere Arbeiten zum Thema Metaphern in der Medizin, siehe z. B. Michl/Wohlmann 2019.

der verständnisvollen Ärztin, dem ärztlichen Berufsethos und der Maxime einer professionellen Distanz brechen.

Nach diesem „Warm-Up" sind bereits eine Reihe zentraler Themen angesprochen worden: Ohnmacht, Gefangensein, Wut, Entnervtsein und die Grenzen des Einfühlungsvermögens. *Wie entsteht zum Beispiel das Gefühl der Ohnmacht im und auch gegenüber dem Text?* Die Teilnehmenden werden aufgefordert, ihre Aufmerksamkeit auf die Sprache des Texts, die Erzählperspektive und die Handlung zu richten. *Was ist Ihnen aufgefallen?* Die Länge der Sätze und die verschachtelte, wortgewaltige Ausdrucksform des Texts wird herangezogen, um zu verdeutlichen, dass der Text die volle Aufmerksamkeit des Lesenden verlangt. Die sprachliche Brillanz des Textes scheint jedoch ins Leere zu laufen. Im ersten Satz heißt es zum Beispiel: „Die depressive Person befand sich in einem Zustand unausgesetzter psychischer Qual, und die Unmöglichkeit, diese Qual jemandem mitzuteilen, war Teil des Zustands und verantwortlich für seinen eigentlichen Schrecken" (S. 53). Bereits zu Beginn beschreibt Wallace also eine kreisende Struktur, die auch den Text als Ganzen ausweist, der wie eine abwärtsführende Spirale anmutet und somit das Gefühl eines sich stets verschlimmernden, unausweichlichen Zustands widerspiegelt. Die Tatsache, dass der Text mit Fragen endet, verstärkt das Gefühl, dass es für die Qualen der depressiven Person keine Lösung gibt. Der Text hat in diesem Sinne keine Handlung, die irgendwo hinführt, noch wird ein Ausweg angeboten. Wie die Protagonistin sind auch die Leserinnen gefangen. Auch wenn man sich nicht mit der depressiven Person identifiziert oder sich in ihr Schicksal einfühlen kann, durchlebt man durch die Form des Textes die gleichen Erfahrungen von Ohnmacht, Ausweglosigkeit und Gefangensein. Der Höhepunkt des Texts ist der Selbstmord der Therapeutin. Doch da dieses Ereignis in der depressiven Person keinen Wandel hervorruft, kreisen die Protagonistin und auch der Text weiterhin scheinbar endlos um die eigene Achse. Form und Inhalt, Erzählstil und Thema verstärken sich also gegenseitig. Mit anderen Worten: Das *Wie* ist untrennbar mit dem *Was* der Erzählung verschränkt. *Hat diese Einsicht eine Relevanz außerhalb der literaturwissenschaftlichen Analyse?* Die Art und Weise, *wie* sich eine Patientin ihrer Ärztin gegenüber verhält, beeinflusst, was die Ärztin in dem Gespräch wahrnimmt und welche Gefühle in ihr aufsteigen. Ein ständiges Wiederholen des immer gleichen Anliegens kann, ähnlich wie in der Geschichte, Ungeduld und Wut hervorrufen, oder den Eindruck vermitteln, gefangen zu sein und keinen Ausweg zu finden. In der Psychoanalyse beschreibt man diese Reaktionen als Gegenübertragung. Dazu kommentiert der Unterrichtsbeauftragte Matthias Michal in einem Emailaustausch:

> Der Text von David Foster Wallace konfrontiert die Studierenden mit aversiven Emotionen in der Gegenübertragung und macht ihnen die Grenzen eines naiven, auf Sympathie

beruhenden Einfühlungsvermögens bewusst. Die Wahrnehmung der eigenen aversiven Emotionen oder Handlungsimpulse ist für eine professionelle Einfühlung in den Patienten und das professionelle Handeln entscheidend. Nur Gefühle, die man bewusst wahrnimmt, kann man regulieren, ansonsten besteht die Gefahr, dass diese Gefühle unreflektiert ausagiert werden. Gerade Patienten mit psychischen Störungen stellen Ärzte vor enorme Herausforderungen. Nicht von ungefähr berichteten die Studierenden daher in der darauf aufbauenden (und weiter unten beschriebenen) Diskussion von Problemen mit der Gegenübertragung auf Patienten und Patientinnen, die unter psychischen Störungen leiden.

Ein weiteres auffälliges Stilmittel ist die Verwendung der Fußnoten, die der Text in ungewöhnlicher Weise einsetzt (siehe Abb. 1). Fußnoten sind eher in wissenschaftlichen Texten gebräuchlich. In fiktionalen Texten werden sie in annotierten Publikationen verwendet, wenn also von der Herausgeberin kontextuelle Informationen zum Leseverständnis hinzugefügt werden. In *Die depressive Person* wird in den Fußnoten die Geschichte des Haupttexts quasi weitererzählt. Wir erfahren noch mehr Details, doch inwieweit diese ausschweifenden Informationen den Haupttext anreichern oder erklären, ist fraglich. *Warum verwendet Wallace diese Fußnoten? Insbesondere wenn diese Fußnoten so lang werden, dass sie den Haupttext zunehmend verdrängen und beinahe die ganze Seite einnehmen?* Der Effekt auf die Lesenden ist ambivalent: Zum einen wissen wir nicht, welchem Erzählstrang wir unsere Aufmerksamkeit widmen sollen. Wir sind verwirrt und vielleicht sogar ein wenig verunsichert oder verärgert aufgrund des enorm abschweifenden Charakters dieser Fußnoten. Zum anderen wird schnell klar, dass die Fußnoten den Haupttext nicht erklären oder neue Einsichten preisgeben. Stattdessen scheint sich das unendliche Lamentieren der depressiven Person einfach fortzusetzen und zu intensivieren. Für Wallace waren Fußnoten wie eine zweite Stimme im Kopf, sagt sein Biograph D. T. Max. In *Die depressive Person* wird die Geschichte durch den Haupttext und die Fußnoten quasi zweistimmig. Gleichzeitig stellen diese Fußnoten einen humorvollen Aspekt im Text dar. Man kann sie als ironischen Kommentar auf wissenschaftliche Gepflogenheiten lesen, wo Fußnoten „Gelehrsamkeit, Nachprüfbarkeit, Sachlichkeit, Transparenz, Vernetzung" signalisieren (Mainberger, S. 337). Diese Merkmale von Fußnoten werden in Wallaces Geschichte unterwandert. Die Grenze von Relevantem und Irrelevantem wird ebenso verwischt wie die Frage, was elementar zur Geschichte gehört und was eine (nervige) Abschweifung darstellt. In *Die depressive Person* lässt sich eine solche Unterscheidung nicht mehr sicher treffen. Stattdessen, so könnte man sagen, gehören all diese Elemente in ihrer Ganzheit zum Krankheitsbild.

In der Diskussion kommen auch Fragen nach Distanz und Nähe auf. Ermöglicht uns der Text Distanz, weil er seine Geschichte aus der dritten Person erzählt? Was sie sogar in der therapeutischen Situation traumatischen Schmerz- und Isolationsgefühlen ausgesetzt gewesen war, woran jedoch, wie sie sagte, von ihr und der Therapeutin intensiv gearbeitet worden war. Als nur eines von vielen Beispielen nannte die depressive Person während ihres Ferngesprächs, dass ihr immer klarer geworden sei und woran sie und ihre Therapeutin auch intensiv gearbeitet hätten, dass es schon komisch sei, komisch und beschämend, vor allem mit Blick auf die zutiefst kontraproduktive Konzentration ihrer Eltern auf Geld und immer wieder Geld und die psychischen Kosten, die sie als Kind deswegen zu tragen hatte, dass sie sich jetzt als Erwachsene in einer Lage wiederfand, in der sie einer Therapeutin $ 90 zahlen müsste, nur damit ihr jemand geduldig zuhörte und offen und einfühlsam auf sie einging: D. h., so die depressive Person zu ihrer Therapeutin, es fühle sich so demütigend und erbärmlich an, wenn man Geduld und Mitgefühl regelrecht *kaufen* müsste, geradezu wie ein schmerzhaftes Echo auf die Qualen der Kindheit, die sie (d. h. die depressive Person) ja hinter sich lassen wollte. Und nachdem die Therapeutin ihr lange und eingehend und in keiner Weise wertend zugehört hatte, wobei die vorgebrachte Thematik allerdings, wie die depressive Person später ihrem Bezugssystem gestand, nur allzu leicht als kleinliches Gejammer über die Kosten der Therapie missverstanden werden konnte, wie man dann auch an der nachfolgenden langen Pause sah, als nämlich die beide, die Therapeutin sowie die depressive Person, nur auf den ovoiden Käfig starrten, der von den beiden Händen der Therapeutin in diesem Moment gebildet wurde,[4]

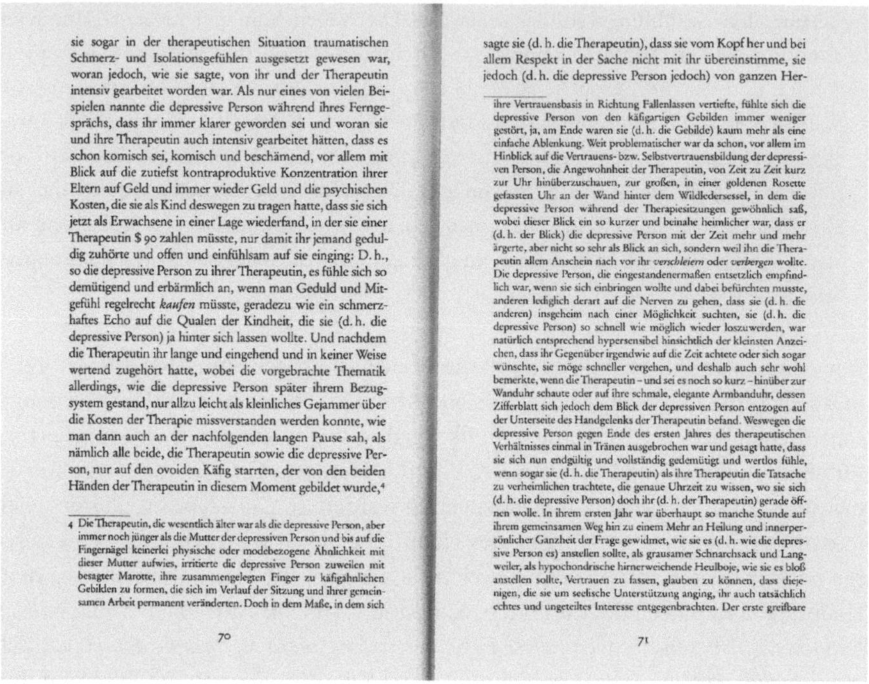

4 Die Therapeutin, die wesentlich älter war als die depressive Person, aber immer noch jünger als die Mutter der depressiven Person und bis auf die Fingernägel keinerlei physische oder modebezogene Ähnlichkeit mit dieser Mutter aufwies, irritierte die depressive Person zuweilen mit besagter Marotte, ihre zusammengelegten Finger zu käfigähnlichen Gebilden zu formen, die sich im Verlauf der Sitzung und ihrer gemeinsamen Arbeit permanent veränderten. Doch in dem Maße, in dem sich

70

sagte sie (d. h. die Therapeutin), dass sie vom Kopf her und bei allem Respekt in der Sache nicht mit ihr übereinstimme, sie jedoch (d. h. die depressive Person jedoch) von ganzen Her-

ihre Vertrauensbasis in Richtung Fallenlassen vertiefte, fühlte sich die depressive Person von den käfigartigen Gebilden immer weniger gestört, ja, am Ende waren sie (d. h. die Gebilde) kaum mehr als eine einfache Ablenkung. Weit problematischer war da schon, vor allem im Hinblick auf die Vertrauens- bzw. Selbstvertrauensbildung der depressiven Person, die Angewohnheit der Therapeutin, von Zeit zu Zeit kurz zur Uhr hinüberzuschauen, vor großem, in einer goldenen Rosette gefassten Uhr an der Wand hinter dem Wildledersessel, in dem die depressive Person während der Therapiesitzungen gewöhnlich saß, wobei dieser Blick ein so kurzer und beinahe heimlicher war, dass er (d. h. der Blick) die depressive Person mit der Zeit mehr und mehr ärgerte, aber nicht so sehr als Blick an sich, sondern weil ihn die Therapeutin allem Anschein nach vor ihr *verschleiern* oder *verbergen* wollte. Die depressive Person, die eingestandenermaßen entsetzlich empfindlich war, wenn sie sich einbringen wollte und dabei befürchten musste, anderen lediglich derart auf die Nerven zu gehen, dass sie (d. h. die anderen) insgeheim nach einer Möglichkeit suchten, sie (d. h. die depressive Person) so schnell wie möglich wieder loszuwerden, war natürlich entsprechend hypersensibel hinsichtlich der kleinsten Anzeichen, dass ihr Gegenüber irgendwie auf die Zeit achtete oder sich sogar wünschte, sie möge schneller vergehen, und deshalb auch sehr wohl bemerkte, wenn die Therapeutin – und sei es noch so kurz – hinüber zur Wanduhr schaute oder auf ihre schmale, elegante Armbanduhr, dessen Zifferblatt sich jedoch dem Blick der depressiven Person entzogen auf der Unterseite des Handgelenks der Therapeutin befand. Weswegen die depressive Person gegen Ende des ersten Jahres des therapeutischen Verhältnisses einmal in Tränen ausgebrochen war und gesagt hatte, dass sie sich nun endgültig und vollständig gedemütigt und wertlos fühle, wenn sogar sie (d. h. die Therapeutin) als ihre Therapeutin die Tatsache zu verheimlichen trachtete, wie genaue Uhrzeit zu wissen, wo sie sich (d. h. die depressive Person) doch ihr (d. h. der Therapeutin) gerade öffnen wollte. In ihrem ersten Jahr war überhaupt so manche Stunde auf ihrem gemeinsamen Weg hin zu einem Mehr an Heilung und innerpersönlicher Ganzheit der Frage gewidmet, wie sie es (d. h. die depressive Person es) anstellen sollte, als grausamer Schnarchsack und Langweiler, als hypochondrische hirnerweichende Heulboje, wie sie es bloß anstellen sollte, Vertrauen zu fassen, glauben zu können, dass diejenigen, die sie um seelische Unterstützung anging, ihr auch tatsächlich echtes und ungeteiltes Interesse entgegenbrachten. Der erste greifbare

71

Abb. 1 Fußnote in Wallaces Die depressive Person.

würde sich ändern, hätte Wallace eine Ich-Erzählerin gewählt? Die Erzählperspektive schafft einen gewissen Abstand. Es scheint, als ob eine weitere Ebene eingezogen worden wäre zwischen Protagonistin und Leserin, auf der wir uns ausruhen können. Wir erfahren nicht, wer die Geschichte erzählt und in welcher Beziehung sie zur depressiven Person steht. Ähnlich vage bleibt die Protagonistin, auch wenn wir in ihre seelischen Tiefen geführt werden. Nicht einmal ihr Name wird verraten. Sie ist „die depressive Person" – nicht ein Mensch mit Depression – und wird somit mit ihrer Krankheit gleichgesetzt und scheint nur noch aus dieser zu bestehen. Was wäre die depressive Person ohne ihre Krankheit?, fragt eine Studentin, die feststellt, dass die Protagonistin ihre Depression auch manipulierend einsetzt und auf diese Weise Aufmerksamkeit einfordern kann (Stichwort Krankheitsgewinn). Das Reduzieren von Menschen mit Krankheiten auf ebendiese – „die Leberzirrhose in Zimmer 3" – ist aus Beobachtungen zur ärztlichen Kommunikation bekannt. Während die Identifikation der Protagonistin mit ihrer Krankheit die ausweglose Situation der Protagonistin noch verschärft, so ist sie nicht die einzige Figur, der diese Reduktion widerfährt: In Wallaces Geschichte hat kein Charakter einen Namen. Alle Figuren werden mit ihren Funktionen beschrieben – die Therapeutin, das

„Bezugssystem", die Freundin. Die Geschichte stellt keine Individuen vor, sondern (Stereo-)Typen. Kann man sich gegenüber derart reduzierten „Typen" überhaupt empathisch verhalten?

Hier bietet sich ein Exkurs zur Empathieforschung an. Die Studierenden kennen in der Regel die Studien, die bei Medizinstudierenden einen Empathieverlust als Effekt des Medizinstudiums festgestellt haben (Neumann et al.). Aus dem Studium ist ihnen die Formel „mitfühlen, aber nicht mitleiden" vertraut, und somit die Unterscheidung zwischen Empathie als *Einfühlung* und dem Mitleid als problematische und nicht erstrebenswerte Form des *Mitleidens*. Hilfreich ist die Differenzierung der Philosophin Amy Coplan, die zwischen affektiven und kognitiven Aspekten von Empathie unterscheidet. Unter „affective matching" versteht sie die Übereinstimmung von Emotionen: Wenn die Ärztin also Traurigkeit empfindet im Gespräch mit einer traurigen Patientin – und eben nicht wütend ist oder frustriert (S. 6). Unterschiede können in der Qualität und Stärke der Emotionen bestehen. Kognitive Empathie ist der bewusste Akt, sich in die Situation eines anderen Menschen hineinzuversetzen. Dabei spielen laut Coplan zwei Faktoren eine Rolle: erstens die Orientierung auf den Anderen hin und das bewusste Einsetzen der eigenen Vorstellungskraft, wie der Andere die Situation erleben könnte; und zweitens die Unterschiedlichkeit von Selbst und dem Anderen, welche nicht überwunden werden dürfe und immer respektiert werden müsse (S. 6).

Zur Rolle von Empathie kommentiert Matthias Michal:

> Im „Nationalen Kompetenzbasierten Lernzielkatalog Medizin" (NKLM) wird die professionelle Kommunikation als eine zentrale Kompetenz des Arztes beschrieben. Der Arzt soll fähig werden zu einer ,aktiv zuhörende[n] und präsente[n] Gesprächsführung, die sowohl Inhalts- als auch Beziehungsaspekte, die verbale und nonverbale Ebene, wie auch kognitive, emotionale und motivationale Faktoren sowie deren Zusammenspiel berücksichtigt' (Medizinischer Fakultätentag, S. 159). Wichtige Faktoren dabei sind die Fähigkeit zur Empathie, also die Fähigkeit, sich in den anderen einzufühlen (hineinzuversetzen), und die Gegenübertragung, also sich der eigenen Gefühle bewusst zu werden, die der Patient in einem auslöst. Nur Empathie und die bewusste Wahrnehmung der eigenen Gefühle ermöglicht einen rationalen Umgang mit den Patienten. Der Kurs der narrativen Medizin stellt damit eine exzellente Möglichkeit dar, diese Fähigkeiten zu üben und zu reflektieren. (Email)

In unserer Diskussion thematisieren die Studierenden unter anderem ihre Erfahrungen aus dem Kommunikationstraining mit Schauspielerinnen, in dem sie indirekt vermittelt bekommen, dass bestimmte Gesten und Floskeln als empathisch bewertet werden, auch wenn die zu prüfende Person eventuell in der Situation selbst gar keine Empathie empfunden hat. *Ist es in Ordnung, Empathie zu spielen? Höhlt dies mittelfristig die eigene Tätigkeit aus und entfremdet die Ärztin von sich selbst und ihrer Arbeit? Oder kann ein solches Schauspielen von Empathie ein pragmatischer Akt der Selbstfürsorge und des Selbstschutzes darstellen? Wo liegt die Grenze zwischen affektiver Einfühlung und emotionaler Verausgabung? Welche zusätzlichen Faktoren ermöglichen oder verunmöglichen empathisches Verhalten, wie zum Beispiel Stress, Zeitmangel, Druck?* Empathie kann als Form der emotionalen und üblicherweise weiblich konnotierten Arbeit konzeptualisiert werden. Die amerikanische Soziologin Arlie Russel Hochschild zeigt beispielsweise in ihrer Studie *Das gekaufte Herz: Zur Kommerzialisierung der Gefühle* (1983/1990), wie eine solche Form der Arbeit in neoliberalen und dienstleistungsorientierten Kulturen zu Entfremdung von den eigenen Gefühlen führen kann. Die zunehmende Ökonomisierung der ärztlichen Praxis verschärft diese problematischen Entwicklungen. Eine Diskussion über die Grenzen der Empathie in der ärztlichen und pflegerischen Tätigkeit ist somit nicht auf die Beziehung zwischen Behandlerin und Patientin – und somit auf individuelle Fragen und dem möglichen Versagen Einzelner – beschränkt. Vielmehr lässt sich Empathie nicht verwirklichen, ohne auch den sozialen, kulturellen und ökonomischen Kontext mit einzubeziehen (vgl. auch Whitehead).

Schreibaufgabe

Der Diskussion folgt eine Schreibübung mit der folgenden Aufforderung: „Schreiben Sie über einen Moment, in dem Sie empathisch sein wollten, aber nicht konnten."[7] Die Schreibaufgabe verlangt den Studierenden einiges ab: Sie sollen über einen unangenehmen, aufreibenden und eventuell sogar peinlichen oder schamvollen Moment schreiben, der unter Umständen ein eigenes Versagen thematisiert und dem ärztlichen Berufsethos zuwiderläuft. Die Studierenden werden informiert, dass sie in ihren Texten auch die dritte Person wählen oder aus einer anderen Perspektive schreiben können. Niemand muss am Ende den eigenen Text vorlesen, auch wenn das Teilen des Textes erwünscht ist. Hilfreich ist es, diese Übung am Ende des Kurses durchzuführen. Idealerweise hat sich dann eine vertrauensvolle Atmosphäre entwickelt, und die Studierenden haben sich an das reflektierende Schreiben gewöhnt.

Die Studierenden schreiben über schwierige Patientinnen: solche, die immer wieder die gleichen unerklärlichen Symptome und Forderungen anbringen, sich wiederholt ruppig oder unhöflich verhalten. Oft erinnern sie sich an Situationen

---

7 Die Schreibaufgabe ist inspiriert von der Narrative-Medicine-Gruppe an der Columbia University (Charon et al. S. 47).

aus dem Pflegepraktikum, einer Famulatur oder aus einer vorherigen Berufsausbildung als Rettungssanitäterin oder Gesundheits- und Krankenpflegerin. Die Studierenden schreiben über Patientinnen mit Demenz, über Momente, in denen sie wütend wurden, weil die Patientinnen einfach nicht zuhören wollten. Oder sie berichten über Operationspatientinnen, die sie versorgt hatten und über die sie dann herausfanden, dass diese nach Erhalt eines Stents oder einer Lebertransplantation weiter rauchten oder Alkohol tranken. Eine Studentin schrieb über ihre ambivalenten Gefühle im Umgang mit besorgten Eltern, von denen sie wusste, dass sie ihr Kind vernachlässigt oder missbraucht hatten. Andere Studierende, die als Sanitäterinnen gearbeitet hatten, sprachen darüber, wie ihre ständige Konfrontation mit Tod und Schmerz es ihnen schwerer machte, sich einzufühlen, aber dass sie ihre empathischen Fähigkeiten dennoch aktivieren konnten, wenn sie diese brauchten.

Die sich anschließenden Diskussionen beleuchten unterschiedliche Faktoren von Empathie: Es ist oft einfacher, sich in eine Patientin hineinzuversetzen, die man für sympathisch und angenehm hält. Erschöpfung nach einer Nachtschicht, Stress aufgrund übermäßiger Arbeitsbelastung, Zeitmangel und fehlender Ruhe erschweren wiederum die generelle Bereitschaft, sich angesichts der Notlage eines anderen empathisch zu verhalten. Dies schließt auch die Empathie gegenüber Kolleginnen mit ein. Ein Student erwähnt zum Beispiel, dass es auch Teil der ärztlichen Aufgabe sein könne, im richtigen Moment „Nein" zu sagen, sich zu distanzieren und sich *nicht* einzufühlen. Das erfordere Mut.

Wie lassen sich die Komplexitäten von Empathie und ihrer Grenzen auf die Praxis übertragen? Und welche weiteren Akteurinnen und Faktoren gilt es zu berücksichtigen? Eine Studentin erwähnt, dass sie erkannt habe, dass Empathie eine Frage der Einstellung sei und sowohl Selbstbeobachtung als auch Selbstbewusstsein erfordere: Man müsse sich der eigenen Erfahrungen, Verhaltensmuster und Vorurteile bewusst sein, um zu verstehen, wo die eigenen Grenzen liegen, die das Einfühlen erschweren oder problematisch machen. Eine andere Studentin merkt an, dass Authentizität für sie von entscheidender Bedeutung sei: Sie müsse in der Lage sein, sich selbst im Spiegel zu betrachten. Angesichts der ständigen Konfrontation mit Grenzerfahrungen erfordere Authentizität eine kontinuierliche Selbstreflexion und Selbstfürsorge. Ein anderer Student geht auf den sozialen Kontext von empathischem Verhalten ein: Empathie sollte nicht nur als einseitiger Prozess verstanden werden. Auch von Patientinnen könne man empathisches Verhalten erwarten, und es sei nicht in Ordnung, wenn man als Behandler auf seine Rolle reduziert, als bloßer Dienstleister verstanden und nicht als Mensch gesehen werde. Leider, so wird bemängelt, werden die Studierenden mit diesen komplexen Anforderungen in der Regel allein gelassen. Während Supervision und Selbsterfahrung in die psychotherapeutische Ausbildung und Arbeit selbstverständlich integriert sind, gibt es andernorts keine institutionalisierten Angebote wie beispielsweise das Debriefing unter Kolleginnen. Empathie ist somit eine individualisierte Aufgabe, die angehende Ärztinnnen selbst zu „managen" haben.

Evaluation

Das Feedback der Studierenden zum Wahlpflichtfach ist im Durchschnitt sehr positiv. Die Studierenden haben zu Beginn des Kurses in der Regel keine Vorstellung davon, was unter Narrativer Medizin zu verstehen ist, und sind diesem Begriff noch nicht begegnet. Dementsprechend gibt es keine besonderen Erwartungen an den Kurs. Die Studierenden geben in der Vorstellungsrunde an, sich überraschen lassen zu wollen und neugierig zu sein.

Am Ende des Kurses nennen die Teilnehmenden in der anonymen Evaluation, dass sie den anderen Blick auf Krankheit und Medizin schätzen, den sie in der Woche erfahren durften. „Es hat einen Raum für neue Sichtweisen und alte Gedanken geschaffen," heißt es zum Beispiel. Wiederholt wird erwähnt, dass der Kurs als anregend für die eigene Kreativität und Selbstreflexion empfunden wurde. Der Kurs habe gezeigt, „dass Kreativität wichtig ist für alles im Leben und immer bereichernd." In einem weiteren Feedback heißt es:

> Besonders interessant und profitiert habe ich durch die Schreibaufgaben, die Texte und v.a. den Austausch darüber mit den anderen Teilnehmern. Außerdem war es fantastisch, dass es mal nicht um richtig und falsch ging, sondern man seinen Gedanken freien Lauf lassen durfte — um es mal metaphorisch auszudrücken. Ich werde auf jeden Fall noch lange von diesem Fach und den Erfahrungen zehren!

Der Kurs werde nachwirken, prophezeit auch eine andere Teilnehmerin.

Weiteres

Wallaces Kurzgeschichte hat einen interessanten Entstehungshintergrund, der ergänzend zur Diskussion hinzugefügt werden kann (zum Einsatz von Hintergrundinformationen siehe Coda in diesem Band). Zum einen ist bekannt, dass Wallace seit seinem Studium an schweren Depressionen und einer bipolaren Störung litt. Im Alter von 46 Jahren nahm er sich während einer erneuten depressiven Phase das Leben. *Die depressive Person* lässt sich vor diesem Hintergrund als autobiografisch inspirierte Krankheitserzählung interpretieren. Jedoch ist dies nicht die einzige Lesart. Als die Geschichte im Jahr 1998 in *Harper's Magazine* veröffentlicht wird, spekulieren Kritiker, ob die depressive Person eine Karikatur von Elizabeth Wurtzel sein könne. Wurtzel hatte 1994 ihre Memoiren *Prozac Nation* mit enormem Erfolg veröffentlicht. Darin beschreibt sie ihre Depressionen, ihre Drogensucht sowie die Scheidung ihrer Eltern, und wie diese Umstände ihre Beziehungen zu Freunden, Eltern und Männern unterwandern. In der *New York Times* heißt es zu Wurtzels Memoiren:

> Such self-pitying passages make the reader want to shake the author, and remind her that there are far worse fates than growing up during the 70's in New York and going to Harvard. But Ms. Wurtzel herself is hyperaware of the narcissistic nature of her problems, and her willingness to expose herself – narcissism and all – ultimately wins the reader over. (Kakutani)

Auch Wallaces depressive Person ist sich ihres Narzissmus, ihrer Wehleidigkeit und Selbstbezogenheit durchaus bewusst und kann ihrem Gefängnis dennoch nicht entfliehen. Gerüchte kursierten, dass Wallace mit Wurtzel eine unglückliche Beziehung oder Affäre gehabt und Wurtzel ihn verlassen habe. „Die depressive Person" kann, dieser Spekulation folgend, als eine Art Rache und Abrechnung mit Wurtzel verstanden werden.

Die Vielzahl der Interpretationsmöglichkeiten macht klar, dass diese auf zum Teil skandalträchtigen Informationen beruhen, welche jedoch keine definitive Erklärung oder Lösung für die Probleme geben, die in der Geschichte beschrieben werden. Welche Lesart die wahre oder richtige ist, bleibt offen. Insofern können diese Informationen auch ohne Probleme weggelassen werden, es sei denn, man möchte auf den biografischen Hintergrund und die Krankheitserfahrung des Schriftstellers verweisen, um nach der Rolle von Authentizität und Ästhetisierung in Krankheitsgeschichten zu fragen. Mit diesen Hintergrundinformationen lassen sich die vielfältigen Ebenen von Krankheitserzählungen thematisieren, denn neben der Vermittlung von Fakten sind Erzählungen stets auch geprägt von Intentionen und Stilmitteln, wie zum Beispiel Übertreibung und Dramatisierung.

Eine thematisch verwandte Geschichte ist Wallaces Erzählung „Der Planet Trillaphon im Verhältnis zur üblen Sache" (1984), in der Wallace von einem jungen Collegestudenten erzählt, der aus der Ich-Perspektive seine Erfahrungen mit klinischer Depression, Halluzinationen, einem Suizidversuch, Klinikaufenthalten und der Wirkung von Antidepressiva beschreibt. Auch in „Trillaphon" wird die Leserin an die Grenzen ihrer Empathie geführt, und auch in dieser Geschichte verhandelt Wallace diese Grenze kritisch. Die Geschichte wurde 2015 ins Deutsche übersetzt und von Lars Eidinger in einem Audiobuch vertont.[8]

---

8 Eine Analyse von Wallaces „Trillaphon"-Geschichte habe ich in Heike Hartungs Band *Embodied Narration* veröffentlicht. Der Einsatz dieser Geschichte in einem Narrative-Medizin-Kontext ist in einem Artikel beschrieben, der auf Dänisch erschien (siehe Rasmussen und Wohlmann 2019).

Literaturverzeichnis

Bolton, Gillie/Delderfield, Russel (2018): Reflective Practice: Writing and Professional Development, London.

Charon, Rita/DasGupta, Sayantani/Hermann, Nellie/Irvine, Craig/Marcus, Eric R./Colón, Edgar Rivera/Spencer, Danielle/Spiegel, Maura (2016): The Principles and Practice of Narrative Medicine, Oxford.

Coplan, Amy (2012): Understanding Empathy: Its Features and Effects, in: Coplan, Amy/Goldie, Peter (Hg.): Empathy: Philosophical and Psychological Perspectives, Oxford, S. 3–18.

Hochschild, Arlie Russel (2006): Das gekaufte Herz: Die Kommerzialisierung der Gefühle, Frankfurt.

Kakutani, Michiko (1994): The Examined Life Is Not Worth Living Either, in: The New York Times. September 20, URL: https://www.nytimes.com/1994/09/20/books/books-of-the-times-the-examined-life-is-not-worth-living-either.html, letzter Zugriff am 22.05.2021.

Mainberger, Sabine (2001): Die zweite Stimme: Zu Fußnoten in literarischen Texten, in: Poetica 33.3/4, S. 337–353.

Max, D. T. (2009): The Unfinished, in: The New Yorker, 9. März, URL: https://www.newyorker.com/magazine/2009/03/09/the-unfinished, letzter Zugriff am 22.05.2021

Michl, Susanne/Wohlmann, Anita (2019): 'Hooked up to that damn machine:' Working with Metaphors in Clinical Ethics Cases, in: *Clinical Ethics* 14, 2, S. 80–86.

Morsia, Elliott (2015): The Composition of "The Depressed Person.", in: Textual Cultures 9.2, S. 79–99.

Neumann, Melanie/Edelhäuser, Friedrich/Tauschel, Diethard/Fischer, Martin R./Wirtz, Markus/Woopen, Christiane/Haramati, Aviad/Scheffer, Christian (2011): Empathy decline and its reasons: a systematic review of studies with medical students and resisdents, in: Academic Medicine, 86.8, S. 996–1009.

Medizinischer Fakultätentag der Bundesrepublik Deutschland (2015): Nationaler Kompetenzbasierter Lernzielkatalog Medizin. URL: http://www.nklm.de, letzter Zugriff am 22.05.2021.

Rasmussen, Anders Juhl/Wohlmann, Anita (2019): Narrativer og empati: Brugen af litteratur i narrativ medicin, in: Mai, Anne-Marie (Hg.): Litteratur i brug, Hellerup. S. 258–282.

Wallace, David Foster (2004): Die depressive Person, in: Ders., Kurze Interviews mit fiesen Männern, Hamburg. S. 53–88.

Wallace, David Foster (1998): The Depressed Person, in: Harper's Magazine, January 1998, S. 57–64.

Wallace, David Foster (2015): Der Planet Trillaphon im Verhältnis zur üblen Sache, übers. v. Ulrich Blumenbach, Köln.

Wallace, David Foster (1984): The Planet Trillaphon as It Stands in Relation to the Bad Thing, in: The Amherst Review, 12. S. 26–33.

Whitehead, Anne (2017): Medicine and Empathy in Contemporary British Fiction: An Intervention in Medical Humanities, Edinburgh.

Wohlmann, Anita (2018): The Illness is You: Figurative Language in David Foster Wallace's Short Story "The Planet Trillaphon", in: Hartung, Heike (Hg.): Embodied Narration: Illness, Death and Dying in Modern Culture, Bielefeld. S. 203–225.

Wohlmann, Anita (2019): Analyzing Metaphors, in: Lamb, Erin Gentry/Klugman, Craig (Hg.): Research Methods in Health Humanities, Oxford. S. 25–38.

David Foster Wallace: *Die depressive Person* (Textauszüge)

Die depressive Person befand sich in einem Zustand unausgesetzter psychischer Qual, und die Unmöglichkeit, diese Qual jemandem mitzuteilen, war Teil des Zustands und verantwortlich für seinen eigentlichen Schrecken.

In ihrer Unfähigkeit, die psychischen Qualen ihrer Umgebung mitzuteilen, ging die depressive Person schließlich dazu über, Vorfälle zu schildern – sowohl aktuelle als auch solche aus der Vergangenheit –, die hinsichtlich Entstehung und Ursache mit ihrer Qual irgendwie in Zusammenhang standen, sozusagen die gleiche Textur aufwiesen. So war die depressive Person, ein Scheidungskind, seitens ihrer Eltern als Schachfigur bei ihren kleinen, miesen Spielchen benutzt worden. Etwa als es darum ging, für die Zahnspange aufzukommen, die sie als Kind benötigte, was bei den komplizierten Verfügungen des Scheidungsurteils tatsächlich einige Zuständigkeiten aufwarf, worauf die depressive Person in ihren Schilderungen nicht müde wurde hinzuweisen. Die beiderseitig zunehmende Erbitterung über die kleinliche Weigerung des jeweils anderen, die Rechnung des Kieferorthopäden zu begleichen, bekam in erster Linie die Tochter zu spüren, die sich nämlich immer wieder anhören musste, wie egoistisch und lieblos die Gegenpartei war. Dabei gehörten beide Elternteile zu den Besserverdienenden und hatten der depressiven Person jeweils im Vertrauen mitgeteilt, dass sie, wenn es hart auf hart käme, sehr wohl bereit seien, für alle erforderlichen orthodontischen Maßnahmen geradezustehen, ginge es letztendlich doch weniger um Geld oder die zahntherapeutische Notwendigkeit, sondern ums „Prinzip". Und wann immer die depressive Person später im vertrauten Gespräch mit einem guten Freund oder einer guten Freundin auf die näheren Umstände des Streits um die Kosten der Zahnspange und die dadurch hervorgerufenen psychischen

Qualen zurückkam, legte sie Wert auf die Feststellung, dass die Auseinandersetzung aus der subjektiven Sicht der beteiligten Elternteile tatsächlich genau das
gewesen sein muss, d. h. eine Frage des „Prinzips", auch wenn dieses Prinzip die
Bedürfnisse und Gefühle der eigenen Tochter leider nicht mit einschloss, welcher
ja nicht entgehen konnte, dass jeder noch so kleine Teilsieg über den anderen
allemal wichtiger war als die Fehlstellung ihrer oberen Zahnreihe, was in gewisser
Hinsicht den Tatbestand der Vernachlässigung, ja, sogar des Missbrauchs erfüllte,
ein Missbrauch – an dieser Stelle gab die depressive Person stets zu bedenken,
dass ihr Therapeut diese Einschätzung teilte –, der später in die abgrundtiefe,
chronische Verzweiflung führte, unter der sie als Erwachsene litt und aus der
sie keinen Ausweg wusste. Wie gesagt, dies war nur ein Beispiel. Jeder Anruf,
getätigt an gute Freunde mit der Absicht, sich einzubringen und ihnen diese
schmerzhaften und belastenden Geschichten aus der Vergangenheit zu erzählen,
enthielt im Schnitt vier Entschuldigungen, denn die Geschichten selbst waren
kaum mehr als die Einleitung zum psychischen Drama der Gegenwart, sprich
ihrer Unfähigkeit, die Höllenqualen ihrer chronischen Depression selbst in Worte
zu fassen, weswegen sie eben auf vergangene Vorfälle ausweichen musste, die, wie
sie immer wieder betonte, vielleicht allzu sehr nach Selbstmitleid klangen, wenn
sie guten Freunden gegenüber wiederholt und in narzisstischer Ausführlichkeit
von ihrer „schweren Kindheit" oder sonstigen „Schicksalsschlägen" erzählte und
letztlich sehr auf die Nerven ging und sie auf diese Weise sogar verlor.
Die Freunde, bei denen sich die depressive Person einbringen konnte und denen
sie zumindest ansatzweise, umrisshaft und im übertragenen Sinn ihre Seelenqua-
len samt ihren Isolationsgefühlen schildern konnte, waren etwa sechs an der Zahl
und wechselten nach einer Art Rotationsprinzip. Laut der Therapeutin der depressiven Person war dies ihr Bezugssystem. Die Ärztin und promovierte Psychologin
verstand sich selbst als Leitfigur einer Therapierichtung, die bei endogenen Depressionen voll auf dauernde Inanspruchnahme und die heilsame Wirkung eines
Kreises Gleichaltriger und -gesinnter setzte, im Fall der depressiven Person eben
auf ein Bezugssystem aus etwa einem halben Dutzend rotierender Freundinnen,
welche die depressive Person teils aus den Kindheits-, teils aus Schul-, Studien-
und WG-Tagen her kannte, herzlich zupackende, vergleichsweise unbeschädigte
Frauen, die mittlerweile im ganzen Land verstreut wohnten und welche die depressive Person oft seit Jahren nicht gesehen hatte, aber nicht selten spätabends
anrief (Ferngespräch), um von ihnen ein paar wohl gewählte Worte des Trostes zu
erhalten oder einen nützlichen Fingerzeig, wie die Verzweiflung des abgelaufenen
Tags und die zu erwartenden Qualen des nächsten in die richtige Perspektive
zu rücken seien, wobei sie (d. h. die depressive Person) sich bereits zu Beginn
des Gesprächs dafür entschuldigte, falls sie die andere mit ihrer Schilderung her-
unterzog oder langweilte, denn sie verstünde sehr gut, wie abschreckend dieses

Selbstmitleid sein könne, auch wolle sie die andere nicht aus ihrer aktiv im Leben stehenden, weitgehend schmerzfreien Fernexistenz herausreißen.

(…)

Es geschah während ebendieser offenen, schmerzlichen Aussprache mit dem besagten Kernmitglied ihres Bezugssystems, dem die depressive Person am meisten vertraute und dem sie sich über ihr Headset an ihrem Arbeitsplatz, wie sie meinte, wirklich mit-teilen konnte, dass ihr (d. h. der depressiven Person) plötzlich etwas klar wurde, was sich für sie in dieser Form nur noch mit der ebenso traumatischen wie wertvollen Erkenntnis vergleichen ließ, die sie gut zwei Monate zuvor im Rahmen des Inner-Child-Selbsterfahrungs-Intensiv-Wochenendseminars gehabt hatte, als sie sich nach ihrem kathartischen Koller emotional einfach viel zu ausgelaugt gefühlt hatte, um weiterzumachen, und deshalb nach Hause geflogen war. D.h., so die depressive Person zu ihrer bewährten, sensiblen Fernfreundin, sie hatte irgendwie entdeckt, entdeckt inmitten ihres Schmerzes über Verlust und letale Überdosierung der Therapeutin von homöopathischen Muntermachern, dass für sie (d. h. die depressive Person) neue Kraft und innerer Frieden und damit ihr emotionales Überleben nur zu erreichen sei, wenn sie all ihren Mut zusammennahm und losließ und das gefühlsmäßige Risiko einging und den zweiten von zwei der am schwierigsten zu realisierenden Vorschläge der verstorbenen Therapeutin in die Tat umsetzte, nämlich die besonders sensiblen und erwiesenermaßen aufrichtigen Mitglieder des Bezugsystems zu fragen, was sie *wirklich* von ihr (d. h. der depressiven Person) hielten, d. h. wie sie, womöglich auch nur insgeheim, auf sie wirkte, d. h. jämmerlich oder lächerlich oder unhaltbar oder schlicht widerlich oder wie. Und die depressive Person teilte weiterhin mit, dass sie, nach vier Jahren des weinerlichen bis trotzigen Nichtwissenwollens, endlich in der Lage sei, zumindest gewisse bewährte, sensible Vertrauenspersonen in ihrem Umfeld mit dieser potenziell vernichtenden Frage zu konfrontieren und sich trotz ihrer ausgeprägten Neigung zur Verdrängung zu diesem noch nie da gewesenen schmerzhaften Schritt entschlossen habe, in den sie die aufrichtige und sensible Kerngruppe ihres Bezugsystems, d. h. alle diejenigen, mit denen sie im Augenblick über das Headset ihres Arbeitsplatzes kommunizierte, einbeziehen wolle.[8] An dieser Stelle hielt die depressive Person inne, um die Anmerkung einzuschieben, dass sie sich fest vorgenommen habe, die besagte, potenziell schwer traumatisierende Frage ohne die übliche, erbärmliche, nervige Begleitmusik von Selbstbezichtigungen und Entschuldigungen vorzubringen. Nein, sie wolle ganz einfach hören (und das rundheraus und vorbehaltlos), so die depressive Person hoch und heilig, welche Meinung die wertvollste und engste Freundin aus ihrem Bezugsystem von ihr, der depressiven Person, als Mensch habe, was das Negativ-Wertende und/oder Verletzende ebenso einschließe wie das Positiv- Verstärkende, Sensible und Warmherzige. Die depressive Person betonte ausdrücklich, wie ernst es ihr damit sei. Und ganz gleich, wie melodramatisch dies alles jetzt klingen würde, sie (d. h. die depressive Person) habe den Eindruck, die brutalstoffene Meinung einer objektiven, jedoch hochsensiblen Außenstehenden sei für sie inzwischen nichts weniger als eine Frage von Leben und Tod.

Denn sie sei, so die depressive Person weiter zu ihrer vertrauten, genesenden Freundin, tief verunsichert, was ihre Gefühle anging und was sie alles über sie erfahren habe und womit sie alles konfrontiert worden sei und welchen Wahrheiten sie sich habe stellen müssen nach dem plötzlichen Tod einer Therapeutin, die immerhin – ohne Vorwurf an ihr Bezugsystem! – vier Jahre lang die beste Freundin gewesen sei, die sie auf der Welt gehabt habe. Doch bei ihrer täglichen so wichtigen „Auszeit"[9], so die depressive Person fernmündlich, wo sie immer zur Ruhe komme, Zeit für sich habe, ihre Mitte suche und tief in sich hineinhorche, sei mehr und mehr herausgekommen, dass sie in sich keine echten Gefühle für ihre verstorbene Therapeutin entdecken konnte, d. h. für die Therapeutin als Mensch, ein Mensch, der gestorben war, und das unter Begleitumständen, die selbst hartgesottene Weggucker nicht mehr als normal bezeichnen konnten, ein Mensch, der in einem Maß unter seelischen Qualen, Isolation und Verzweiflung gelitten haben musste, das durchaus vergleichbar war mit der depressiven Person, oder selbiges sogar – eine rein rationale, kopfgesteuerte Mutmaßung, zu der sich die depressive Person hier zumindest ansatzweise in der Lage sah, aber mehr eben auch nicht, wie sie über ihr Headset bekannte – überstieg. Danach stellte die depressive Person den wohl beängstigendsten Aspekt der ganzen Sache in den Raum (d. h. die Tatsache, dass selbst dann, wenn sie Zeit für sich habe, ihre Mitte suche und tief in sich hineinhorche, dass sie selbst dann so gut wie keine echten Gefühle für ihre Therapeutin als autonomes, menschliches Wesen mit all seinen Bedürfnissen übrig habe, was schlussendlich nur einen Schluss zulasse), nämlich dass all ihr Schmerz, all ihre Verzweiflung nach dem Selbstmord der Therapeutin immer nur ihr selbst gegolten habe (d. h. der depressiven Person selbst), dass es nie um etwas anderes gegangen sei als um *ihren* Verlust, *ihre* Verlassenheit, *ihre* Trauer, *ihr* Trauma, *ihr* Leid, *ihr* emotionales Überleben. Und dass sogar jetzt, so die depressive Person, wo sie brutalstmöglich und ohne Rücksicht auf sich selbst alle diese erschütternden Entdeckungen offen lege, sich kein menschlich-mit-fühlender Gedanke an die Therapeutin einstellen wolle, keine Sensibilität – wobei sie geduldig abwartete, bis ihre bewährte, vertraute, dauergreifbare Freundin eine Übelkeitswelle hinter sich gebracht hatte - , sondern erschreckenderweise immer nur neue, entsetzliche Gefühle aufkämen, die ausschließlich um die depressive Person kreisten. Nachdem sich die depressive Person nun schon eine ganze Weile geöffnet und eingebracht hatte, machte sie kurzfristig „dicht", um ihrer schwer kranken, heftig würgenden, aber nach wie vor unheimlich sensiblen und engen Fernfreundin feierlich zu erklären, dass das, was sie (d. h. die depressive Person) nachfolgend in den Raum stellen wolle, weder selbstzerstörerisch-toxisch noch zerfleischend noch auf die jämmerliche Tour Mitleid heischend gemeint sei, sondern Ausdruck einer tiefen und noch nie dagewesenen Angst, nämlich der Angst um sich selbst, aber im Sinne von Angst um ihr *Selbst*, d. h. Angst, was ihren „Charakter", ihr „Wesen", sozusagen ihre „Seele" anging, d. h. ihre Fähigkeit zu gefühlsmäßig-emotionalen menschlichen „Grundlagen" wie Anteilnahme, Einfühlungsvermögen und Fürsorge, so die depressive Person zu ihrer Freundin, die trotz Neuroblastom immer für sie da war. Sie frage sich ernsthaft, so die depressive Person, also ehrlich verzweifelt, was das für ein Mensch sei, der anscheinend *nie* etwas empfinden könne – also wirklich „nie irgendwelche Empfindungen" habe, wie sie betonte, außer für sich selbst. Aber vielleicht war nie etwas zu viel gesagt. Daraufhin fing die depressive Person an zu weinen und flehte ihre Vertraute und allerbeste Freundin in der Welt an (d. h. die Freundin mit dem malignen Neoplasma in ihren Nebennierendrüsen), mit ihrer brutalstmöglichen ehrlichen rückhaltlosen persönlichen Einschätzung um Gottes willen nicht hinter dem Berg oder sie bei Laune oder ihr die Stange zu halten oder das Schlimmste für sich. Denn, so die depressive Person weiter, sie habe volles Vertrauen zu ihr. Darüber hinaus, sagte sie, sei ihr klar geworden, dass ihr ganzes weiteres Leben, wie qualvoll, hoffnungslos und unbeschreiblich einsam es künftig auch immer verlaufen sollte, an diesem Punkt des Heilungswegs davon abhing, dass sie, unter Hintanstellung ihres letzten Rests von Stolz, all ihrer Vermeidungsstrategien und ihrer unheimlich realen Zuwendungsbedürftigkeit, wie sie bemerkte, eben bestimmte, bewährte und vertraute Mitglieder ihres Helferkreises nach ihrer unbeschönigten Meinung fragte. Deshalb, so die depressive Person mit versagender Stimme, wolle sie auch ihre beste und vertrauteste Freundin fragen, wie ihr ganz persönliches Urteil über den „Charakter" der depressiven Person beziehungsweise ihre (vom „Wesen" her) Fähigkeit sei, emotional auf andere Menschen zuzugehen beziehungsweise sich einzulassen. Sie bräuchte dieses Feedback aber ganz dringend, heulte die depressive Person, selbst wenn dieses Feedback teilweise negativ oder verletzend sei oder dazu führte, dass sie endgültig am Rad drehte, ja, selbst dann, wenn dieses Feedback lediglich auf einer rational-kopfgesteuerten, verbalen Ebene liege, sie fände sich damit ab, versprach sie, zitternd und zusammengekauert in beinahe fötaler Position auf ihrem ergonomisch geformten Bürostuhl an ihrem Telefon-Arbeitsplatz. Und deshalb bedrängte die depressive Person ihre todkranke Freundin weiter, sie keinesfalls zu schonen, sondern es offen auszusprechen: Was war von so einem selbstbezogenen, emotionalen Vakuum, wie sie allem Anschein nach eines war, schlussendlich zu halten, wie sollte man einen solchen Schwamm bezeichnen? Und nachdem sie nun so viel Schmerzliches über sich selbst gelernt hatte, was sagte dies, wenn sie einmal ganz ehrlich war und sich selbst völlig nüchtern betrachtete, über sie aus?

Quelle: David Foster Wallace: Die depressive Person, in: Ders.: Kurze Interviews mit fiesen Männern, Köln 2002, S. 53–55, S. 83–88.

---

8 Die einzigartig wertvolle und sensible Fernfreundin, der die depressive Person im Übrigen zutraute, dass sie die ganze Offenheit und gleichzeitig die ganze Psychologie der emotionalen Verwundbarkeit im Zusammenhang mit einer solchen Frage noch am ehesten verkraftete, war eine ehemalige Schülerin des ersten Internats, das die depressive Person als Kind besucht hatte, und darüber hinaus eine unvergleichlich großzügige und warmherzige Frau, Mutter zweier Kinder, geschieden, mit Wohnort Bloomfield Hills, Michigan, die wegen eines bösartigen Neuroblastoms soeben ihre zweite Chemotherapie hinter sich gebracht und deswegen ihr aktives, abwechslungs- und verantwortungsreiches, voll im Leben stehendes Leben drastisch eingeschränkt hatte und infolgedessen nicht nur fast immer zu Hause, sondern mangels anderer Verpflichtungen auch jederzeit ansprech-, greif- und einbeziehbar war in unheimlich intensive Telefongespräche, wofür sie von der depressiven Person im *Empfindungstagebuch* täglich von neuem mit Dankgebeten bedacht wurde.

9 (D.h. jene allmorgendlichen zwanzig Minuten, die sich die depressive Person auf Anraten ihrer Therapeutin „für sich" nahm, eine Zeit des Zur-Ruhe-Kommens, des In-sich-Hineinhorchens, des Einswerdens mit ihren inneren Gefühlen und auch des Dazustehens in einem Tagebuch (der Empfindungen), in dem sie sich sensibel, aber mit beinahe klinischer Distanz und vor allem ohne Wertung mit ihren Emotionen auseinandersetzen sollte.)

Eva Katharina Masel, Andrea Praschinger

„Make them smart, show them art"

Medical Comics in einem Blended-Learning-Setting

> „We don't need doctors to be painters or poets or dancers, but we
> do need them to be observant, articulate and comfortable with the
> human body." (Green et al. 2016, S. 483)

Abstract

Im Studium der Humanmedizin an der Medizinischen Universität Wien (Med-
Uni Wien) wurden in einer Pflichtlehrveranstaltung Studierende (n = 659) zur
Auseinandersetzung mit herausfordernden klinischen Gesprächssituationen ein-
geladen. Im Blended-Learning-Setting hatten die Studierenden die Möglichkeit,
entweder selbst einen Comic zu zeichnen oder zu einem vorgegebenen Comic
Reflexionsfragen zu beantworten. Die anschließende Präsenzeinheit wurde auf
Basis der Studierendenantworten gestaltet.

Kontext

Medizinisches Personal muss sich in der täglichen klinischen Praxis mitunter
schwierigsten Herausforderungen stellen. Gefordert sind einerseits ein professioneller Umgang mit den Bedürfnissen der Patient*innen, der (pflegenden) An- und
Zugehörigen sowie mit Kolleg*innen, andererseits aber auch die Wahrnehmung
von und ein adäquater Umgang mit eigenen Bedürfnissen. Um Medizinstudierende
für herausfordernde Situationen zu sensibilisieren und vorzubereiten, wurde eine
Initiative gesetzt, die durch die Präsentation von Medical Comics ein individuelles
Reflektieren und Erarbeiten von Strategien ermöglicht. Medical Humanities als
interdisziplinäres, multidimensionales Feld subsumieren viele Aspekte, die Problemfelder im medizinischen Alltag berühren (Houts et al.; Lippell).

Internationale Tendenzen weisen, historisch betrachtet, in Richtung einer Integration der Medical Humanities in die studentische Ausbildung (Wald). Bei
Studierenden werden damit neben Wissen auch praktische Fähigkeiten und Fertig-
keiten wie Haltung, Professionalität, Reflexionsfähigkeit bzw. – bereitschaft und
Resilienz angesprochen (Mangione et a.; Naghshineh et al.; Reynolds/Carson; Wea-

therall). Neben möglichen Zugängen wie Film, Kunst und Literatur hat sich in den letzten Jahren international das Feld der *Graphic Medicine* stark entwickelt. Der Begriff *Graphic Medicine* wurde vom britischen Arzt und Künstler Ian Williams geprägt und beschreibt die Anwendung von Comics im Gesundheitswesen (Williams 2012). Man versteht unter Medical Comics bildliche Darstellungen, die nicht vorrangig humorvoll sind und die in Büchern, in wissenschaftlichen Journalen oder über Online-Auftritte der Künstler*innen publiziert werden. Die mittlerweile große Bandbreite an verfügbaren Beiträgen spricht unterschiedliche Altersgruppen, Berufsgruppen, Krankheiten und Zugänge an. Als Beispiel kann das Genre der Hospiz-Comics genannt werden, die unterschiedliche Sichtweisen (z. B.: von pflegenden An- und Zugehörigen) zum Thema Krankheit und Sterben behandeln (Czerwiec).

Durchführung

Die im folgenden beschriebene Unterrichtseinheit wurde an der MedUni Wien im Wintersemester 2019/20 das zweite Mal im Rahmen der Pflichtlehrveranstaltung Interdisziplinäre Fallkonferenzen (IFK) mit 659 Studierenden im 5. Studienjahr als Vorbereitung auf das letzte Studienjahr (Klinisch-Praktisches Jahr) gehalten. Es werden, jeweils zu einem übergeordneten Thema, Fallvignetten zur Klinik, Diagnostik, Therapie und Prävention, zur apparativen Diagnostik und zum interdisziplinären PatientInnenmanagement vorgestellt und diskutiert. In der IFK (4,3 ECTS) werden wöchentlich klinische Fallvignetten mit den Studierenden erarbeitet (clerkship preparatory course). Der Unterricht wird in einem Blended-Learning-Setting unter Einbindung einer Lernplattform abgewickelt. Die Studierenden sind in einer Präsenzphase im Hörsaal und festigen anschließend die Inhalte in einer Online-Phase. Es wurde der Wunsch an die Autorinnen herangetragen, in einer 45-minütigen Unterrichtseinheit für den klinischen Alltag praktische Aspekte der Medical Humanities zu diskutieren. Im Wintersemester 2019/20 wurde im Rahmen der IFK eine Unterrichtseinheit mit Medical Comics vor einem Medical Humanities-Hintergrund gehalten.

Um alle Studierenden zur Selbstreflexion zu aktivieren und in die Gestaltung des Unterrichts zu integrieren, wurde der Ablauf der Lehrveranstaltung umgekehrt. Zuerst erhielten die Studierenden Aufgaben über die Lernplattform. Jeder einzelnen/ jedem einzelnen Studierenden wurde vor der Veranstaltung die Wahlmöglichkeit geben, entweder zu einem von drei per Zufallsgenerator zugewiesenen Medical Comics vier Reflexionsfragen zu beantworten oder zu einer von fünf vorgegebenen Kategorien (Breaking Bad News; Ärzt*in/Patient*in-Gespräch; Überforderung in der Kommunikation; Compliance; Grenze/Abgrenzung) einen thematisch passenden selbst gezeichneten Comic zu zeichnen. Zur Erfüllung der Aufgaben hatten die

Studierenden zwei Wochen Zeit. Ihre Ergebnisse mussten sie vor der Lehrveranstaltung auf die Lernplattform hochladen; diese waren nur für die Lehrenden sichtbar. Auf Basis der Antworten und der eingereichten Zeichnungen wurde schließlich der Unterricht gestaltet. Dabei war eine gemeinsame Diskussion mit den beiden Lehrenden (Praschinger = Didaktikerin, Historikerin; Masel = Klinikerin) zentral. Dies erfolgte aus dem Grund, um unterschiedliche Perspektiven einerseits aus der Geschichte der Medical Comics, andererseits aus deren Relevanz im klinischen Alltag beleuchten zu können.

In den ersten 15 Minuten der Lehrveranstaltung wurden das wissenschaftliche Feld der Medical Comics und der Medical Humanities sowie deren praktische Anwendungsbereiche vorgestellt. In den folgenden 30 Minuten wurden die drei vorgegebenen Comics diskutiert und ausgewählte Beispiele der studentischen Reflexionen sowie der selbst gezeichneten Comics vorgestellt. Am Ende der Unterrichtseinheit wurde über die Lernplattform eine One-Minute Paper (OMP)-Befragung durchgeführt. Die Studierenden beantworteten die folgenden beiden Fragen:

1. Was war das Wichtigste, was Sie heute gelernt haben?
2. Welche Fragen blieben unbeantwortet?

Lernziele

Das Projekt *"Make them smart, show them art"* möchte Medizinstudierenden einen Weg zu sogenannten *rounded doctors* (Williams) zeigen. Ziel ist es, über Reflexionsbereitschaft einen Perspektivenwechsel zuzulassen, klug und überlegt an Diskurse heranzugehen und Menschen sowie deren Handlungen aus unterschiedlichen Perspektiven wahrzunehmen (Charon; Shapiro/Rucker). Lernziele der Lehrveranstaltung waren 1. die Anforderungen an junge Ärzt*innen während eines Nachtdienstes zu verstehen; 2. über eine Ärzt*innen-Patient*innen-Situation nachzudenken; und 3. körperliche und/oder emotionale Bedürfnisse von Patient*innen zu erkennen. Die Initiative folgt dem Ansatz der World Health Organization *"The arts, health and well-being"* (Stuckey).

Anhand von Medical Comics können Problemfelder und Herausforderungen im medizinischen Alltag aus unterschiedlichen Perspektiven dargestellt werden: Wie erleben Patient*innen, An- und Zugehörige, medizinisches Personal oder Studierende diesen Moment? Nicht die verbale Sprache, sondern eine visuelle Rhetorik steht im Mittelpunkt, um Unaussprechliches bzw. Unausgesprochenes zu transportieren. Umgesetzt werden kann dies durch ein Bild, eine Bildfolge oder eine Bildgeschichte. Ein Blick hinter das (vermeintlich) Offensichtliche und ein Zulassen von unter Verschluss gehaltenen Emotionen und Fragen wird ermöglicht. Das Betrachten von Comics gleicht einem Diagnoseprozess, denn man muss aus Informationseinheiten schlussfolgern, Lücken schließen und/oder Fehlendes erarbeiten. Auch Aufklärungsbroschüren für Patient*innen – wie zum Beispiel die Aufklärung über einen Herzkatheter – lassen sich mit Medical Comics gestalten (Brand).

Die hier vorgestellte Lerneinheit verfolgte die folgenden übergeordneten Ziele. Es sollten

– Herausforderungen für angehende Ärzt*innen hinsichtlich der Kommunikation aufgezeigt,
– Herausforderungen für angehende Ärzt*innen im klinischen Alltag besprochen und
– der Umgang mit eigenen Grenzen für angehende Ärzt*innen im klinischen Alltag thematisiert werden.

Als übergeordnetes Thema wurden „Schwierige Gesprächssituationen im Klinischen Alltag" definiert.

Werk

Aus drei[1] der im Rahmen der Lehrveranstaltung für die Studierenden zur Bearbeitung vorgegebenen Medical Comics soll an dieser Stelle das Werk von Brian Fies *Mutter hat Krebs* vorgestellt werden (Abb. 1 und Abb. 2). Der US-amerikanische Künstler begleitete seine Mutter gemeinsam mit seinen beiden Schwestern durch ihre Krebserkrankung. Parallel dazu veröffentlichte er mit Zustimmung der Mutter Zeichnungen in einem Blog. Aufgrund der großen Resonanz wurden seine Beiträge als Buch herausgegeben, welches in der Graphic Medicine als eines der wegweisenden Werke gilt.

Für die Aufgabenstellung wurden zwei Bilder (siehe Abbildung 1 und 2) gewählt. Die folgenden vier Reflexionsfragen waren dazu in der Lernplattform zu beantworten:

1. Was drückt das Comic Ihrer Meinung nach aus?
2. Welche der von Ihnen im Comic wahrgenommenen Aspekte halten Sie für relevant in Ihrem Berufsleben?
3. Welche Fertigkeiten/Skills könnten hilfreich sein im Umgang mit der abgebildeten Situation?

---

1 Die drei verwendeten Comics waren: Ian Williams' Disrepute (veröffentlicht unter dem Pseudonym Thom Ferrier); Brian Fies' Mom's Cancer, 2006, S. 18.; sowie ein Comic aus dem Graphic Medicine Manifesto (2015, S. 149), herausgegeben von MK Czerwiec, Ian Williams I, Susan Merrill Squier, Michael J. Green, Kimberly R. Myers und Scott T. Smith.

4. Wie stellt sich die Situation aus unterschiedlichen Blickwinkeln dar (z. B. aus Sicht der An- und Zugehörigen, Patient*innen, dem medizinischen Personal, Studierenden)?

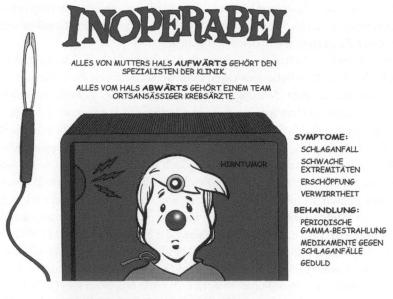

Abb. 1   Inoperable; aus Brian Fies' Mutter hat Krebs (2006, S. 12).

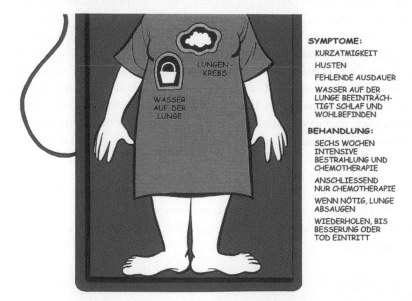

Abb. 2   Inoperable; aus Brian Fies' Mutter hat Krebs (2006, S. 13).

Eindrücke aus der Einheit

Es galt, eine große Studierendenzahl (n = etwa 600) im Rahmen einer Pflichtlehrveranstaltung im Vorlesungsstil mit herausfordernden und unbequemen Themen zu konfrontieren. Der Einsatz von Medical Comics stellte eine bis dato unkonventionelle Lehrmethode dar. Es war außerdem eine Novität, dass eine Prüfungsleistung in Form einer Zeichnung geleistet werden konnte.

Alle Studierenden erfüllten die sogenannte „Wochenaufgabe" in der Lernplattform, d. h. sie haben die 4 Reflexionsfragen beantwortet oder eine Zeichnung hochgeladen; niemand war ersatzleistungspflichtig. Es wurden 527 Reflexionen sowie 190 selbst gestaltete Zeichnungen eingereicht, das heißt 58 Studierende erledigten beide Aufgaben. Bei den Reflexionen wurden im Durchschnitt 237 Wörter verfasst (Standardabweichung 154, max. 1580). Es gab keine Minimalanforderung an Wörtern. Die Studierenden haben die Aufgabe jedoch ernst genommen, sowohl was das reflexive Schreiben als auch was die Zeichnungen betraf. Alle Beiträge wurden von uns gelesen. Es folgte eine Analyse, bei der die Antworten und ihr Inhalt auf einer Drei-Punkte-Likert-Skala bewertet wurden (unzureichend, ausreichend, außergewöhnlich). Im Durchschnitt schrieben die Studierenden 110,87 Wörter (Standardabweichung 78,54; Bereich 4,00–602,00) und verbrachten 12,75 Minuten (Standardabweichung 11,60) mit der Aufgabe. Von allen Antworten wurden 84 % als *ausreichend* oder *außergewöhnlich* bewertet. Das Bild von Brian Fies (Abb. 1 und Abb. 2) wurde von 164 Studierenden bearbeitet. Dafür wurden im Durchschnitt 31 Minuten (Standardabweichung 17) in der Lernplattform verwendet. Verfasst wurden dazu im Mittel 251 Wörter (Standardabweichung 145, max. 760). Im Unterricht wurden einzelne von den Studierenden eingebrachte Textbeiträge vorgelesen; auch von Studierenden verfasste Comics und Zeichnungen wurden präsentiert. Im Rahmen eines Dialogs zwischen uns Lehrenden wurden relevante Aspekte für den klinischen Alltag diskutiert. Die Studierenden wurden vorab um ihr Einverständnis gebeten, ob ihre Beiträge öffentlich präsentiert werden dürfen. Die Möglichkeit dies abzulehnen, also dass die eigenen Beiträge im Rahmen der IFK präsentiert werden, sowie die Möglichkeit einer anonymen Präsentation wurde auf Wunsch selbstverständlich gewährt.

Die Unterrichtseinheit referenzierte die im Vorfeld geleistete Arbeit der Studierenden und band diese in die Vorlesung ein. Beispielsweise wurden die zu den Comics übermittelten Antworten zusammengefasst und als Basis für die Diskussion vorgetragen. Das in Abbildung 1 und 2 gezeigte Werk wurde von uns folgendermaßen beschrieben:

Der Umgang mit Patient*innen ist kein Spiel!

Das Bild hat einen Titel in roter Schrift, der besagt, dass man nicht operieren kann.
Die Patientin im Krankenhausnachthemd befindet sich in einer Box, ist darin gefangen, isoliert, von dort führt eine Zange weg. Am linken oberen Rand werden elektrische Signale abgefeuert, die Nase der Patientin blinkt rot. Es sind drei medizinische Probleme eingezeichnet. Die Patientin wirkt verängstigt, überfordert, verloren, traurig; die Aufmerksamkeit ist rein auf die somatischen Leiden fixiert.

Viele waren an das Brettspiel Dr. Bibber erinnert. Dieses wird seit 1965 verkauft, zu Beginn unter dem Namen Operation. Es geht darum, mit einer Pinzette Dinge zu entfernen und nicht den Rand zu berühren - sonst leuchtet die Nase auf und es gibt einen Vibrationsimpuls. In der dargestellten Situation des Comics fühlt die Patientin, dass ihr Körper einem Spielfeld gleichgesetzt ist. Ein falscher Zug, ein kleiner Fehler der Ärzt*innen, und das Spiel ist verloren – ein Spiel, das man in der realen Welt nicht einfach wieder von neuem beginnen kann.

Der Körper der Patientin wird dem einer Puppe gleichgestellt – sie ist in einem schlechten Spiel gefangen – ein Spiel mit Gewinnern oder Verlierern? Blickt man zum Titel und der Anmerkung „Wiederholen, bis Besserung oder Tod eintritt", kann das Spiel gegen die Erkrankung nicht gewonnen werden. Vielleicht soll diese Phrase auch andeuten, dass häufig länger aggressiv behandelt wird, als es vernünftig wäre.

Die Aufzählung von Symptomen und deren Behandlung – nicht zwangsläufig deren Heilung – auf der rechten Bildseite erinnert an Checklisten, die durchaus auch ihre Berechtigung haben. Was fehlt, ist jedoch Menschlichkeit, was fehlt, ist interdisziplinäre Zusammenarbeit, angedeutet durch die Teilung des Körpers zu unterschiedlichen Behandlungsteams, was fehlt, ist Empathie. Jemand hätte gerne ein Out of the Box-Denken.

Muss man als Patientin mitspielen, kann man auf Therapie verzichten? Wird über den Kopf der Patientin hinweg entschieden, werden sie und ihre Angehörigen in den Behandlungs- und Betreuungsprozess eingebunden?

Evaluation

Obwohl die Wochenaufgabe in der Lernplattform eine für das Medizinstudium ungewöhnliche Aufgabe darstellte, wurde diese von keiner/keinem Studierenden korrumpiert, das heißt bei den Reflexionen wurden keine sinnfreien Texte oder Platzhalter übermittelt. Alle Zeichnungen waren thematisch passend, drei konnten bei einer Bildersuche im Internet als bereits bestehend gefunden werden. Dies hatte für die Studierenden keine Konsequenz. Da es sich hierbei um inhaltlich passende Bilder handelte, wurde ein diesbezügliches Feedback als ausreichend für eine neu konzipierte Lehrveranstaltung erachtet.

Nach der Vorlesung wurden zwei One-Minute Paper (OMP)-Fragen gestellt (Stead): (I) „Was war das Wichtigste, das Sie heute gelernt haben?" und (II) „Welche Fragen bleiben unbeantwortet?" Die erste Frage wurde von 78 % (n = 393) profund beantwortet. Auf die zweite Frage gaben 85 % (n = 429) der Studierenden an, dass nichts unbeantwortet blieb. Alle Antworten enthielten 154 positive und 28 negative Kommentare zur Vorlesung.

Daraus lässt sich schließen, dass die – wenn auch zum Teil aufgezwungene Auseinandersetzung mit fordernden Themen – in der Pflichtlehrveranstaltung über das Medium Comic funktioniert und den gewünschten Prozess des Nachdenkens anstoßen kann. Mit ein Grund für die hohe Aufmerksamkeit der Studierenden in der Präsenzeinheit war die Diskussion der Lernziele vor dem Hintergrund des unmittelbar für die Studierenden relevanten Klinisch-Praktischen Jahres.

Weiteres

Die Integration der Unterrichtseinheit in eine Pflichtlehrveranstaltung bringt Chancen und Herausforderungen mit sich. Die große Studierendenanzahl, die Teilnahmepflicht sowie die Kürze der Präsenzeinheit erfordern eine konzise und punktgenaue Vorbereitung sowie Präsentation. Aufgrund der mittlerweile großen Fülle an Medical Comics findet man zu vielfältigen Themenbereichen Arbeitsunterlagen für ähnliche Unterrichtskonzepte. Die Website www.graphicmedicine.org ist eine etablierte Plattform für Medical Comics. Der Einsatz von Medical Comics an der Medizinischen Universität Wien hat sich als erfolgreiche Variante bewährt, um Studierende zur Reflexion und zum kreativen Ausdruck anzuregen. Um den Studierenden die Einordnung dieses Zugangs zu erleichtern, ist eine einleitende Darstellung der Medical Comics basierend auf wissenschaftlichen Untersuchungen von Vorteil (Al-Jawad, 2015). Erfahrungsgemäß wollen die Studierenden neben „soft skills" auch in „hard facts" unterrichtet werden, um Randbereiche als universitär relevant anzuerkennen. Bei einer Durchführung im Blended-Learning-Setting ist bei großer Teilnehmer*innenzahl für die Aufarbeitung der Beiträge ein entsprechend großes Zeitbudget auf Seiten der Lehrenden vorzusehen.

Eine Übertragbarkeit in einen anderen Rahmen ist aus Sicht der Autorinnen gut möglich. Medical Comics können in Seminare, Unterricht, Vorlesungen, Vorträge sowie auch in Online-Lectures oder andere Formate integriert werden und Inhalte bildlich ergänzen (Green, 2010; Green 2013; Green 2016). Als Einstiegswerke (aber auch zur Vertiefung der hier genannten Aspekte) empfehlen sich zum Beispiel: *The*

Graphic Medicine Manifesto (Czerwiek at al.); *The Bad Doctor* (Williams); *Mutter hat Krebs* (Fies) und *Maus* (Spiegelman).

Weitere Informationen zum Medical Humanities-Zweig der Medizinischen Universität Wien sowie einer Medical Comics-Ausstellung unter: www.meduniwien.ac.at/medical-comics.

Literaturverzeichnis

Al-Jawad, M. (2015): Comics are Research: Graphic Narratives as a New Way of Seeing Clinical Practice, in: Journal of Medical Humanities, 36, S. 369–74.

Brand, Anna/Gao, Linde/Hamann, Alexandra/Martineck, Sophia/Stangl, Verena (2019): Annals Graphic Medicine - Patient-Informed Consent, in: Annals of Internal Medicine, 170, 8, S. 90–106.

Charon Rita (2001): The patient-physician relationship. Narrative medicine: a model for empathy, reflection, profession, and trust, in: JAMA, 286, 15, S. 1897–1902.

Czerwiec, MK/Huang, MN (2017): Hospice Comics: Representations of Patient and Family Experience of Illness and Death in Graphic Novels, in: Medical Humanities, 38, 2, S. 95–113.

Fies, Brian (2006): Mutter hat Krebs, München.

Glazer Sarah (2015): Graphic medicine: comics turn a critical eye on health care. Hastings Center Report, 45, 3, S. 15–19.

Green Michael J./Myers Kimberly R. (2010): Graphic medicine: use of comics in medical education and patient care, in: BMJ, 340, S. c863.

Green Michael J./Rieck Ray (2013): Missed it, in: Annals of Internal Medicine, 158, S. 357–361.

Green Michael J./Myers Kimberly R./Watson, Katie/Czerwiec, MK/Shapiro, Dan/Draus, Stephanie (2016): Creativity in Medical Education: The Value of Having Medical Students Make Stuff, in: Journal of Medical Humanities, 37, 4, S. 475–483.

Houts, Peter S./Doak, Cecilia C./Doak, Leonard G./Loscalzo, Matthew J. (2006): The role of pictures in improving health communication: a review of research on attention, comprehension, recall, and adherence, in: Patient Education and Counseling, 61, 2, S. 173–90.

Lippell, Shee (2002): Creativity and medical education, in: Medical Education, 36,6, S. 519–521.

Mangione, Salvaatore/Chakraborti, Chayan/Staltari, Giuseppe et al. (2018): Medical Students' Exposure to the Humanities Correlates with Positive Personal Qualities and Reduced Burnout: A Multi-Institutional U.S. Survey, in: Journal of General Internal Medicine, 33,5, S. 628–34.

Naghshineh, Sheila/Hafler, Janet P./Miller, Alexa R. et al. (2008): Formal art observation training improves medical students' visual diagnostic skills, in: Journal of General Internal Medicine, 23, 7, S. 991–997.

Reynolds, RC/Carson, RA (1976): Editorial: The place of humanities in medical education, in: Journal for Medical Education, 51,2, S. 142–143.

Shapiro, Johanna/Rucker, Lloyd (2003): Can poetry make better doctors? Teaching the humanities and arts to medical students and residents at the University of California, Irvine, College of Medicine, in: Academic Medicine, 78, 10, S. 953–957.

Spiegelman, Arthur (2003): Maus, London.

Stead, David R (2005): A review of a one-minute paper, in: Active Learning in Higher Education, 6, S. 118–131.

Stuckey, Heather L./Nobel, Jeremy (2010): The Connection Between Art, Healing, and Public Health: A Review of Current Literature. American Journal of Public Health, 100, 2, S. 254–263.

Wald, Hedy S./McFarland, Jonathan/Markovina, Irina Yu (2019): Medical humanities in medical education and practice, in: Medical Teacher, 41, 5, S. 492–496.

Weatherall, DJ (1994): The inhumanity of medicine, in: BMJ, 309, S. 1671–1672.

Williams, Ian CM (2012): Graphic medicine: comics as medical narrative, in: Medical Humanities, 38, 1, S. 21–27.

Williams, Eleri/Turner, A Neil (2018): Broadening our horizons: are medical humanities an essential part of medical education? in: Nephrology Dialysis Transplantation, 33, 9, S. 1511–1513.

Daniel Teufel, Pascal O. Berberat

LET ME … keep your eyes open!

Was man als Ärzt*in so alles sehen muss?!

Abstract

Der folgende Beitrag stellt einen vierstündigen Workshop vor, der anhand des Films *Dark Victory* von Edmund Goulding sowie den literarischen Werken *Frost* von Thomas Bernhard und *Warum die Hose runter muß* von Rainald Goetz nach den Bedingungen und Konsequenzen ärztlicher Aufmerksamkeit und Wahrnehmung fragt. Der Fokus liegt hierbei auf den ärztlichen Blickwinkeln und möglichen blinden Flecken bei der Untersuchung von Patient*innen: *Worauf muss man besonders achten? Was darf oder muss man vernachlässigen? Was muss man sehen, auch wenn man es vielleicht nicht sehen will?* Die Teilnehmenden des Workshops diskutieren diese Aspekte ergebnisoffen und stellen ihre persönlichen Zwischenfazits in Form kurzer literarischer Momentaufnahmen (Haikus) vor, wodurch schließlich ein buntes Tableau medizinstudentischer und ärztlicher Perspektiven sicht- und vergleichbar wird.

Hintergrund

Zum Wintersemester 2016/17 wurde am *Medical Education Center* der medizinischen Fakultät der Technischen Universität München das Programm *LET ME* (kurz für *Lettered Medicine/Lettered Medical Education*) entwickelt und mit zwei fakultativen, vierstündigen Workshops als ersten Pilotprojekten gestartet.[1] Damals und in den folgenden Semestern liefen die beiden lose zusammenhängenden Veranstaltungen noch unter dem gemeinsamen Titel *LET ME … keep you real!* und die jeweiligen Untertitel lauteten:
- *Halbe Götter – Harte Arbeit* bzw. *Die ärztliche(n) Rolle(n): Was glauben wir/die eigentlich, wer wir sind?!*

---

1 Viereinhalb Jahre später, zum Ende des Wintersemesters 2020/21, umfasst das Repertoire von *LET ME* über 30 verschiedene, eigens entwickelte Workshop-Einheiten, von denen über 20 fest im Curriculum des Medizinstudiums, des Masterstudiengangs *Biomedical Neuroscience* und in der ärztlichen Dozierendenqualifikation der TU München integriert sind. Zudem blickt das Programm auf über 30 Buch- und Filmclub-Sitzungen zurück und hat seit Oktober 2020 auf einer eigenen digitalen Plattform bislang über 70 Selbstlerneinheiten für Studierende und Ärzt*innen bereitgestellt.

– *Hose runter – Augen auf!* bzw. *Die ärztliche(n) Brille(n): Was man als Arzt auf der Suche nach der Wahrheit so alles sehen muss …*

Als die zweite Einheit im Rahmen einer Klausurtagung mit hauptsächlich (ober)ärztlichen Teilnehmenden als eigenständiger Workshop durchgeführt wurde, bekam sie den Eigennamen *LET ME … keep your eyes open!*[2] und ist unter diesem 2019 auch zu einem von fünf festen Bestandteilen eines Wahlpflichtfachs zur professionellen ärztlichen Identitätsentwicklung geworden und stellt dessen Auftaktsitzung dar.

Bis zum Ende des Wintersemesters 2020/21 wurde *LET ME … keep your eyes open!* achtmal durchgeführt, davon zweimal im Rahmen des Wahlpflichtfachs. Dabei blieben die Form und der Inhalt nahezu identisch zur ursprünglichen Pilotveranstaltung. Während die meisten eigens entwickelten Workshop-Konzepte im Repertoire von *LET ME* einen *Trial & Error*-Prozess mit anschließenden kleineren oder größeren Überarbeitungen durchlaufen mussten, stellte sich dieser Workshop sogleich mit der ersten Durchführung quasi als *Trial & Success* heraus. Lediglich die Version für die Klausurtagung wurde aus Zeitgründen auf drei statt vier Stunden gekürzt und die Durchführung im Wintersemester 20/21 musste pandemiebedingt leicht angepasst werden, da keine gemeinsame Versammlung aller Teilnehmenden vor einer Magnettafel möglich war.

LET ME … keep your eyes open! ist letztlich für alle Semester des Medizinstudiums und alle Entwicklungsstufen der ärztlichen Profession gedacht und gemacht. Es gibt daher keinen zu frühen und keinen zu späten Zeitpunkt, um diesen Workshop zu besuchen. Die Zahl der Teilnehmenden war bislang, mit Ausnahme der Klausurtagung, auf 12 begrenzt.

Didaktische Grundsätze und formale Rahmenbedingungen

Der zentrale und maßgebende didaktische Grundsatz dieser wie jeder anderen *LET ME*-Einheit ist die subjektive Relativierung von vermeintlich objektiven Antworten und das ausdrückliche Hervorheben von Fragen bzw. des fortlaufenden Fragens an sich als Dreh- und Angelpunkt jeder Form von (Selbst-)Reflexion. Diese Bedeutung des Fragens ausdrücklich zu betonen und praktisch zu stärken, heißt auch, die im medizinischen Studium und System noch immer vorherrschende

---

2 Der Hintergrund für die teilweise eigenwilligen Titel von *LET ME*-Einheiten ist der Versuch, Thema und Lernziel der Einheit auf eine pointierte und ansprechende Weise zu verdichten und zugleich in Form eines herausfordernden Imperativs zu verfassen. Zwei weitere Beispiele hierfür sind: *LET ME … walk a mile in those shoes!* (vgl. Teufel et al. 2018) und *LET ME … know your enemy!* (vgl. Teufel/Berberat 2021).

Grundhaltung zur Disposition zu stellen, der zufolge Fragen ausschließlich dazu da seien, um schnelle, richtige, zweifelsfreie und erwünschte Antworten auf sie zu geben. Dagegen werden bei *LET ME* offene Fragen gestellt und vermeintlich geschlossene Fragen wieder geöffnet, um den sozialen wie subjektiven Prozess der Antwortfindung neu anzustoßen und erfahrbar zu machen. Dabei soll auch ein Umgang mit Fragenstellungen und Situationen eingeübt werden, die sich nicht einfach und möglicherweise niemals (zufriedenstellend) klären lassen – und daher eine gewisse Unsicherheitstoleranz verlangen.

Folglich sind alle *LET ME*-Einheiten grundsätzlich ergebnisoffen. Es werden zwar bestimmte Themen und konkrete Lernziele verfolgt, was dabei am Ende einer Sitzung an Ergebnissen herauskommt und mitgenommen wird, hängt jedoch vollständig von den Antworten und Fragen der Teilnehmenden ab – und kann und darf auch unter diesen komplett unterschiedlich ausfallen. Die Leitung einer *LET ME*-Einheit soll zu keiner Zeit als lehrende*r Dozierende*r präsent sein, sondern lediglich als teilnehmende*r Moderator*in, mit der besonderen Aufgabe, die Sitzung so zu steuern, dass das eigentliche Thema und die anvisierten Lernziele nicht aus den Augen verloren werden. Da die Leitung selbst keinen medizinischen, sondern einen geisteswissenschaftlichen Hintergrund hat, sind in Veranstaltungen für Studierende in der Regel zudem 1–2 ärztliche *Co-Teaching*-Partner*innen eingebunden, wobei auch diese ihre Erkenntnisse und Erfahrungen nicht als *Teacher* vermitteln sollen, sondern gleichwertige Teilnehmende am Workshop darstellen und den Studierenden als praktisch erfahrene (aber deshalb nicht zwangsläufig als besser wissende) diskursive *Sparringspartner*innen* dienen. Dabei lautet das ausdrücklich vor allen Teilnehmenden ausgesprochene Gebot, dass alle Anwesenden auf Augenhöhe stehen, was die Diskussion und den Anspruch betrifft, passende Antworten auf die gestellte Frage zu haben bzw. zu entwickeln. Alle Aussagen dürfen von allen hinterfragt werden, und jede*r Teilnehmende darf jedem*r anderen Teilnehmenden widersprechen und eine Gegenposition beziehen. Um eine angemessene Dynamik dieses gemeinsamen und gegenseitigen Fragens einerseits zu erreichen und andererseits einzuhalten, werden den Teilnehmenden die Spielregeln eines konstruktiven, respektvollen und freundlichen Umgangs erläutert und deren Einhaltung gleichermaßen zugesichert wie auferlegt.

Zu Beginn einer *LET ME*-Veranstaltung werden alle Teilnehmenden zudem explizit dazu eingeladen, ihre subjektiven Positionen einzubringen und ihre persönlichen Ansichten, Beobachtungen, Erfahrungen und Situationen mit den anderen zu teilen. Dazu verständigen sich alle Anwesenden auf einen vertraulichen Umgang mit diesen persönlichen Mitteilungen. Darüber hinaus werden alle dazu ermutigt, laut zu denken, d. h. auch unfertige, unklare und unstrukturierte Gedanken und reine Gedankenspiele in den Raum zu stellen. Und sowohl bei der Besprechung der literarischen, filmischen und künstlerischen Untersuchungsgegenstände als auch bei der offenen Diskussion und erst recht im Rahmen der Schreibaufgaben können, dürfen und sollen gerade auch unkonventionelle Überlegungen, gewagte Aussagen, kontroverse Meinungen und provokante Positionen ausprobiert und beigetragen werden.

Leitende Fragen und Lernziele

Ausgangspunkt des Workshops *LET ME ... keep your eyes open!* ist die doppeldeutige Frage bzw. die Kombination aus einer verdichteten Frage und einem allgemeinen Ausruf: *Was man als Ärzt*in so alles sehen muss?!* Beides ist auf die Beziehung zwischen Ärzt*innen und Patient*innen bezogen: zum einen also die Frage(n), *worauf Ärzt*innen bei Patient*innen ihren Blick richten (sollten) – und was sie dabei oder dafür ausblenden (müssen)*; zum anderen die Aussage(n), *dass Ärzt*innen in ihrem Alltag (evt. zu) viel zu sehen bekommen, aushalten müssen und mit Dingen konfrontiert werden, die sich manchmal nicht ausblenden lassen, auch wenn man es möchte und versucht.* Obgleich die visuelle Wahrnehmung besonders im Fokus steht, ist das *Sehen* hier stellvertretend (als *pars pro toto*) für den gesamten Prozess des sinnlichen wie gedanklichen Wahrnehmens, Erkennens und Begreifens zu verstehen.

Am Ende des Workshops sollten die Teilnehmenden in der Lage sein, ein aktives, sensibles und (selbst)kritisches Bewusstsein für die Bedingungen und Konsequenzen eigener wie fremder ärztlicher Wahrnehmungen zu entwickeln – und damit eine fortlaufende (selbst)reflexive Aufmerksamkeit für ärztliche Aufmerksamkeit (vor allem ihre eigene) zu pflegen. Daran anknüpfend soll auch das Lernziel 11.3.2.3 des *Nationalen Kompetenzbasierten Lernzielkatalogs Medizin (NKLM)* von 2015 verfolgt werden, durch dessen Erreichen die Absolvent*innen die „Nutzen und Risiken selektiver Wahrnehmung sowie Beobachtungs- und Beurteilungsfehler kennen und Strategien anwenden, um ihre Auswirkungen zu minimieren" (MFT, S. 65).

Ablauf und Umsetzung

LET ME ... keep your eyes open! beginnt mit einer kurzen Begrüßungs- und Vorstellungsrunde aller Anwesenden. Darauf folgen 10–15 Minuten Erläuterung der oben genannten Rahmenbedingungen, Spielregeln und Lernziele, um alle Teilnehmenden gleichermaßen abzuholen und sie in das für sie eventuell ungewohnte und von vielen Standards der medizinische Aus-, Fort- und Weiterbildung abweichende Format mitzunehmen.

Die anschließende inhaltliche Auseinandersetzung mit diesem Thema ist in drei ungefähr gleich große Blöcke gegliedert, die nach dem exakt selben Schema ablaufen: zuerst 30–40 Minuten gemeinsames Betrachten und Besprechen des filmischen oder literarischen Untersuchungsgegenstands und davon ausgehendes, offenes Diskutieren, danach 5–10 Minuten Bearbeiten einer Schreibaufgabe und anschließend 15–20 Minuten Abschlussdiskussion des jeweiligen Blocks. Zwischen den drei Blöcken gibt es kurze Pausen.

Als Abschluss des Workshops werden die Ergebnisse der drei Schreibaufgaben gemeinsam und vergleichend betrachtet und vor diesem Hintergrund das übergreifende Thema noch einmal 15–20 Minuten in aller Offenheit diskutiert.

Um die weiter oben genannten Lernziele zu verfolgen, wurden drei Untersuchungsgegenstände ausgewählt, die auf je eigene Art und mit unterschiedlichen Schwerpunkten ärztliche bzw. medizinstudentische Wahrnehmungen ausstellen und damit eine Beobachtung zweiter Ordnung, also eine Beobachtung der ärztlichen Beobachtung, erlauben. Als Schreibaufgabe wird eine sehr kurze Textform vorgegeben, die es ermöglicht, alle Texte nebeneinander an einer Tafel oder Stellwand aufzuhängen und in ihren unterschiedlichen Ergebnissen und Blickwinkeln zu vergleichen. Dadurch werden auch diese Beobachtungen plastisch greifbar und können wiederum auf einer Beobachtungsebene zweiter Ordnung untersucht werden.

TEIL 1: *Kaltes Arzt-Auge* (*Dark Victory* von Edmund Goulding)

Der erste Untersuchungsgegenstand ist ein dreieinhalbminütiger Ausschnitt aus dem Film *Dark Victory* von Edmund Goulding aus dem Jahr 1939, ein klassisches Hollywood-Melodram, das von der Liebe zwischen einem Arzt und einer unheilbar kranken Patientin erzählt. Die gesamte Handlung des Filmes bietet unterschiedliche Ansätze, den ärztlich-menschlichen Konflikt zwischen professionellem Verhalten und persönlichen Interessen zu thematisieren. Im Rahmen von *LET ME ... keep your eyes open!* konzentrieren wir uns jedoch ausschließlich auf eine Sequenz aus der ersten Viertelstunde des Filmes (ca. 00:13:34–00:17:08), die isoliert und ohne jeglichen Kontext der restlichen Handlung betrachtet werden kann, quasi wie ein eigener Kurzfilm. Aufgrund einer für uns zentralen Formulierung („cold scientific eye", ca. 00:14:16), die in der deutschen Übersetzung des Films („wissenschaftliches Auge"; ca. 00:14:16) verloren gegangen ist, haben wir uns für die englische Tonspur entschieden.

Der Ausschnitt beginnt mit den letzten Worten eines Gesprächs zwischen zwei befreundeten Ärzten, dem jüngeren Dr. Steele und dem älteren Dr. Parsons. Steele drückt Parsons ein Dokument in die Hand und sagt, er solle sich damit an die Kollegen Findlay oder Park wenden. Parson erwidert, dass er unbedingt Steele für diesen Fall wolle, da er nun mal besser als alle anderen sei. Er erinnert Steele an dessen eigene Aussage, dass Ärzte der Menschheit/Menschlichkeit (*humanity*) verpflichtet sind, und betont, dass draußen im Wartezimmer ein solcher, menschlicher Fall auf ihn warten würde. Steele bleibt davon unbeeindruckt, öffnet die Tür zu seinem Wartezimmer und schiebt Parsons mit den Worten hinaus: „Sorry, doctor. It can't be done. I told you I've closed my office" (ca. 00:13:58–00:14:01). Im Wartezimmer sitzend hört auch Judith Traherne diese Worte von Steele und nimmt sie als dankbaren Anlass, umgehend aus dem Wartezimmer und der Arztpraxis zu stürmen, da sie selbst nicht hier sein möchte. Parsons fängt sie jedoch ab und nutzt die Gelegenheit, um Traherne und Steele miteinander bekannt zu machen – und wenige Augenblicke später hat Steele entgegen seiner festen Überzeugung doch noch einmal eine Ausnahme gemacht und Traherne in sein Sprechzimmer gebeten. Den Grund für diesen Sinneswandel liefern die filmischen Mittel und das damalige schauspielerische Mienenspiel auf dem Silbertablett: In den ersten Sekunden der gegenseitigen Vorstellung und des Händeschüttelns schaut Steele Traherne höflich und freundlich lächelnd ins Gesicht. Doch genau in dem Moment, als Traherne an die Nennung ihres Namens die Provokation anfügt, dass Namen für Steele wohl keine Bedeutung hätten, da sein kaltes wissenschaftliches Auge in anderen Menschen nur Versuchskaninchen sehe, hat Steeles Blick das Gesicht von Traherne schon verlassen und sich mit konzentriert kritischer Miene ihrer Hand zugewendet (Abb. 1). Er scheint ihre Worte nicht zu hören, sondern von einer Entdeckung an dieser Hand (zu der er ein gebanntes „Hmm" [ca. 00:14:16] von sich gibt) eingenommen und nur noch an dieser interessiert zu sein. Als er seinen Blick wieder auf ihr Gesicht lenkt, beginnt er auch dieses mit demselben versteinerten Mienenspiel zu untersuchen und fragt Traherne anschließend unvermittelt, während diese sich bereits im Gehen befindet, woher sie die Verbrennungen zwischen ihren Fingern habe. Als sie sich überrascht zeigt und behauptet, sie habe diese selbst noch nie bemerkt, entscheidet er sich dafür, sie weiter zu untersuchen, und bittet sie in sein Sprechzimmer. Traherne willigt ein. Im Zimmer löst sich Steeles Blick wieder aus seiner Versteinerung, und es entwickelt sich ein informelles Arzt-Patientin-Gespräch, das stellenweise von einem Flirt nicht zu unterscheiden ist. Steeles prüfendes Mienenspiel kehrt jedoch regelmäßig (und dieses Mal in Nahaufnahmen, Abb. 2) zurück und verrät zumindest den Zuschauer*innen des Films, dass er beiläufig Versuchsanordnungen in das Gespräch einbaut, mit denen er weiter untersucht, wie Traherne auf unterschiedliche Lichtquellen reagiert. Als er sich schließlich neben sie setzt, um sich von ihr eine Zigarette anzünden zu lassen, erkennt er, dass Traherne nicht in der Lage ist, das brennende Streichholz zielsicher an das Ende seiner Zigarette zu führen, und dass sich damit auch die Verbrennungen an ihrer Hand erklären lassen (Abb. 3). An dieser Stelle endet unser Ausschnitt mit einer Nahaufnahme von Steeles feststellendem Blick (ca. 00:17:08).

Nach der gemeinsamen Betrachtung werden die Teilnehmenden gebeten, ihre ersten Eindrücke zusammenzutragen. Direkt im Anschluss wird der gesamte Filmausschnitt vor dem Hintergrund dieser ersten Beobachtungen noch einmal

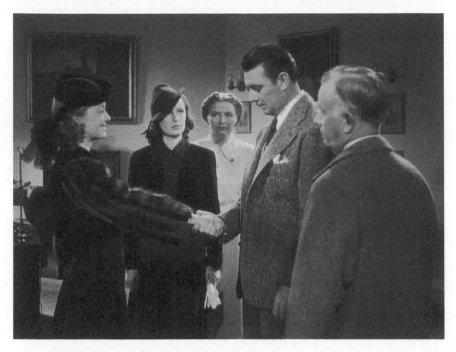

Abb. 1   Screenshot aus dem Film *Dark Victory* (1939).

gesichtet. Nach der zweiten Betrachtung erhalten alle Teilnehmenden zudem einen Ausdruck des vollständigen Transkripts der Sequenz mit einigen Film-Stills, um die Dialoge auch im eigenen Tempo Wort für Wort nachlesen und nachvollziehen zu können. Eine komplette dritte Betrachtung findet nicht mehr statt, jedoch werden im Verlauf der Untersuchung und Diskussion die besprochenen Stellen zum Teil erneut abgespielt und noch einmal im Detail angesehen. Auf diese Weise und anhand des Transkripts sollen Aussagen und Deutungen zur Filmsequenz für alle nachvollziehbar an deren Bildern und Text festgemacht und überprüft werden.

Sofern die Teilnehmenden es nicht selbst ansprechen, stellt die Moderation schließlich die Fragen, die das eigentlich Thema des Workshops berühren: *Hat Judith Traherne recht? Hat Dr. Steele ein kaltes wissenschaftliches Auge? Ist sie nur ein Versuchsobjekt für ihn?* Die Antworten und die damit verbundenen Bewertungen von Steeles Umgang mit Traherne fallen unterschiedlich aus. Ein exemplarischer Diskussionsverlauf: *Wissenschaftliches Interesse müsse ja nicht zwangsläufig mit Unmenschlichkeit einhergehen. Vielleicht habe er ein kaltes Auge, aber er gehe doch sehr warm mit ihr um. – Aber der Film zeige deutlich, dass er sich erst für sie interessiert, als er ihre Verbrennungen bemerkt. Ja, er stiere sie regelrecht an, seine Blicke würden sie geradezu durchbohren, und sie werde dabei eben nicht als Mensch, sondern bloß*

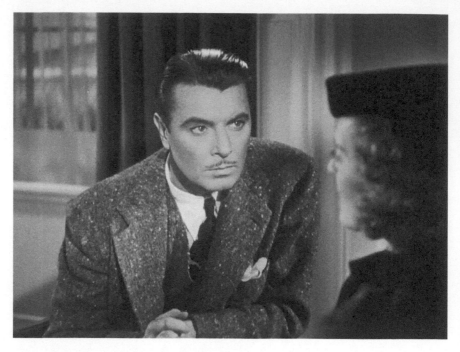

Abb. 2   Screenshot aus dem Film *Dark Victory* (1939).

als pathologische und diagnostische Herausforderung wahrgenommen. – Es sei aber nun mal seine Aufgabe als Arzt, Krankheiten zu erkennen, und dafür brauche er einen solchen Fokus auf das medizinisch Wesentliche. – Außerdem gehe er doch sehr menschlich mit ihr um. Er kümmere sich um sie, er erkundige sich nach ihr, er lasse sich auf sie ein, er stelle ihr Fragen zu ihrer Person und zu ihrem Leben. Und er gebe ihr allen Grund, sich bei ihm wohlzufühlen und ihre scheinbare Abneigung gegen Ärzte abzulegen. – Das sei alles nur eine Masche, um sie untersuchen zu können. Er verrate sich ja selbst, wenn er sagt, das, was sie von sich selbst erzähle, seien bloß „inconsequential facts" (ca. 00:15:56). – Aber damit habe er ja auch schlicht Recht. Es sei nun mal für ihn in diesem Moment nicht relevant, wie viel Alkohol sie vertrage und wie sie ihre Freizeit verbringe. – Und selbst wenn seine freundliche Art nur eine Masche sei, komme sie dennoch letztlich der Patientin zu Gute, oder? Schließlich schaffe er es so, sie zu untersuchen und ihr damit auch zu helfen. – Ja, aber sei das in Ordnung? Sie wolle offensichtlich keine Untersuchung und sei nicht freiwillig zu ihm gekommen, und er untersuche sie nun einfach trotzdem, ohne sie darüber aufzuklären und sich ihr Einverständnis zu holen. – Wäre er nicht so geschickt und charmant vorgegangen, hätte sie sich nie untersuchen lassen, und es hätte ihr nie und von niemandem geholfen werden können. Manchmal müssten Ärzte eben ihre

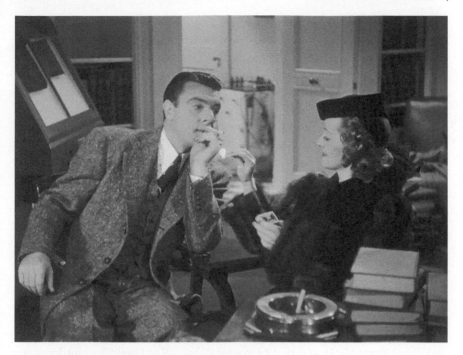

Abb. 3   Screenshot aus dem Film *Dark Victory* (1939).

Patienten zu deren Glück zwingen. Gehöre das nicht irgendwo auch zur ärztlichen Pflicht dazu? – ...

Gleichermaßen angeregte Diskussionen lassen sich durch die Fragen anstoßen, ob und in welcher Form ein solcher Ärzt*innentypus auch heutzutage noch präsent oder sogar noch immer vorherrschend sei; ob und inwiefern die Teilnehmenden diese Figur als Vorbild wahrnehmen würden; ob sie selbst gerne von einem*r solchen Ärzt*in untersucht und behandelt werden wollten; und wie sie selbst in dieser Situation als Ärzt*in vorgegangen wären. Darüber hinaus bietet auch der kurze Filmausschnitt selbst noch weitere Details, die sich genauer zu beobachten und diskutieren lohnen. (Zum Beispiel besteht Steele darauf, Traherne allein zu sehen, und weist ihren Arzt Dr. Parsons an, der beiden ins Sprechzimmer folgen möchte, draußen im Wartezimmer zu bleiben. Warum tut er das?)

Schreibaufgabe: Haiku bzw. literarisches Handyfoto

Nach 30–40 Minuten Diskussion der Filmsequenz wird das gemeinsame Zwischenfazit und damit auch die erste von drei Schreibaufgaben eingeleitet. Dazu erläutern wir den Teilnehmenden zuerst anhand eines Zitats des Soziologen Niklas Luhmann – „Ohne zu schreiben, kann man nicht denken; jedenfalls nicht in anspruchsvoller, anschlußfähiger Weise." (S. 53) –, dass sie ihre Gedanken und Gefühle nun sowohl für sich selbst als auch für alle anderen sichtbar festhalten sollen, da dadurch eine weitere Ebene, eine Beobachtung zweiter Ordnung, der individuellen und gemeinsamen Auseinandersetzung mit dem Thema erreicht wird. Im Anschluss stellen wir ihnen die besondere Form vor, in die sie ihre Gedanken nun überführen sollen: die japanische Gedichtform Haiku bzw. deren westliche Übersetzung, die sich aus drei Zeilen mit erst fünf, dann sieben, dann wieder fünf Silben zusammensetzt.

Der Haiku hat zum einen ganz pragmatische Vorteile für die Workshop-Gestaltung: Er lässt sich in kurzer Zeit verfassen und in wenigen Sekunden vortragen. Und er lässt sich vollständig auf Moderationskarten schreiben, die dann beispielsweise an eine Wand gehängt oder auf einem Tisch ausgelegt werden können, sodass alle Anwesenden die entstandenen Texte nicht nur einmal hören, sondern auch selbst lesen können, was die Anschlussfähigkeit der niedergeschriebenen Gedanken noch einmal deutlich erhöht.

Zum anderen kommt der Haiku den Teilnehmenden sehr entgegen, vor allem all jenen, die kreatives Schreiben nicht gewohnt sind und/oder sich damit unwohl fühlen. Denn der Haiku verbindet herausfordernden Formzwang mit der Freiheit, *nur* eine private Notiz sein zu dürfen und daher keine Qualitätsanforderungen erfüllen, keine Leser*innen berücksichtigen und nichts Besonderes, nichts Eindeutiges, nichts Abgeschlossenes schreiben zu müssen. Dadurch, dass er die Einhaltung einer festen Form verlangt, muss man nicht kreativ dichten, sondern kommt auch knobelnd und bastelnd zu einem Ergebnis, nach dem Motto: *Das sind die Worte und Gedanken, die ich gerade im Kopf habe. Nun muss ich diese irgendwie auf drei Zeilen und 17 Silben runterbrechen.* Und dabei darf das Ergebnis auch ausgesprochen simpel, banal und vor allem 100 % subjektiv sein, was wir gegenüber den Teilnehmenden mit einem Zitat des Literaturtheoretikers Roland Barthes betonen:

> Im Haiku, möchte man sagen, kosten Symbol, Metapher und Lehre beinahe nichts: ein paar Worte, ein Bild, ein Gefühl – wo unsere Literatur gewöhnlich ein Gedicht, eine Entwicklung oder (im kurzen Genre) einen gestochenen Gedanken, kurz: eine lange rhetorische Arbeit verlangt. […] Sie haben das Recht, sagt der Haiku, belanglos, knapp und gewöhnlich zu sein. […] Sie haben das Recht, selbst (von Ihnen selbst ausgehend) zu bestimmen, was beachtenswert ist. (S. 95)

Als weiteren Vergleich führen wir schließlich noch an, dass man das Schreiben von Haikus mit dem Fotografieren mit älteren Mobiltelefonen (deren Bildqualität noch kein Smartphone-Niveau erreicht hat) oder mit Polaroid-Kameras vergleichen könnte: Ein Schnappschuss aus Worten, eine Momentaufnahme der eigenen

Gedanken und Gefühle, die von vornherein in ihren darstellenden Möglichkeiten begrenzt ist, weshalb diese Darstellungen nicht an ihrer bildlichen und sprachlichen Qualität gemessen werden sollten. Wichtig ist allein, dass man die Möglichkeit genutzt hat, etwas festzuhalten, was sich sonst verflüchtigt hätte.

Zur thematischen Ausrichtung sowie als Hilfestellung für die Teilnehmenden wird die erste Zeile des Haikus mit fünf Silben vorgegeben: „Kaltes Arzt-Auge". Es ist jedoch ausdrücklich erlaubt, diese Zeile umzuschreiben oder auszutauschen. Für das Verfassen bekommen die Teilnehmenden rund fünf Minuten Zeit. Im Anschluss werden sie gebeten, ihren Haiku mit einem Marker auf eine Moderationskarte zu schreiben, aufzustehen und sich alle zusammen vor einer Magnettafel einzufinden, um die entstandenen Haikus reihum einzeln vorzulesen und aufzuhängen. Beim Aufhängen sollen die Teilnehmenden ihr Haiku zudem so platzieren, dass es in ein für sie passendes räumliches Verhältnis zu den bereits hängenden Haikus tritt: *Welchen anderen Haikus steht mein Haiku nahe und welchen steht es gegenüber? Oder steht es möglichweise gleichermaßen abseits von allen anderen?*

Auf diese Weise entsteht ein Mosaik aus kondensierten, subjektiven Positionen zu den vorangehenden Diskussionspunkten, bei dem jedes Einzelteil gewissermaßen wiederum einen eigenständigen Untersuchungsgegenstand darstellt, wie diese Beispiele[3] zeigen:

kaltes arzt-auge
sieht patient als maschine
wo ist der defekt
(Mathis Philipp)

kaltes Arzt-Auge
verbindet Arzthirn und Welt
das zweite ist warm
(Sophia Siegemund)

Kaltes Arzt-Auge
Ist das wohl etwas Schlechtes
Oder muss das sein?
(Janna Hoefflin)

---

3 Hier und im Folgenden werden jeweils drei Haikus aus dem Wahlpflichtfachtermin 19/20 beispielhaft abgedruckt. Die Teilnehmenden haben uns dafür dankenswerterweise ihre Erlaubnis erteilt.

Die räumliche Anordnung des Mosaiks kann sich im Laufe der anschließenden gemeinsamen Betrachtung, Entfaltung und Analyse der einzelnen Haikus wie bei einem Kaleidoskop jedoch auch noch verändern, da es allen Teilnehmenden erlaubt ist, eine neue und alternative Anordnung des Gesamtbilds vorzuschlagen. Vor diesem Hintergrund wird der erste Block des Workshops beendet und – nach einer kurzen Pause – mit dem zweiten Block begonnen.

TEIL 2: *Außerfleischliches* (*Frost* von Thomas Bernhard)

Als zweiten Untersuchungsgestand liegen zwei Textstellen (S. 7; S. 51–53) aus Thomas Bernhards Roman *Frost* aus dem Jahr 1963 vor. In diesem erzählt ein Famulant, wie er einem ungewöhnlichen Auftrag seines Assistenzarztes nachkommt: Da dieser keinen Kontakt mehr zu seinem Bruder, dem Kunstmaler Strauch hat, schickt er den Famulanten in eine abgelegene Bergregion, um dort über vier Wochen inkognito mit seinem Bruder zu verkehren und für ihn in Erfahrung zu bringen, wie es diesem gehe und was dieser tue. Obgleich sich die beiden Textstellen ohne Kontext und Hintergrundwissen zu Werk und Autor lesen und besprechen lassen, empfehlen wir, den Teilnehmenden diese minimale Zusammenfassung des gesamten Romans als Brücke zwischen dem ersten und dem zweiten Textausschnitt zu geben.

Der erste Ausschnitt stellt die allererste Seite des Romans dar, die sich in zwei Hälften unterteilen lässt. In der ersten zählt der Famulant schwarzmalerisch und zynisch eine Reihe von alltäglichen Erlebnissen und allgemeinen Aufgabenbereichen einer Famulatur auf. Dabei betont er in jedem Satz mindestens einmal, dass eine Famulatur aber „nicht nur" (ebd. S. 7) aus diesen Dingen bestehe – und spannt so den Bogen bis zur zweiten Hälfte der Seite, die mit diesen Sätzen beginnt:

> Eine Famulatur muss auch mit außerfleischlichen Tatsachen und Möglichkeiten rechnen. Mein Auftrag, den Maler Strauch zu beobachten, zwingt mich, mich mit solchen außerfleischlichen Tatsachen und Möglichkeiten auseinanderzusetzen. Etwas Unerforschliches zu erforschen. Es bis zu einem gewissen erstaunlichen Grad von Möglichkeiten aufzudecken. Wie man eine Verschwörung aufdeckt. (ebd.)

Nachdem wir den ersten Abschnitt einmal gemeinsam laut gelesen haben, werden die Teilnehmenden gebeten, allen Assoziationen und Überlegungen freien Lauf zu lassen. Zugleich sind sie gefragt, die Begriffe und Aussage, die Bilder und die Wortwahl dieser ersten Seite in einen sinnvollen Zusammenhang zu bringen: *Was könnte mit „außerfleischlichen Tatsachen und Möglichkeiten" gemeint sein? Wie kann man „Unerforschliches [...] erforschen"? Wieso spricht er von einer „Verschwörung"? Was soll die „jahrtausendealte Wahrheit" (ebd.) sein? Und meint er nun die „Seele" (ebd.), oder nicht? Und falls nicht, was könnte er dann meinen?* Keine dieser Fragen ist einfach und eindeutig zu beantworten. Deshalb empfiehlt es sich an dieser Stelle, die eventuelle Ratlosigkeit und Überforderung der Teilnehmenden als normale und menschliche Reaktion auf einen solchen Textausschnitt zu erklären und sie noch einmal ausdrücklich zu ermutigen, das, was sie denken, laut mit allen anderen zu teilen, und so eine gemeinsame Auseinandersetzung mit dem Text aufzunehmen.

Nach rund zehnminütiger Diskussion gehen wir zum zweiten Textabschnitt über und lesen auch diesen einmal vollständig gemeinsam laut. Die zweiseitige Textstelle schildert, wie der Maler Strauch seine Fußschmerzen, deren Zusammenhang mit seinen Kopfschmerzen und die dadurch in ihm herrschende „entschlossene Krankheit" (ebd. S. 50) erlebt, beschreibt und erklärt – und was der berichtende Famulant dazu laut sagt und leise denkt. Auf die offene Frage nach den ersten Eindrücken zu dieser Textstelle, beginnen die Teilnehmenden zumeist damit, den Maler Strauch als (schwierigen) Patienten aufzufassen, seine Leiden zu kategorisieren und zu diagnostizieren und seine ausgeprägte Selbstdarstellung als Leidender zu kommentieren: *Das sei ein klarer Fall für die Psychosomatik oder sogar die Psychiatrie. – Einem solchen Patienten könne man es nicht recht machen. Er lasse sich nicht helfen und auch keine andere Meinung und Diagnose als seine eigenen zu. – Schon sehr hypochondrisch. – Er halte ja selbst ganz verbissen an seinen Schmerzen fest. Für ihn scheint es auch einen deutlichen Krankheitsgewinn zu geben. – Dennoch müsse man ihn ernstnehmen und einen Zugang zu ihm suchen. – …* Zum Vergleich mit diesen Einschätzungen des Malers durch die Teilnehmenden lässt sich die Frage an den Text stellen, wie der Famulant auf den Maler und auf dessen geschilderte Leiden reagiert – und ob er sie gebührend ernstnimmt und sich dem Maler gegenüber angemessen verhält.

Ein Diskussionsverlauf, in dem die Teilnehmenden ihre eigenen Wahrnehmungen des Malers als Patienten offenlegen, stellt eine Steilvorlage für die Lernziele des gesamten Workshops dar. Denn daran anknüpfend lässt sich die Frage stellen, worauf sie diese Einschätzung und Bewertung gründen, und die Beobachtung anschließen, dass alles, was der Text über den Maler sagt, auch die direkten Zitate seiner wörtlichen Rede, ausschließlich durch den erzählenden Famulanten vermittelt wird. Es besteht also der begründete Verdacht, dass die wiedergegebenen Aussagen und Selbstdarstellungen des Malers durch die Einschätzungen und Bewertungen des Famulanten gefärbt sind. Folglich stellt sich die Frage an den Text, *wie der Erzähler den Maler wiedergibt und darstellt – und wo und wie er dabei seine eigene Position und Perspektive preisgibt.*

Sofern die Teilnehmenden nicht selbst die Verbindung zwischen beiden Textstellen herstellen, fragen wir schließlich danach, ob und wie die Begriffe und Aussagen der ersten Seite in diesem zweiten Teil wieder auftauchen. *Findet hier eine Wahrnehmung „außerfleischliche[r] Tatsachen und Möglichkeiten" statt? Wo, wann und wie(so) wird der Famulant hier, wie er eingangs behauptet, durch den Maler gezwun-*

gen, sich mit „außerfleischlichen Tatsachen und Möglichkeiten auseinanderzusetzen"?
Und liefert wiederum diese zweite Textstelle Anhaltspunkte, um genauer zu verste-
hen, was der Famulant mit dem „Außerfleischlichen", der „Verschwörung" und der
„jahrtausendealte[n] Wahrheit" meinen könnte?

Zur Abschlussdiskussion dieses zweiten Blocks werden die Teilnehmenden wieder gebeten, ein Haiku zu verfassen. Die nicht obligatorische Vorgabe der ersten
Zeile lautet dabei „Er hat Fußschmerzen":

Er hat Fußschmerzen
Seele oder körperlich
Wer kann das trennen?
(Janna Hoefflin)

fühlen wahrnehmen
sehen wahrnehmen nehme
Unterschiede wahr
(Jakob Rinecker)

er hat fußschmerzen
doch drückt hier wirklich der schuh
ich probier ihn an
(Mathis Philipp)

TEIL 3: *Ist das das Leben?* (*Warum die Hose runter muß* von Rainald Goetz)

Nach einer weiteren kurzen Pause beginnt der dritte und letzte Block, dessen Untersuchungsgegenstand der kurze Text *Warum die Hose runter muß* von Rainald Goetz
aus dem Jahr 1983 darstellt.[4] Goetz, der 1982 sein Medizinstudium in München
erfolgreich als Dr. med. abgeschlossen hat, entfaltet hier auf sechs Seiten ein buntes
Wechselspiel aus Darstellungen des ärztlichen Alltags, Schilderungen verschiedener
„Schweinereien" (Goetz, S. 26) und tragischer Schicksale, medizinischem Jargon,
umgangssprachlichen Einwürfen, lehrbuchhaften Erklärungen, Querverweisen zu
Kunstwerken, drastischen Fallbeispielen und exemplarischen Arzt-Patient*innen-
Dialogen, inneren Monologen, persönlichen Ausrufen und philosophischen Fragen.

---

4 Diesen Text dürfen wir aus rechtlichen Gründen leider nicht in diesem Band abdrucken.

Dabei scheint es der Text in weiten Teilen darauf anzulegen, nicht nur stilistisch die Grenzen alltäglicher, medizinischer und künstlerische Sprachen zu verwischen, sondern in seinen Inhalten und Darstellungen auch die Grenzen des Geschmacks und des Ertragbaren zu überschreiten. So spricht er beispielsweise von „giftigen Mischgerüchen aus Eiter, Urin, Schweiß und Smegma", „Unterhosen mit den erdfarbenen stinkenden Flecken", „Fettberge" und „Fettlappen, die rechts und links über den Untersuchungsliegenrand nach unten lappen" (ebd.), und von Menschen, bei denen „ja alles kaputt [ist]" (ebd. S. 28) oder denen „die ganze Soße raus[läuft]" (ebd. S. 31) – und ergänzt diese sprachliche Darstellung mit medizinfotografischem Bildmaterial verfaulter und eitriger Gesichts- und Körperpartien.

Die naheliegende Frage an die Teilnehmenden nach der gemeinsamen Lektüre lautet: *Löst dieser Text bei euch Ekel aus?* Daraufhin entwickelt sich gewöhnlich eine erste allgemeine Diskussion darüber, ob und inwieweit die Medizin zwangsläufig ekelerregende Bestandteile und Momente mit sich bringt, und welche ekelhaften Erfahrungen die Teilnehmenden in Studium und Berufspraxis bereits gemacht bzw. welche sich fest in ihre Erinnerung eingebrannt haben. Daran anknüpfend stellen sich die Fragen: *Ob sich Ärzt*innen ekeln dürfen, ob sie ihren Ekel verbergen sollten, ob man über die Jahre abstumpft und ob das für einen selbst positiv oder negativ ist?*

Für die weitere Auseinandersetzung mit dem Text bietet es sich an, dessen eigene Fragen aufzugreifen und an die Teilnehmenden weiterzugeben. So steht zum einen ganz am Anfang des Textes: „Warum muß die Hose runter?" (ebd. S. 26). Während es bei Bernhards *Frost* um das genuin verborgene Außerfleischliche geht, stellt Goetz' Text eine Form der menschlichen Fleischlichkeit in den Vordergrund, die außerhalb des Behandlungszimmers bewusst verborgen gehalten wird. *Müssen Ärzt*innen also nicht nur das Außerfleischliche, das man eigentlich nicht sehen kann, sondern auch jene Seiten des Fleischlichen sehen, die man gewöhnlich nicht sehen möchte oder sehen soll, da sie mit Scham, Ekel, Schmutz und Schrecken verbunden werden? Kommt Ärzt*innen damit eine besondere soziale Rolle mit entsprechender besonderer Verantwortung zu? Inwieweit wird eine körperliche Untersuchung immer auch als eine Grenzüberschreitung erlebt – sowohl für die Untersuchten als auch für die Untersuchenden? Und (wie) verändert die tägliche Konfrontation mit sonst verborgenen Fleischlichkeiten die Wahrnehmung fremder und eigener nackter Körper?*

Zum anderen mündet Goetz' Text in einen finalen Fragenkomplex, der folgendermaßen beginnt und sich dabei auf einer Metaebene auch selbst in Frage stellt: „Was soll das? Was ist das? Ist *das* das Leben? Ist das Dreckige Schmutzige Miese Eklige Das Leben?" (ebd. S. 31) Die möglichen Antworten auf diese Fragen haben wiederum Konsequenzen für das eigene Welt-, Menschen- und Ärzt*innen-Bild: *Auf welcher Grundlage teile ich die Welt in saubere und schmutzige Seiten ein? Nehme ich hauptsächlich die schönen oder die unschönen Seiten im Leben wahr? Wohin führt es, wenn man die schönen Seiten aus den Augen verliert? Und kann ich als Ärzt*in*

den Anspruch erheben, näher am wahren Leben dran zu sein, weil ich hinter die
Kulissen bzw. unter die Kleidung schaue?

All diese Fragen sowie die grundsätzliche Auseinandersetzung mit Goetz' Text lassen sich noch um eine Dimension erweitern, wenn man dessen Kontext mitein-bezieht. Denn obgleich es hier so erscheint, bezieht sich *Warum die Hose runter muß* gerade auch mit diesem Titel nicht ausschließlich auf die Medizin, sondern ist vielmehr auch eine Stellungnahme zur bildenden Kunst in einem medizinischen Deckmantel. So erschien Goetz' Text ursprünglich im Ausstellungskatalog bzw. Künstlerbuch von Werner Büttner, Martin Kippenberger und Albert Oehlen mit dem Titel *Wahrheit ist Arbeit* und verweist auch an zwei Stellen explizit auf das Werk von Kippenberger (vgl. ebd. S. 27, S. 31), der sich selbst ohne Hose porträtierte und damit das Ideal *schöner* Kunst/Wirklichkeit und *saubere*r* Künstler*in/Menschen bewusst dekonstruiert hat. Vor diesem Hintergrund ergeben sich zahlreiche Vergleichspunkte zwischen Kunst und Medizin. So führt beispielsweise die Frage aus dem Text „Muß wegen dem viel zu vielen Dreck in der Welt und im Hirn wie nichts sonst das Gegenteil studiert werden?" (ebd. S. 31) nun unmittelbar zur Nachfrage: *Wie versteht ihr das: Ist hier mit „Gegenteil" das Kunst- oder das Medizinstudium gemeint – oder etwas anderes?*

Am Ende dieses dritten Blocks und als Grundlage für dessen Abschlussdiskussion sollen die Teilnehmenden ihr drittes und letztes Haiku verfassen, dessen erste Zeile mit „Die Hose runter" vorgeben ist:

Die Hose runter –
welche Wahrheit wähle ich –
Hose wieder hoch?
(Sophia Siegemund)

„bäh" ist wohl einfach
lohnt es sich mehr zu sehen?
denn „bäh" kann jede/r
(Paula Matcau)

die hose runter
irgendwer muss es machen
kalter arzt schaut hin
(Mathis Philipp)

Abschlussdiskussion

Das Zwischenfazit des dritten Blocks geht schließlich fließend in die Abschlussdiskussion des Workshops über. Die Grundlage dafür bietet das dreiteilige Tableau aller Haikus an der Magnetwand, das über die drei vorangehenden Blöcke angewachsen ist. Alles, was die Teilnehmenden zum kalten ärztlichen Blick, zur (un)möglichen Wahrnehmung von Außerfleischlichem und zu den „Schweinereien" des medizinischen Alltags und des menschlichen Lebens (oder zu anderen Beobachtungen und Diskussionspunkten des Workshops) in ihren literarischen Schnappschüssen festgehalten haben, kann nun miteinander verglichen und in Beziehung gesetzt werden: *Was fällt euch auf? Wie nehmt ihr dieses Mosaik-Triptychon verschiedenster Blickwinkel wahr? Was sagt euch diese Zusammenstellung über die Bedingungen und Konsequenzen ärztlicher Aufmerksamkeit und zu den Nutzen und Risiken selektiver Wahrnehmung?*

Zum Schluss sollen die Teilnehmenden die Diskussionen und Ergebnisse noch einmal explizit auf ihr eigenes Ärzt*in-Sein bzw. -Werden übertragen: *Was heißt das nun für mich persönlich?* Für diesen Transfer greifen wir die eigentliche und übergreifende Frage des Workshops – *Was muss man als Ärzt*in so alles sehen?!* – über die Metapher der ärztliche(n) Brille(n) auf: *Welche Brille(n) müssen Ärzt*innen aufsetzen können, um das Entscheidende zu sehen und das Störende auszublenden? Welche Brille(n) setzt euch das Medizinstudium und die ärztliche Praxis auf bzw. welche legen sie euch nahe? Könnt ihr gleichzeitig mehrere, sich ergänzende Brillen tragen, oder schließen sich die einzelnen Brillen gegenseitig aus? Könnt ihr sie schnell und einfach ablegen und wechseln? Können sie durch langes Tragen quasi festwachsen? Besteht für euch eine Gefahr darin, die berufliche, medizinische, ärztliche Brille auch (bewusst oder unbewusst) im privaten Alltag zu tragen? Inwieweit tragen für euch alle Ärzt*innen die gleiche(n) Brille(n), und wodurch kommt es zu Unterschieden? Und welche Rolle spielen eure eigenen Augen beim Blick durch diese Brillen?*

Wie viele und welche dieser Fragen am Ende tatsächlich diskutiert werden, hängt vom vorherigen Verlauf der Diskussion, den Interessen der Teilnehmenden und der noch zur Verfügung stehenden Zeit ab. Für *LET ME* ist vor allem entscheidend, dass jede*r Teilnehmende diese Reflexionsimpulse für sich mitnimmt und dass der Workshop den Anstoß gegeben hat, weiteren Fragen nachzugehen und eigene Fragen zu stellen.

Den inhaltlichen Schlusspunkt der Veranstaltung bildet das Angebot an alle Teilnehmenden, ein gemeinsames letztes Wort zu haben und das, was man nun am Ende noch loswerden möchte, mitzuteilen.

Evaluation, Fazit und Ausblick

Unser Workshop hat seit seiner ersten Durchführung verschiedene mündliche wie schriftliche Feedbackrunden durchlaufen und wurde über einen Zeitraum von zwei Jahren wissenschaftlich begleitet, teilnehmend beobachtet und durch Fokusgruppen und Einzelinterviews evaluiert (vgl. Scheide et al.). Die jeweiligen Ergebnisse und das sich wiederholende gute Gefühl aller, die an der Entwicklung und Leitung dieses Workshops beteiligt waren und sind, haben dazu geführt, dass *LET ME …
keep your eyes open!* in viereinhalb Jahren acht Mal in der hier vorgestellten Form durchgeführt wurde und, Stand heute, auch weiterhin regelmäßig (zumindest im Rahmen des genannten Wahlpflichtfachs) stattfinden wird. Die Untersuchungsgegenstände eröffnen drei unterschiedliche Gedankenspielräume zur ärztlichen Wahrnehmung und liefern vielseitige Diskussionsanstöße. Die teilnehmenden erfahrenen Ärzt*innen bereichern die thematische Auseinandersetzung für die Studierenden nicht zuletzt dadurch, dass sie in ihren Lesarten und Diskussionsbeiträgen selbst subjektive Beispiele dafür sind und geben, wie jahrelange ärztliche Praxis die eigenen Wahrnehmungsweisen prägt. Das Verfassen der Haikus stellt eine dank- und fruchtbare Möglichkeit dar, Gedanken und Gefühle komprimierend festzuhalten, und ihr Aufhängen und Ausstellen sorgt dafür, die Ergebnisse der individuellen wie gemeinsamen Auseinandersetzung für alle direkt sicht- und wiederum untersuchbar zu machen. Die mit Haikus behängte Magnetwand verhindert außerdem den Eindruck, dass die ergebnisoffenen Diskussionen ergebnislos enden, und bildet eine differenzierte und stimulierende Grundlage für die Thematisierung der Lernziele und die abschließende Frage an alle einzelnen Teilnehmenden: *Was bedeutet das nun für mich?*

Die mündlichen und schriftlichen Aussagen der Teilnehmenden im Verlauf, am Ende und im Nachgang der Veranstaltung vermitteln zwar einen Eindruck davon, wie sie mit dieser abschließenden und auch mit den anderen Fragen und Reflexionsimpulsen des Workshops umgehen. Ob und inwieweit die verfolgten Lernziele dabei tatsächlich bei jedem*r Teilnehmenden auf nachhaltige Art und in verlässlicher Weise erreicht werden, sodass diese*r beispielsweise fortlaufend eine (selbst)kritische Aufmerksamkeit für eigene wie fremde ärztliche Wahrnehmungen entwickelt und pflegt, können wir jedoch – bislang – nicht ermessen, sondern nur vermuten und erhoffen. Sicher ist hingegen, dass es zahlreiche alternative Wege, geeignete Untersuchungsgegenstände und inhaltliche Schwerpunkte zum Thema ärztliche Wahrnehmung gibt, um die genannten Lernziele zu verfolgen – und dabei gerade auch andere (beispielsweise nicht bloß männlich-weiß dominierte) Blickwinkel aufzuzeigen. Auch muss man nicht zwingend am intensiven vierstündigen Format des Workshops festhalten, sondern kann die einzelnen Blöcke auf mehrere Tage verteilen. Gleichzeitig lässt sich jeder der drei Blöcke auch aus diesem Verbund lösen und als Einzelworkshop veranstalten oder mit anderen Blöcken und Untersuchungsgegenständen kombinieren und neu ausrichten.[5] Bücher, Texte, Filme, Serien, Gemälde oder Fotografien, die einen expliziten oder impliziten Beitrag zur Diskussion spezifisch ärztlicher oder allgemein menschlicher Wahrnehmung darstellen, sind alles andere als selten. Auch hier gilt ganz einfach: *keep your eyes open!*

Literaturverzeichnis

Bernhard, Thomas (2003): Frost, in: Huber, Martin/Schmidt-Dengler, Wendelin (Hg.): Thomas Bernhard, Werke I, Frankfurt/M., S. 7–336.

Barthes, Roland (1981): Das Reich der Zeichen, Frankfurt/M.

Goetz, Rainald (2003): Warum die Hose runter muß, in: Ders.: Hirn, Frankfurt/M., S. 26–31.

Goulding, Edmund (1939): Dark Victory [Film], USA.

Imdahl, Max (Hg.) (1982): Arbeiter diskutieren moderne Kunst. Seminare im Bayerwerk Leverkusen, Berlin.

Niklas Luhmann (1992): Kommunikation mit Zettelkästen. Ein Erfahrungsbericht, In: Ders.: Universität als Milieu. Kleine Schriften, Bielefeld, S. 53–61.

MFT Medizinischer Fakultätentag der Bundesrepublik Deutschland e. V. (Hg.) (2015): Nationaler Kompetenzbasierter Lernzielkatalog Medizin (NKLM), URL: http://www.nklm.de/files/nklm_final_2015-07-03.pdf (letzter Zugriff 22.05.2021).

Scheide, Laura/Teufel, Daniel/Wijnen-Meijer, Marjo/Berberat, Pascal O. (2020): (Selbst-) Reflexion und das Training professioneller Fähigkeiten im Kontext des zukünftigen „Arzt-Seins" – eine qualitative Analyse medizinstudentischer Erfahrung bei LET ME ... keep you real!, in: GMS Journal for Medical Education, 37(5).

---

5 So haben wir zum Beispiel den Ausschnitt aus *Dark Victory* mittlerweile auch in einer Online-Selbstlerneinheit zum Thema Objektivität und selektive Wahrnehmung mit dem Titel *Das Ganze wahrnehmen oder doch nur einen Teil* verarbeitet und dort, angeregt durch Max Imdahl, einem Gemälde (*Der Traum*, 1932) und einer Skizze (*Zeichnung eines Frauenkopfes*, 1940) von Pablo Picasso gegenübergestellt. Beide Bilder können dabei als Versuch beobachtet werden, mehrere Seiten/ Blickwinkel eines menschlichen Portraits gleichzeitig und gleichwertig wahrzunehmen, wozu das menschliche Auge ohne künstliche/künstlerische Hilfsmittel nicht fähig ist. (Eine ausführliche, sehr anschauliche und lebhafte Diskussion zu diesen beiden Bildern und den Fragen *Ist eine Wahrnehmung des Ganzen möglich, natürlich und menschlich – und was macht eine totale Wahrnehmung aus dem wahrgenommenen Menschen* findet sich in Imdahl (1982), S. 117–127.) In der vergleichenden Gegenüberstellung dieser Bilder mit der Sequenz aus *Dark Victory* lässt sich unter anderem den Fragen nachgehen, *ob und wie objektive und selektive Wahrnehmung sich bedingen oder ausschließen, ob objektive Wahrnehmung den Menschen objektiviert, ob und wie ganzheitliche Wahrnehmung möglich ist, wo diese an ihre Grenzen kommt und ob eine im buchstäblichen Sinne ganzheitliche Wahrnehmung ein überforderndes Gesamtbild ergibt.*

Teufel, Daniel/Dorner, Maximilian/Berberat, Pascal (2018): Von Sick of ... zu Sick with ... zu Walk with ... Die narrative Anerkennung individuellen Leidens und Lebens in der Medizin(ausbildung), in: DIEGESIS, Interdisziplinäres E-Journal für Erzählforschung/ Interdisciplinary E-Journal for Narrative Research, 7.1, S. 70–85.

Teufel, Daniel/Berberat, Pascal O. (2021): Eine feste Burg ist unsere Gesundheit. Ein Beispiel für den Sinn und Nutzen metaphorischer Gedankenspiele in der Medizin(ausbildung), in: Bendheim, Amelie/Pavlik, Jennifer (Hg.): Gesundheit als Metapher (Jahrbuch Literatur und Medizin, Beihefte, 9), Heidelberg (in Veröffentlichung).

Thomas Bernhard: *Frost* (Textauszüge)

Eine Famulatur besteht ja nicht nur aus dem Zuschauen bei komplizierten Darmoperationen, aus Bauchfellaufschneiden, Lungenflügelzuklammern und Fußbabsägen, sie besteht wirklich nicht nur aus Totenaugenzudrücken und aus Kinderherausziehen in die Welt. Eine Famulatur ist nicht nur das: abgesägte ganze und halbe Beine und Arme über die Schulter in den Emailkübel werfen. Auch besteht sie nicht aus dem ständig hinter dem Primarius und dem Assistenten und dem Assistenten des Assistenten Dahertrotteln, aus dem Schwanzdasein der Visite. Aus dem Vorspiegeln falscher Tatsachen allein kann eine Famulatur auch nicht bestehen, nicht aus dem, daß ich sage: „Der Eiter wird sich ganz einfach in Ihrem Blut auflösen, und Sie sind wieder gesund." Und aus hunderterlei anderen Lügen. Nicht nur daraus, daß ich sage: „Es wird schon!" – wo nichts mehr wird. Eine Famulatur ist ja nicht nur eine Lehrstelle für Aufschneiden und Zunähen, für Abbinden und Aushalten. Eine Famulatur muß auch mit außerfleischlichen Tatsachen und Möglichkeiten rechnen. Mein Auftrag, den Maler Strauch zu beobachten, zwingt mich, mich mit solchen außerfleischlichen Tatsachen und Möglichkeiten auseinanderzusetzen. Etwas Unerforschliches zu erforschen. Es bis zu einem gewissen erstaunlichen Grad von Möglichkeiten aufzudecken. Wie man eine Verschwörung aufdeckt. Und es kann ja sein, daß das Außerfleischliche, ich meine damit nicht sie Seele, daß das, was außerfleischlich ist, ohne die Seele zu sein, von der ich ja nicht weiß, ob es sie gibt, von der ich aber erwarte, daß es sie gibt, daß diese jahrtausendealte Vermutung jahrtausendealte Wahrheit ist; es kann durchaus sein, daß das Außerfleischliche, nämlich das ohne die Zellen, das ist, woraus alles existiert, und nicht umgekehrt und nicht nur eines aus dem andern.

[...]

Er hat Fußschmerzen. Diese Fußschmerzen würden ihn hindern, so zu gehen, wie er es gewohnt sei, wie er gewillt sei zu gehen. „Es besteht wahrscheinlich ein geheimer Zusammenhang zwischen meinem Kopfschmerz und diesen Fuß-schmerzen", sagte er. Es sei ja bekannt, daß zwischen einem und einem anderen ein Zusammenhang bestehe. „Wenn auch noch so geheim. Und also auch zwi-schen Körperteilen; auch zwischen dem andern im Körper und zwischen diesem und jenem." Aber zwischen seinem Kopf und seinem linken Fuß bestehe ein ganz besonderer Zusammenhang. Die Schmerzen, die er im Fuß hat und die in der Frühe plötzlich da waren, seien mit den Schmerzen in seinem Kopf verwandt. „Mir scheint, es sind dieselben Schmerzen." Man könne an zwei verschiedenen, weit auseinander liegenden Körperteilen die gleichen Schmerzen haben, „ein und denselben Schmerz haben". Wie man bestimmte Schmerzen der Seele (er sagt hin und wieder Seele!) in bestimmten Körperteilen haben könne. Und Kör-perschmerzen in der Seele! Jetzt jage ihm sein linker Fuß Angst ein. (Es handelt sich um nichts anderes als um eine Schleimbeutelentzündung an seinem linken Fuß, auf der Innenseite, unter dem Knöchel.) Er zeigte mir auf der Treppe, als es noch finster war, seine Geschwulst. Eine Geschwulst in Enteneigröße. „Diese Geschwulst ist doch unheimlich, nicht wahr?" sagte er. „Über Nacht drückt sich meine Kopfkrankheit auf meinem Fuß aus. Unheimlich." Seit Jahrzehnten gehe er viel, Tag für Tag, herum. „Es kann also nicht auf einer Überbeanspruchung meines Fußes beruhen. Es hat mit dem Fuß gar nichts zu tun. Es kommt aus dem Kopf. Aus dem Gehirn." Die Geschwulst sei ein Beweis dafür, daß seine Krankheit sich jetzt schon über seinen ganzen Körper ausbreite. „Bald werde ich am ganzen Körper solche Geschwülste haben", sagte er. Ich sah sofort, daß es sich um eine ganz gewöhnliche Schleimbeutelentzündung handelt, die von seinem gestrigen Gewaltmarsch durch den Hohlweg herkommt, und ich sagte ihm, daß seine Geschwulst ungefährlich sei, nichts mit seinem Gehirnschmerz zu tun habe, nichts mit seinem Kopf. Medizinisch gesehen, nichts. Ich hätte selbst schon einmal eine solche Geschwulst gehabt. Beinahe hätte ich mich verspro-chen. Durch einen bestimmten Ausdruck, den ich gebrauchen wollte, wäre ich der Medizinstudent geworden, den ich die ganze Zeit so willensstark vor ihm zu verbergen versuche. Es war aber gut gegangen, und ich sagte: „Solche Ge-schwulstbildungen sind alltäglich." Er aber glaubte mir nicht. „Das sagen Sie, weil Sie mich nicht niederstoßen wollen, nicht ganz niederstoßen", sagte er. „Warum nicht die Wahrheit? Daß meine Geschwulst unheimlich ist? Sie kommt Ihnen doch auch unheimlich vor, meine Geschwulst, nicht wahr?" – „In zwei Tagen verschwindet sie, so rasch, wie sie aufgetaucht ist", sagte ich. „Sie lügen wie mein Bruder, der Arzt", sagte der Maler. Er sagte es nicht ohne Abscheu in seinen Au-gen. Sie blitzten wie Steine, unerschwinglich. „Ich weiß nicht, warum Sie lügen. In Ihrem Gesicht ist sehr viel Unwahrheit. Mehr, als ich bis jetzt entdeckt habe."

Er musterte mich, er kam mir vor wie ein ehemaliger, nach langer Zeit plötzlich wieder zum Leben erweckter gefürchteter Lehrer: „Es sieht aus wie eine Pestbeule", sagte er. Er betastete die Geschwulst und forderte mich auf, dasselbe zu tun, nämlich seine Geschwulst zu betasten. Ich drückte darauf, wie schon auf Hunderte vorher, nicht immer so harmlose. Er hat noch nie eine Pestbeule gesehen, dachte ich. Nichts, nicht das geringste hat seine Geschwulst mit einer Pestbeule zu tun. Doch ich sagte nichts mehr. Ließ ihn seinen Strumpf wieder hinaufziehen und befestigen. Durchaus weibliche Hautpartien, stellte ich fest. Auf Fuß, Gesicht und Nacken. Sie erschienen mir kränklich, obwohl ich nicht weiß, warum. Eine weißliche Farbe, eigentlich ein Grau. Die Zellen durchschimmernd. Stellen der Auflösung. Gelbe Flecke, in blaue Ränder übergehend. An die Oberflächenstruktur überreifer, auf vergessenen Feldern liegender Kürbisse erinnerte mich seine Haut. Das ist schon Verwesung.

„Diese Fußschmerzen", sagte er, „sind, was die Intensität des Schmerzes betrifft, mit meinem Kopfschmerz nicht zu vergleichen. Trotzdem sind sie gleichen Ursprungs. Gegen eine solche Krankheit hilft nichts. Diese beiden Schmerzen, Kopf- und Fußschmerzen, bilden zusammen eine entschlossene Krankheit."

Aus: Bernhard, Thomas (2003): Frost, in: Huber, Martin/Schmidt-Dengler, Wendelin (Hg.): Thomas Bernhard, Werke I, Frankfurt/M., S. 7–336, hier: S. 7 und S. 51–53.

Anita Wohlmann, Christina Gerlach

Schwierige Gespräche

Ein Comic und ein Gedicht im Kontext eines Kommunikationstrainings im Medizinstudium

Abstract

Der vorliegende Beitrag beschreibt das Wahlpflichtfach „*KoMed – Kommunikation in der Medizin*" an der Johannes Gutenberg-Universität Mainz. Anhand eigener Fälle und realer Fallvignetten üben Medizinstudierende angeleitet und supervidiert verschiedene Gesprächssituationen aus dem ärztlichen Alltag. Der Kurs kombiniert das Critical Incident Reporting mit Kommunikationsmodellen und -techniken (z. B. SPIKES nach W. Baile), Einheiten zum reflexiven Schreiben sowie die Auseinandersetzung mit künstlerischen Werken. Der Beitrag erläutert den Einsatz des autobiografischen Comics einer Assistenzärztin und Raymond Carvers Gedicht *Was der Doktor gesagt hat*.

Das Wahlpflichtfach

Kontext

„KoMed – Kommunikation in der Medizin" wird im Rahmen des Medizinstudiums an der Johannes Gutenberg-Universität Mainz durchgeführt. Die Wahlpflichtwoche besteht aus 18 Unterrichtseinheiten, welche auf 3–4 Tage verteilt sind. Im Durchschnitt nehmen ca. 6 Studierende teil, die sich im 7.–10. Semester ihres Medizinstudiums befinden. Die Teilnehmendenzahl ist bewusst klein gehalten, damit alle Studierenden die Gelegenheit haben, ihre eigenen Beispiele von schwierigen Gesprächssituationen in Ruhe zu besprechen.

KoMed wurde auf Initiative von Medizinstudierenden ins Leben gerufen und wird seit 2013 von Christina Gerlach mit der Diplompsychologin Sandra Mai durchgeführt und fortlaufend weiterentwickelt.[1] Seit 2017 wird KoMed durch Un-

---

1 Zum Hintergrund: Nach dem ersten Semester des Querschnittbereiches Palliativmedizin gingen Medizinstudierende auf Christina Gerlach zu mit dem Wunsch nach „mehr Kommunikation". Eine kleine Gruppe fachschaftlich organisierter Studierender übernahm die studentische Verantwortung für das erste KoMed-Wochenende, das nach gründlicher Vorbereitung mit Unterstützung von Dr. An-

terrichtseinheiten zur Narrativen Medizin ergänzt (unterrichtet von Anita Wohlmann). Der folgende Beitrag bezieht sich auf unsere gesammelten Erfahrungen aus den Semestern WS 2017, WS 2018 und SoSe 2020. Im SoSe 2020 wurde der Kurs virtuell durchgeführt.

Lernziele und Prüfung

Wenn Menschen zusammentreffen, kommunizieren sie zwangsläufig: nicht nur durch das gesprochene Wort, sondern auch para- und nonverbal. Kommunikation in der Arzt-Patient-Beziehung[2] bedeutet Informationsvermittlung *und* Aufbau bzw. Pflege eines Vertrauensverhältnisses. Diese Doppelrolle der Kommunikation findet sich auch im lateinischen Ursprung, denn „communicare" lässt sich als „teilen, mitteilen, gemeinsam machen" übersetzen. Das Bewusstsein für dieses „sowohl als auch" zu schärfen und den achtsamen Umgang mit der Tatsache zu fördern, dass wir in der geteilten räumlichen Anwesenheit mit anderen Menschen stets mit diesen Menschen in einem Kommunikationsverhältnis stehen, sind übergeordnete Ziele des Kurses. Das 1. Axiom von Paul Watzlawicks Kommunikationstheorie – „Man kann nicht nicht kommunizieren" – fasst diese Grundregel pragmatisch zusammen (Watzlawick et al.). Die ärztliche Rolle erfordert profunde kommunikative Fähigkeiten in der Arzt-Patient-Beziehung, aber auch im Umgang mit Angehörigen, Kolleg*innen und anderen Berufsgruppen in der Patient*innenversorgung. KoMed bietet eine praxisorientierte Reflexion und Vertiefung der kommunikativen Fähigkeiten von Studierenden. Die Teilnehmenden arbeiten mit eigenen Fällen und realen Fallvignetten und üben verschiedene Gesprächssituationen aus dem ärztlichen Alltag. Das Angebot richtet sich speziell an angehende Ärztinnen und Ärzte, die in der Patient*innenversorgung tätig sein wollen und die Freude haben am interaktiven Lernen und Arbeiten in der Gruppe.

Die Lernziele sind wie folgt formuliert. Am Ende des Kurses können die Teilnehmenden

---

dreas Werner, dem damaligen Leiter des Tumorzentrums Rheinland-Pfalz, in dessen Räumen „Am Pulverturm", dem ehemaligen Munitionslager der Stadt Mainz, stattfand. Die *Druckwelle* von dort trug uns über die Jahre vom Pulverturm über das „Skills Lab" bis in den studentischen Regelunterricht.

2 Wir verwenden den Ausdruck „Arzt-Patient-Beziehung" als feststehenden Terminus. Sofern es die Lesbarkeit nicht erschwert, wird im Text genderneutrale Sprache verwendet.

- Kommunikationsmodelle und -techniken unterscheiden und integrativ anwenden[3]
- die Bedeutung von Selbstreflexion in der ärztlichen Tätigkeit wahrnehmen und in der kollegialen Kommunikation üben[4]
- die Methoden der Narrativen Medizin (close reading, narrative Analyse) an literarischen Texten üben und auf die besprochenen Fälle anwenden

Mit den Einheiten zur Narrativen Medizin möchten wir den Studierenden einen breiteren Blick auf schwierige Gespräche eröffnen. Der semifiktionale Kontext und die künstlerische Form der Texte laden ein, sich den für die Studierenden sehr realen und schwierigen Themen spielerischer und assoziativer zu widmen, als sie es aus ihrem Alltag gewohnt sind. Bei der Interpretation eines Gedichts oder Comics mit einer schwierigen Gesprächssituation gibt es keine Fehlinterpretationen mit gefährlichen Konsequenzen. Den Studierenden wird erlaubt, zu spekulieren und ungewöhnliche Erklärungen auszuprobieren. Mit Hilfe der Texte üben wir somit eine vertrauensvolle, wertschätzende Kommunikation miteinander, in der unterschiedliche und überraschende Sichtweisen willkommen sind. Gleichzeitig trainieren die Studierenden ihre Aufmerksamkeit für die Bedeutung von Sprache und Sprachbildern sowie für die Form einer Erzählung und für deren mögliche Leerstellen. Als Moderatorinnen der Diskussion haben wir die Möglichkeit, die Aufmerksamkeit der Studierenden durch Fragen auf diese literaturwissenschaftlichen Aspekte hinzulenken. In der Diskussion der Studierendenfälle führen wir diese Aufmerksamkeitslenkung fort und fragen nach der Bedeutung von auffälligen Sprachbildern und nach dem, was nicht explizit gesagt wurde, aber im Raum schwebt. Auf diese Weise sind die Einheiten zur Narrativen Medizin mit denen zum Kommunikationstraining verzahnt.

Das Wahlpflichtfach endet mit einer Prüfung, in der die Studierenden anhand einer Fallvignette zusammen mit einer Schauspielerin arbeiten, die die Rolle der Patientin oder Angehörigen (je nach Fall) übernimmt. Die Studierenden spielen die Rolle der aufklärenden Ärztin oder des aufklärenden Arztes. In einem umfassenden individuellen Feedbackgespräch, an dem auch die Kommiliton*innen teilnehmen (außer im SoSe 2020), wird die Prüfungsleistung bewertet.

---

3 Die diskutierten Kommunikationsmodelle und -techniken sind das SPIKES-Protokoll (das Überbringen schlechter Nachrichten, „Amygdala-Hijacking"), NURSE (Umgang mit Emotionen), SAGE & THYME von M. Connolly (Menschen im Ausnahmezustand), Schultz v. Thun (4 Seiten einer Nachricht-Modell). Im Jahr 2020 erhielten die Studierenden auch Leitfäden zur Tele-Kommunikation.

4 Zum Beispiel das DISG-Modell nach Marston (Fremd- und Selbstwahrnehmung), GFK (Gewaltfreie Kommunikation nach Marshall Rosenberg), Empathie & Mitgefühl, professionelle Nähe; Kommunikation bei Erkrankung, Tod und Sterben in anderen Kulturen; reflektierendes Schreiben (nach Charon et al. und Bolton).

Ablauf in verkürzter Darstellung

Tag 1:
    Begrüßung und Einführung
    Einheit zur Narrativen Medizin (Text: Comic von Edward)

Tag 2:
    Anfertigen der CIR (Critical Incident Reporting)-Protokolle
    Einheit zur Narrativen Medizin (Text: Gedicht von Carver)
    Diskussion der Fallbeispiele 1–3

Tag 3:
    Diskussion der Fallbeispiele 4–6
    Prüfung zur Fallvignette

Durchführung
Der Fokus des KoMed-Kurses besteht in der Analyse unterschiedlicher realer wie semifiktionaler Kommunikationssituationen. Im Vordergrund stehen die eigenen Fälle, die die Studierenden mitbringen. Einleitend und flankierend kommen literarische und künstlerische Werke zum Einsatz. Am Ende werden die Fallvignetten im Prüfungsteil aktiv durchgespielt und mit Achtsamkeit zum Detail besprochen.

Die Fälle der Studierenden werden am ersten Tag mit Hilfe des „Critical Incident Reporting" (CIR) gesammelt. Das CIR ist eine Berichtsmethode aus der Luftfahrt und dem Gesundheitswesen, über das kritische Vorfälle veröffentlicht und reflektiert werden können. Das CIR trägt zu einer Verbesserung der betrieblichen Fehlerkultur und einer Vermeidung zukünftiger Fehler bei. Angewendet auf den KoMed-Kurs ist das CIR-Protokoll ein Bericht über eine kritische Gesprächssituation (siehe Beitragsende). Die Studierenden erhalten 30 Minuten Zeit, um die Fragen zur Fallstrukturierung zu beantworten.

Jeder Fall wird im Laufe des Kurses besprochen. Anhand der konkreten Gesprächssituationen werden Kommunikationstheorien und -methoden je nach Passung erläutert und, sofern möglich, in einem Rollenspiel beispielhaft ausprobiert.

Werke

Der Besprechung der Fälle geht eine Unterrichtseinheit zur Narrativen Medizin voraus. Eine zweite Einheit wird zu Beginn des zweiten Tages durchgeführt, also nachdem bereits ein bis zwei Fälle besprochen wurden. Zwei künstlerische Werke kamen dabei wiederholt zum Einsatz: der einseitige, autobiografische Comic *The Words I Did Not Say* (Abb. 1) der Assistenzärztin Heather Edward (2018) sowie das Gedicht *Was der Doktor gesagt hat* des amerikanischen Schriftstellers Raymond Carver (1989). Beide Texte beschreiben schwierige Gesprächssituationen aus Behandler*innenperspektive (Edward) und aus Patient*innenperspektive (Carver). Ähnlich wie die CIRs, die die Studierenden aufschreiben und diskutieren, thematisieren die Texte von Edward und Carver vulnerable Momente, die von Selbstzweifeln, Hilflosigkeit und Reue, aber auch von Trost und innerem Wachstum handeln. Die Texte sind mehrdeutig und gleichzeitig eingängig und realitätsnah. Aufgrund ihrer Kürze erhalten die Studierenden die Texte erst im Rahmen der jeweiligen Unterrichtseinheit (ca. 45–60 Minuten)[5] und lesen diese (ca. 5 Minuten reichen aus) kurz vor der gemeinsamen Diskussion. Die im Folgenden beschriebenen Unterrichtseinheiten sind als separate Einheiten zu verstehen, die sich in Methodik und Thematik aufeinander beziehen. Es folgt zunächst eine Vorstellung und Diskussion des Comics und dann des Gedichts.

Heather Edwards Comic *The Words I Did Not Say*

Kontext

Heather Edward zeichnete ihren Comic (Abb. 1) im Rahmen eines Narrative-Medicine-Wahlfachs im vierten Jahr ihres Medizinstudiums. Als dieser im November 2018 veröffentlicht wird, arbeitet Edward als Assistenzärztin in der Pädiatrie der Warren Alpert Medical School am Brown University/Rhode Island Hospital. Edward sagt über den Inhalt des Comics, dass darin eine Erkenntnis geschildert werde, die sie seit einer besonderen Begegnung mit einem Patienten und seinen Eltern mit sich trage: Sie versuche zu hinterfragen, warum manche Gespräche unangenehm sind, und daran zu arbeiten, diese Gefühle zu überwinden, damit sie Patient*innen und Angehörige besser unterstützen könne. Das Zeichnen von Comics erfülle dabei eine wichtige Rolle:

> I started using comics in med school as a way to express myself and to process my experiences. I hope that it helps me become a more compassionate and reflective doctor. As an intern, it's harder to find time to engage in this reflective work, but I'm working on it! (Edward)

---

5 Je nach zeitlicher Möglichkeit wird die erste Einheit ergänzt durch eine kurze Einführung in die Narrative Medizin (ca. 15–30 Minuten). Im SoSe 2020 fand KoMed virtuell statt, und die Einführung wurde in Form von Kurzvideos zur Verfügung gestellt, die die Studierenden sich vor Beginn der Wahlpflichtwoche anschauen sollten.

Inhalt

Die Protagonistin des Comics blickt auf eine Erfahrung zurück, die sie als Medizinstudentin im Praktischen Jahr machte: Sie ist neu auf der Kinderstation und erhält von ihrem zugewiesenen Assistenzarzt ihren ersten Patienten mit dem Auftrag „Ausschluss Neugeborenensepsis" – ein vermeintlich einfacher, klarer Fall und somit „perfekt" für eine PJlerin. Doch der Gesundheitszustand des Babys verschlimmert sich rapide. Es wird eine seltene Krankheit diagnostiziert, und der Patient wird auf die pädiatrische Intensivstation verlegt. Monate später trifft die PJlerin die Eltern und das Baby wieder. Die Therapie hat nicht angeschlagen, und die Chancen stehen schlecht. Das Baby stirbt an einem Tag, an dem die PJlerin frei hat. Als sie vom Tod des Patienten erfährt, ist sie traurig und wütend.

Diskussion und Interpretation

Wir beginnen die Diskussion des Comics mit Verständnisfragen: unbekannte englische Begriffe und Fachvokabular (acting intern, PICU) werden erläutert ebenso wie Worte, die schwer zu entziffern sind. Dem schließt sich eine bewusst offen gehaltene Frage an: *Was ist Ihnen beim Lesen aufgefallen?* Alle Wortmeldungen sind willkommen, wie zum Beispiel Kommentare zum Inhalt, zur Form, Persönliches oder Fragen an den Text und die Gruppe.

Der Comic schildert den Hergang des Falls kurz und prägnant. Auf nur einer Seite erfahren wir sowohl die wichtigsten Ereignisse des Krankheitsverlaufs als auch die Gedanken der PJlerin. Ein Stilmittel ist dabei augenfällig: Mehrfach taucht ein roter, rechteckiger Kasten in dem ansonsten einfarbigen Comic auf. Der Kasten besteht aus zwei nebeneinanderstehenden Boxen: die linke Box beinhaltet die Dinge, die die Protagonistin sagt; was sie *nicht* ausspricht (ihre Sorgen und Ängste, ihre Sprachlosigkeit), steht in der rechten. Die roten Boxen schweben über der Protagonistin oder zwischen ihr und ihren Gesprächspartnern und symbolisieren die Ambivalenzen von Kommunikation. Am Ende des Comics ändert sich die Position und Bedeutung des Kastens: Kommunikation wird mit einer schweren Last verglichen, welche die Protagonistin mit sichtlicher Anstrengung hinter sich herzieht. In den letzten beiden Panels[6] entscheidet sich die Protagonistin, den Kasten zu zerstören, und so gibt es nur noch eine Box: Die Box des tatsächlich Gesagten. Am Ende sehen wir die PJlerin mit einer Mutter und ihrem Kind beim Anamnesegespräch. Die PJlerin scheint aufmerksam zuzuhören, sie äußert ihr Interesse an dem Fall und der Lebenssituation ihres Patienten und fordert die

---

6 In einem Comic unterscheidet man zwischen unterschiedlichen ästhetischen Mitteln wie Panels (Einzelbildern), Gutter (Leerraum zwischen den Panels), Grid (Raster) und vielem mehr. Eine hilfreiche, online verfügbare Übersicht zur Analyse von Comics und Graphic Novels hat Martin Mühlheim von der Universität Zürich zusammengestellt (siehe Bibliografie).

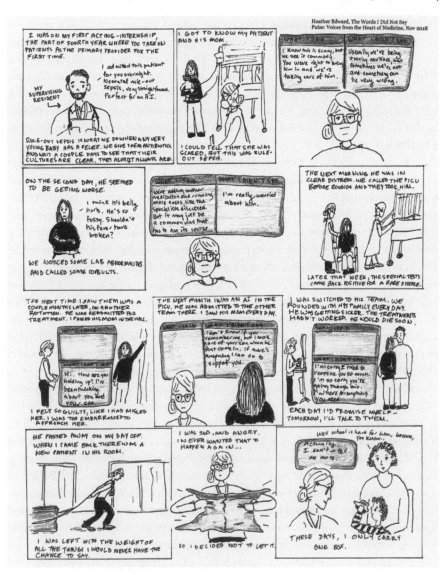

Abb. 1   The Words I Did Not Say; Heather Edward (2018).

Mutter zum Erzählen auf: „Tell me more," steht in der Box, und als Schlusswort und Kommentar lesen wir: „These days, I only carry one box." Der rote Kasten und die beiden Boxen des Gesagten und Ungesagten symbolisieren das zentrale Thema des Comics: schwierige Gesprächssituationen. In Panel 7 steht der rote Kasten wie ein übermächtiges, unüberbrückbares Hindernis zwischen der PJlerin und der Angehörigen. In Panel 9 trennt die beiden Parteien zusätzlich noch ein Computerbildschirm. Panel 8 zeigt, wie die PJlerin und die Mutter aneinander vorbeigehen. Die linke rote Box mit dem Titel „What I said" bleibt, wie in den Panels 7 und 9, leer. *Wenn wir die roten Boxen als Symbol verstehen, wofür steht dann eine leere Box? Für Schuldgefühle, Scham oder Ängste?* Die Boxen spiegeln auch eine alltägliche Erfahrung wider: To-do-Listen strukturieren die Arbeitsabläufe in der Klinik, und bei der Anamnese und Diagnose werden mentale oder reale Checkboxen abgearbeitet.

Der Comic präsentiert sich mit einem regelmäßigen Grid (oder Raster), in dem 12 gleich große, rechtwinklige Panels (oder Einzelbilder) arrangiert sind. Diese Aufteilung unterstützt den Eindruck, dass der Comic seine Geschichte symmetrisch, geordnet und aufgeräumt erzählt. *In welchem Zusammenhang stehen Form und Inhalt? Lädt uns die Form ein, die Geschichte und ihre Art der Darstellung kritisch zu hinterfragen?* Die Geschichte wirkt rund und abgeschlossen. Wir nehmen teil an einem erfolgreichen Lernprozess, der uns mit einem Gefühl der Befriedigung zurücklassen möchte: Ein Problem wurde erkannt und gelöst; eine komplexe Situation wurde auf eine klare Handlungsanweisung heruntergebrochen. Diese inhaltlichen Aspekte und Eindrücke werden durch die formalen Aspekte unterstützt und betont: Symmetrie, Ordnung, Happy End. *Ist der Comic vielleicht zu perfekt? Ist er plakativ und vereinfachend? Wird eine komplexe Geschichte in eine Form gepresst? Oder anders gefragt, diktiert die minimalistische Strenge der Form eine vielleicht zu einfache Lösung? Liegt vielleicht gerade in der Reduktion die Kraft dieses Comics? Welche (und wessen) Wünsche und Erwartungshaltungen erfüllt Edward?*

Abgesehen von einigen sprachlichen Hürden ist der Comic relativ einfach zu lesen. Während einige Panels mit einer Linie eingerahmt sind (meist Panels mit Handlungen und Erklärungen), sind andere durch die Linien der sie umgebenden Panels begrenzt (Panels mit subjektiven Reflexionen). Bis auf die roten Boxen ist der Comic schwarz/weiß gehalten und verwendet eine klare, einfache Linienführung. Die verbalen Informationen werden über Bildunterschriften (Captions) und Sprechblasen sowie die Boxen vermittelt. Der Lesefluss (links-rechts) entspricht unseren Lesekonventionen. Im Unterschied zu anderen Comics gibt es bei Edward kaum Leerräume oder Lücken (Gutter). Der zur Verfügung stehende Platz wird höchst effizient genutzt. Wir können wieder fragen: *In welchem Zusammenhang stehen Form und Inhalt? Fügt sich der Comic einem ökonomischen Diktat (Effizienz, Prägnanz, Lösungsorientierung etc.)? Ist das bedenklich oder spricht das für den Erfolg des Comics und das Talent der Zeichnerin (komplexe Situationen werden auf klare Probleme heruntergebrochen)? Was wird* nicht *erzählt?* Der Comic lässt viele Leerstellen: *Warum hat die Protagonistin geschwiegen? Hat sie Angst davor, dass ihre Aussagen justiziabel werden, wenn sie Mitgefühl äußert oder ihr Bedauern ausdrückt? Warum fühlt sie sich allein? Schildert sie eine subjektive Wahrnehmung? Ist ihr Gefühl des Alleingelassenseins ein bekanntes Gefühl? Warum werden die an-*

deren Behandler*innen nicht involviert? Inwieweit führt der Comic durch seine Art der Erzählung ein problematisches Selbstbild—„jeder für sich" oder „die fehlerlose, empathische Ärztin" – fort?

In der ersten Hälfte des Comics trägt die Protagonistin eine Maske, die sie in der zweiten Hälfte ablegt. Abgesehen von dem Assistenzarzt und einer Pflegekraft, die jeweils nur in einem Panel gezeigt werden, ist die PJlerin allein abgebildet und scheint nicht in einem Team zu arbeiten. *Wie beeinflussen die künstlerischen Entscheidungen der Zeichnerin die inhaltliche Aussage?* Die Maske scheint symbolisch für Schutz und Distanz zu stehen, aber auch für Anonymität und Isolation. *Wer wird geschützt? Schützt die Ärztin ihren Patienten? Schützt sie sich selbst durch die Maske? Wann trägt sie einen Mundschutz und wann verzichtet sie darauf? Was wird durch die Maske verdeckt? Symbolisiert die Maske, im übertragenen und wortwörtlichen Sinne, einen Gesichtsverlust oder die Angst davor?*

Schreibaufgabe

Die Diskussion des Comics dauert ca. 15–20 Minuten. Es folgt die Einladung zu einer Schreibaufgabe:[7] „Schreiben Sie darüber, was *Sie* heute mit sich tragen." (Alternative Schreibaufgabe unter „Weiteres"). Die Teilnehmenden werden ermuntert, über konkrete Erlebnisse zu schreiben, wenn sie möchten. Gerne dürfen die Teilnehmenden auch eine andere Form wählen und zum Beispiel eine Zeichnung anfertigen. Die Kursleiterinnen beteiligen sich ebenfalls an der Schreibaufgabe. Nach 5 Minuten werden die Teilnehmenden eingeladen, ihren Text vorzulesen bzw. ihre Zeichnung vorzustellen.

Die Texte und Zeichnungen der Teilnehmenden beschreiben unterschiedlichste Situationen und Gedanken. Zum Teil sind es ganz konkrete und alltägliche Dinge, die sie mit sich tragen: der Leistungsdruck im Medizinstudium (dargestellt von einem Studenten als eine Reihe von Prüfungspfeilen, die auf ihn geschossen werden),

---

7 Die Teilnehmenden erhalten eine kurze Erläuterung, was mit dem Begriff und Arbeitsauftrag gemeint ist: Eine Schreibaufgabe ist eine Einladung, sich den Themen des Textes und der Diskussion von einer anderen, gerne auch persönlichen Seite zu widmen. Was hat der Austausch angestoßen? Die Übung gibt den Teilnehmenden Raum, in sich selbst hineinzuhören. Die Schreibaufgabe orientiert sich an der Methode des *free writing*, des expressiven und kreativen Schreibens. Die Teilnehmenden werden ermuntert, nicht zu viel nachzudenken und einfach loszuschreiben, den eigenen Assoziationen zu folgen und darauf zu vertrauen, dass ein wie auch immer gearteter Text entstehen wird. Um Berührungsängste zu mildern, wird betont, dass ein solches Schreiben für Medizinstudierende eine ungewohnte Erfahrung ist und dass keine Erwartungshaltungen bezüglich Stil oder Form bestehen. Die Teilnehmenden werden auch darüber informiert, wie es nach dem Schreiben weitergeht: Alle sind eingeladen, ihren Text vorzulesen. Dieser nächste Schritt ist nicht verpflichtend, aber erwünscht. Das Schreiben dauert circa 5 Minuten. Eine Minute vor Ablauf erhalten die Schreibenden den Hinweis, ihren Text zu Ende zu bringen.

eigene Erwartungshaltungen und diejenigen anderer (dargestellt als prall gefüllter Rucksack, den die Studentin auf ihrem Rücken trägt), alltägliche Momente der Überforderung (dargestellt als Aufgaben im Haushalt, in dem Waschmaschine und Spüle überdimensional groß erscheinen). Andere reflektieren die Fragen, die der Comic stellt, und beziehen sie auf sich selbst: *Wie will ich es handhaben, wenn ich in eine vergleichbare Situation komme? Was für eine Ärztin möchte ich sein? Wie schaffe ich es, eigene Emotionen zuzulassen und gleichzeitig Distanz zu wahren?*

Die Texte und Zeichnungen – vorgelesen oder beschrieben – werden zum Anlass genommen, um die Themen und Fragen der Studierenden weiter zu vertiefen. Nach dem Vorlesen sind alle eingeladen, ihre Reaktionen und Eindrücke auf das Gehörte zu schildern. Auf diese Weise wird das Geschriebene, ebenso wie der Comic, zu einer Art Kunstwerk, dem wir mit Wertschätzung entgegentreten, wobei wir in einen Resonanzraum eintreten: *Was fällt auf? Wie sind Inhalt und die Art der Darstellung miteinander verbunden?* Oft ergeben sich neue Einsichten und Interpretationen. In der Regel sind die Schreibenden überrascht, von dem, was sie in nur 5 Minuten geschrieben haben, und interessiert an dem, was sie an Interpretationen oder Eindrücken zurückgespiegelt bekommen.

Raymond Carvers Gedicht *Was der Doktor gesagt hat*

Kontext
Der amerikanische Schriftsteller Raymond Carver (1938–1988) ist vor allem durch seine Kurzgeschichten bekannt. Posthum wurde sein Gedichtband *Ein neuer Pfad zum Wasserfall* veröffentlicht (1989; deutsche Übersetzung 2013), in dem sich auch das Gedicht *Was der Doktor gesagt hat* findet und das im unmittelbaren Kontext von Carvers eigener Krankheitsgeschichte entstanden ist: jahrzehntelanger Alkohol- und Drogenmissbrauch prägten sein schriftstellerisches Schaffen bis in die 1970er Jahre, und 1987 wurde bei ihm ein Lungenkarzinom diagnostiziert, das sich kurze Zeit später auch in seinem Gehirn ausbreitete. 1988 starb Carver mit 50 Jahren.

Inhalt
Was der Doktor gesagt hat schildert eine herausfordernde Begegnung in einem klinischen Kontext: ein namenloser Arzt muss einem Patienten,[8] dem lyrischen Ich, die schlechte Nachricht überbringen, dass seine Lunge (vermutlich) mit Tumoren

---

8 Es geht aus dem Gedicht nicht eindeutig hervor, ob es sich bei dem lyrischen Ich um eine männliche Person handelt. Aufgrund der autobiografischen Bezüge in Carvers Gedichtband verwenden wir hier die männliche Form.

durchzogen ist. Worum es sich genau handelt, erfahren wir nicht: „ich habe zweiunddreißig auf der einen Lunge gezählt, dann habe ich aufgegeben sie zu zählen",
heißt es lediglich. Arzt und Patient unterhalten sich eine Weile, zum Beispiel über
Religiosität und Spiritualität. Der Arzt drückt sein Bedauern aus, und es entsteht
ein Schweigen, „eine Minute lang", in dem sich beide Männer sprachlos anschauen.
Schließlich springt der Patient auf, schüttelt dem Arzt die Hand und bedankt sich
für etwas, „das mir kein Mensch auf Erden je gegeben hatte".

Diskussion und Interpretation

Die Studierenden erhalten das Gedicht im englischen Original[9] und in einer deutschen Übersetzung. Wir lesen zuerst die deutsche Version laut, dann die englische.
Sofern es die Zeit erlaubt, bekommen die Studierenden ein paar Minuten Zeit,
um eindrückliche Worte oder Formulierungen anzustreichen oder um Passagen
noch einmal zu lesen. Die Diskussion beginnt mit der offenen Frage: *Was ist Ihnen
aufgefallen?* Wir tragen Eindrücke zusammen.

Das Gedicht, obwohl schlicht und nüchtern, spielt mit Mehrdeutigkeit. Es lässt
uns nicht nur darüber im Unklaren, was genau der Arzt auf der Lunge gezählt hat,
es erklärt auch nicht, was dem Patienten am Ende denn nun gegeben wurde und
wofür er sich, vielleicht und „aus purer Gewohnheit" bedankte. Klar ist, dass der
Patient eine schlechte Nachricht erhalten hat, vermutlich über die Aussichtslosigkeit
kurativer Therapien und seinen nahenden Tod. Und dennoch scheint es, als habe
der Patient ein Geschenk erhalten: *Was könnte es sein? Klarheit? Anteilnahme? Das
Gefühl, nicht allein zu sein? Einen spirituellen Rat?* Auch der letzte Satz lässt mehrere
Deutungen zu: *Hat sich der Patient nun bedankt oder nicht? Und wenn er es getan
hat, jedoch nur „aus purer Gewohnheit", wie ernst ist dieser Dank dann gemeint?*

Auffällig sind auch der Dialog zwischen Arzt und Patient und die Art, wie die
beiden aufeinander reagieren. Es findet ein unerwarteter Wechsel von medizinischen zu spirituellen Themen statt. Der Bericht über den Röntgenbefund wird
beiseitegelassen. Es geht nun um eine andere Art des Verstehens und der Körper-
erfahrung: ein Wasserfall bläst Nässe ins Gesicht und lädt ein, innezuhalten. *Wie
können wir diese Zeilen verstehen? Welche Wirkung entfalten sie? Weiß der Arzt sich
nicht anders zu helfen? Oder tut er genau das Richtige, indem er den streng medizinischen, auf körperliche Behandlung ausgerichteten Weg verlässt? Wird er quasi zu
einer Art ganzheitlichem „Heiler", der sich um Körper und Seele sorgt (Kleppe, S. 43)?
Wie können wir die Reaktionen des Patienten verstehen, wenn er auf die Frage nach
der Religiosität antwortet, er habe vor, „heute damit anzufangen"? Oder, wenn er mit*

---

9   Aus Kostengründen können wir nur die deutsche Übersetzung in diesem Band abdrucken. Das
    englische Original „What the Doctor Said" ist im Internet auffindbar.

einem schlichten „Amen" auf das Bedauern des Arztes antwortet und dessen Wunsch,
ihm eine andere Mitteilung machen zu können? Manche Studierenden nehmen eine
Spur von Humor wahr, der auf der Klippe zum Todernsten balanciert. Unweigerlich kommt das Thema Angemessenheit zur Sprache, insbesondere, wenn wir im
letzten Teil von der Überforderung des Patienten erfahren und seiner eventuellen
Sorge und Scham, nicht genau zugehört und alles verstanden zu haben. Im Verlauf
ihres Studiums haben die Teilnehmenden das SPIKES-Protokoll kennengelernt,
das Behandler*innen einen Leitfaden für das Überbringen schlechter Nachrichten
an die Hand gibt. Im Unterschied zu den sechs Aspekten des SPIKES-Protokolls
stellt das Gedicht nicht die Frage nach dem bestmöglichen Ablauf eines solchen
Gesprächs oder nach richtigem und falschem Verhalten. Die Mehrdeutigkeit des
Gedichts erschwert klare Raster und Einschätzungen. Tatsächlich erinnert sich ja
nicht einmal der Patient, was am Ende, bei der Verabschiedung, genau geschehen ist. Die Meinungen gehen auseinander: *Was geschieht in dem Moment des*
Schweigens zwischen Arzt und Patient? Die einen sehen eine Art von Versagen, eine
um sich greifende Sprachlosigkeit und Unbegreiflichkeit im Angesicht des Todes.
Damit einher geht ein Gefühl von Einsamkeit und Isolation. Andere sehen einen
Moment der tiefen Verbundenheit, ein *gemeinsames* Blicken in den Abgrund, und
ein Aushalten des unangenehmen Moments, wenn es nichts mehr zu sagen und
nichts mehr zu tun gibt.

Formal fällt auf, dass das Gedicht weder Namen nennt noch den Ort des Geschehens beschreibt. Wir erfahren beinahe nichts über die Gesprächspartner. Es
gibt weitere Leerstellen, Lücken und Auslassungen. Es fällt zum Beispiel auf, dass
das englische Original keinerlei Satzzeichen wie Punkt oder Komma verwendet.
Warum? Welchen Effekt haben diese Auslassungen? Auf gewisse Weise ist es eine
Reduktion auf das Wesentliche. *Wen interessieren Formalien wie Kommas, wenn*
es um das Ende des Lebens geht? Die fehlenden Satzzeichen unterstützen auch den
Eindruck des Gesprochenen. Außerdem sind wir beim Lesen anders gefordert,
wenn keine Satzzeichen unseren Lesefluss ordnen, denn Pausen sind schwieriger
auszumachen. Beim Vorlesen zeigt sich dies oft in Momenten der Verunsicherung
und eines stockenden Leseflusses. Die Zeile bekommt eine größere Bedeutung in
ihrer Funktion, Sinneinheiten zu organisieren. Unsere Aufmerksamkeit wird auf
andere Elemente gelenkt. Zum Beispiel heißt es in Zeile 19 schlicht: „sah ich ihn
nur an". Der Rest der Zeile ist leer und suggeriert eine Pause, eine Lücke in der
Zeile, welche den Stillstand, das Ereignislose und das Innehalten noch verstärkt.
Das Gedicht verwendet keine Reime, und dennoch gibt es einen Rhythmus, der vor
allem von Wiederholungen („er sagte") geprägt ist. Die meisten Zeilen beginnen
mit einer klaren Subjekt-Verb Konstruktion, doch in manchen Fällen erstreckt
sich ein Satz über mehrere Zeilen, und es entsteht eine andere (atemlose? emotionale?) Dynamik. *Welche Relevanz haben diese formalen Aspekte?* Sie machen
beim ersten Lesen *erlebbar*, wie sich der Halt auf freier Strecke anfühlt, wie eine

schlimme Diagnose den Fluss der Normalität unterbricht und verunsichert. In der Rückbesinnung auf die formalen Aspekte, die Stilmittel des Texts, wird klar, dass Sprache als Kommunikationsform nicht nur Inhalte und Fakten transportiert.

Wir lesen Carvers Gedicht sowohl im englischen Original als auch in der deutschen Übersetzung. Durch diese Gegenüberstellung kommt das Thema Übersetzung unweigerlich zur Sprache. Das Original sei der Übersetzung überlegen, heißt es oft, und somit wird dem deutschen Text eine Mangelhaftigkeit unterstellt. Aussagen wie diese laden zu einer kritischen Reflexion von Sprache ein. *Gibt es bei sprachlichen Äußerungen überhaupt ein Original, eine Urform, die allen anderen überlegen ist?* Aus Sicht des Poststrukturalismus ist jede sprachliche Äußerung nur eine Annäherung, ein Versuch, die äußere Realität in ein Zeichensystem zu übertragen, das von kulturellen Konventionen geprägt ist. Dass wir einen Baum „Baum" nennen, ist eine willkürliche Festlegung. Gleichzeitig ist Sprache auch performativ und erschafft somit Realität. Spannender als Werturteile zur Originaltreue oder -überlegenheit ist also die Frage, welche neue oder andere Realität die deutsche Version des Textes kreiert. Außerdem lässt sich kritisch fragen: *Kann eine Übersetzung das Original auch „besser" machen?* Aus der vergleichenden Literaturwissenschaft wissen wir, dass es Originaltexte gibt, die an Einfluss und Bekanntheit gewinnen, wenn sie beispielsweise ins Englische übersetzt werden. Übersetzungsleistungen sind auch in der ärztlichen Kommunikation zentral. Eine Studentin schilderte in ihrem CIR-Bericht zum Beispiel ein schwieriges mehrsprachiges Arzt-Patientengespräch: Nicht nur der Fachjargon sollte an das Vokabular des Patienten angepasst werden, auch die Übersetzungen von einer Fremdsprache ins Deutsche und wieder zurück verkomplizierten das Gespräch. Übersetzungsleistungen finden in der Regel auf mehreren Ebenen statt: fachlich, semantisch, emotional, kulturell und sozial, und somit können Übersetzungen verkomplizieren und verfälschen. Sie können aber auch durch eine Reduktion aufs Wesentliche die Kommunikation vereinfachen (siehe auch Wohlmann & Michl 2020). Die inhärente Mehrdeutigkeit von Carvers Gedicht eröffnet weitere Perspektiven, um über Sprache und ihre Grenzen und Potentiale nachzudenken. So wird in der Forschung zum Beispiel die Mehrdeutigkeit von Metaphern und Symbolen als gewinnbringend beschrieben: Sie erlaubt Behandler*innen und Patient*innen, sich behutsam an schwierige Sachverhalte und Prognosen heranzutasten (z. B. Hutchings).

Schreibaufgabe

Der 15–20-minütigen Diskussion folgt die Einladung zu einer fünfminütigen Schreibaufgabe. Diesmal werden die Studierenden gebeten, den folgenden Satz weiterzuschreiben: „Was der Doktor gesagt hat..." Die Studierenden können eigene Erlebnisse oder Beobachtungen schildern. Wir verweisen auch auf die Möglichkeit, aus der dritten Person zu schreiben oder mit Hilfe der Ich-Perspektive das Erleben einer anderen Person zu beschreiben.

Die Texte der Studierenden decken eine große Bandbreite ab: unterschiedliche Genres (Gedichte, Erzählungen), unterschiedliche Themen (konkrete Erlebnisse, abstrahierende Überlegungen), diverse Grade an Subjektivität und Involviertheit (Pflegepraktikum, Famulatur, eigene Krankheitserfahrungen) sowie eine Reihe von Stilen (klassisches Reimschema, experimenteller Bewusstseinsstrom). Die Beispieltexte von Studierenden, die wir am Beitragsende abgedruckt haben, illustrieren, dass trotz des sehr kurzen zeitlichen Rahmens von 5 Minuten die Studierenden tiefgründige und komplexe Texte produzieren, die Themen aus dem besprochenen Gedicht aufgreifen und kunstvoll mit eigenen Erfahrungen verknüpfen. Das Gedicht klingt in den eigenen Texten formal und thematisch nach, und durch die Verschriftlichung der individuellen Gedanken und Erfahrungen entsteht etwas Neues.

Evaluation

Edwards Comic kommt in der Regel gut an, weil er eine ansprechende, übersichtliche Form mit komplexen Fragestellungen und Themen verbindet. In der Feedbackrunde zum Abschluss des KoMed-Kurses beschreiben die Studierenden die vergangenen Tage als anstrengend, fordernd und intensiv – im positiven Sinne, wie sie betonen.

Die Einheiten zur Narrativen Medizin sind, ebenso wie das CIR-Protokoll, Angebote zur Selbstreflexion. Während das CIR-Protokoll klar strukturiert ist und sachlich wirkt, haben die Schreibaufgaben einen freien, assoziativen und mitunter spielerischen Charakter. Sie sind thematisch und stilistisch von dem Text beeinflusst, den wir vorher gelesen und diskutiert haben. Der Arbeit am CIR-Protokoll geht eine erste Narrative Medicine-Einheit voraus, und wir haben den Eindruck, dass durch diese Einheit erste Weichen gestellt werden für einen vertrauensvollen Austausch und ein exploratives Nachdenken über schwierige Gesprächssituationen. Eine eindeutige Kausalität oder Wechselwirkung können wir nicht behaupten, und sicherlich sind auch andere Faktoren mit einzubeziehen. Unsere Erfahrungen zeigen, dass beide Methoden von den Studierenden als interessante Spielarten der Selbstreflexion aufgefasst und gerne angenommen werden.

Perspektivwechsel als Technik: Entdeckungen

Die Einbeziehung der geisteswissenschaftlichen Perspektive, die Verbindung eigener und künstlerisch-dargestellter Fälle und Fallvignetten und deren gemeinsamer Interpretation wird als gelungen beschrieben. Das ergibt Sinn, hieß es zum Beispiel von einer Teilnehmerin. Die Studierenden schätzen den Perspektivwechsel, der ihnen durch die Diskussionen und die Gespräche ermöglicht wurde. Es gebe doch viel mehr Perspektiven, als man denke, meinte eine Studentin. In Bezug auf die Schreibaufgabe sagte ein Student, er bewerte das Schreiben als hilfreiche Methode, um „Emotionen zu versachlichen." Auf die Nachfrage, was er damit meine, sagte er sinngemäß: Er sei jemand, der sehr strukturiert denke. Dies zeige sich in seiner Zeichnung, die voller Pfeile sei, welche für Emotionen stünden. Beim Aufschreiben und -zeichnen seien diese Emotionen zu einem „Ding" geworden, zu etwas, das sich materialisiert und eine konkrete Form angenommen habe. Schreibaufgaben ermöglichen im besten Falle genau dies: zuvor Vages wird konkret. Niedergeschrieben lässt sich Abstand zu einem Problem oder Thema nehmen; wir können um das Objekt herumgehen und es von einer anderen Seite betrachten und Neues und Überraschendes lernen.

Perspektivwechsel als emotionale Herausforderung: Ohnmacht

Der Comic ist mitunter sprachlich herausfordernd, denn der Text liegt nicht in einer übersetzten Form vor, und so müssen die Teilnehmenden zum Teil mit „Mut zur Lücke" lesen und sich überwinden, Verständnisfragen zu stellen. Der Text ist auch nicht barrierefrei, weil er sehr klein geschrieben ist und weil, sofern die Kopierqualität ungenügend ist, die Schrift zum Teil mühsam entziffert werden muss. In einem anderen Kontext – ein Workshop, an dem Medizinstudierende und langjährig praktizierende Ärzt*innen teilnahmen – wurden diese Aspekte problematisiert: Das Lesen habe ihn frustriert und demotiviert, platzte es aus einem Teilnehmer heraus. Es entspann sich eine interessante Diskussion: Ärzt*innen seien es gewohnt, sprach- und lesemächtig zu sein und schnell relevante Informationen aufnehmen zu können. Ein Mangel an sprachlichen Kompetenzen, Missverständnisse, Unwissenheit, Frustration und Ohnmacht bezüglich eines unverständlichen Fachjargons – dies seien Erfahrungen, mit denen sich vor allem Patient*innen konfrontiert sähen. Aber auch Medizinstudierende kennen die Angst vor dem Gesichtsverlust und die Überwindung, die es kostet, das eigene Unwissen vor Kommilitonen, Kollegen und Vorgesetzten zu zeigen.

Carvers Gedicht ist prädestiniert für das Thema ärztliche Kommunikation, da es zentrale Aspekte aufgreift: das Überbringen schlechter Nachrichten, patient*innenenzentrierte Kommunikation, belastende Gesprächssituationen, aktives Zuhören, nonverbale Kommunikation. Durch die Beschäftigung mit Carvers Gedicht mit Hilfe einer literaturwissenschaftlichen Brille können zusätzliche Aspekte angesprochen werden, wie die Bedeutung und Grenzen von Perspektivwechseln, close reading (als Form des aktiven Zuhörens), Mehrdeutigkeit und Leerstellen.

Weiteres

In einem der KoMed-Kurse haben wir das letzte Panel des Comics entfernt und das Ende der Geschichte somit bewusst offengelassen. Die Schreibaufgabe bestand darin, das letzte Panel zu zeichnen oder zu beschreiben, und aktivierte die Studieren-den, eine eigene Lösung für das beschriebene Problem zu finden. Ein Studierender kopierte zum Beispiel ein früheres Panel aus dem Comic und suggerierte damit, dass die Protagonistin ihr problematisches Kommunikationsmuster beibehalten würde. Es sei schwer, aus den eigenen Mustern auszubrechen, fügte er erklärend hinzu. Wenn wir das von Heather Edward gewählte Ende diskutieren, ergeben sich eine Reihe interessanter Fragen und Eindrücke: *Ist ihre Lösung zu einfach? Ist ein „tell me more" realistisch oder ein Klischee?*

Der Comic lässt sich gut in anderen Kontexten verwenden, da er – neben dem Komplex Kommunikation und schwierige Gespräche – eine Vielzahl weiterer The-men berührt: Grenzen von Empathie, ärztliche Ideale, eigene und gesellschaftliche Erwartungshaltungen, Methoden der Selbstreflexion und Selbstfürsorge. Der Co-mic steht auch emblematisch für Graphic Medicine und Pathographics, welche einen zunehmend wachsenden Bereich im Feld der Medical Humanities und Nar-rativen Medizin darstellen.[10]

Carvers Gedicht ist vielfältig einsetzbar. Durch seine Kürze, Verständlichkeit und den Fokus auf Krankheit und Kommunikation eignet es sich sehr gut, um das Potential darzustellen, das in der Verbindung von Literatur und Medizin steckt. Über das Gedicht können Studierende in Berührung mit ihrer Empathie und ihrem Mitgefühl kommen. Der ambivalente Wert von ärztlichem Beistehen und Anteilnehmen wird in seiner Komplexität durch die Perspektive des lyrischen Ichs vor Augen geführt. Die Diskussion in Unterrichtsform verleiht diesen Themen die gleiche Wichtigkeit und medizinische Normalität wie den Krankheitsbildern, die Menschen zu Patient*innen machen.

Literaturverzeichnis

Baile, Walter Franklin/ Buckman, Robert/ Lenzi, Renato/ Glober, Glober/ Beale, Estella A./ Kudelka, Andrezej P. (2000): SPIKES-A six-step protocol for delivering badnews: application to the patient with cancer, in: The Oncologist, S. 302–311.
Bolton, Gillie (2010): Reflective Practice: Writing and Professional Development, London.

---

10 Siehe zum Beispiel die Forschergruppe „Pathographics" an der Freien Universität Berlin, die Arbeiten zu Comics im Medical Humanities-Zweig der Medizinischen Universität Wien sowie das Netzwerk „graphic medicine".

Charon, Rita (2005): Narrative Medicine: Attention, Representation, Affiliation, in: Narrative, 13, 3, S. 261–270.

Charon, Rita/DasGupta, Sayantani/Hermann, Nellie/Irvine, Craig/Marcus, Eric R./Colón, Edgar Rivera/Spencer, Danielle/Spiegel, Maura (2017): The Principles and Practice of Narrative Medicine, New York City/London.

Edward, Heather (2018): The Words I Did Not Say, in: Pulse. URL: https://pulsevoices.org/index.php/stories/the-words-i-did-not-say (letzter Zugriff am 22.05. 2021).

Griffiths, Jane/ Wilson, Charlotte/ Ewing, Gail, Connolly, Michael/ Grande, Gunn (2015): Improving communication with palliative care cancer patients at home - A pilot study of SAGE & THYME communication skills model, in: European Journal of Oncology Nursing, S. 1-8.

Hutchings, Deanna (1998): Communicating with Metaphor: A Dance with Many Veils, in: The American Journal of Hospice and Palliative Care, S. 282–284.

Kleppe, Sandra Lee (2006): Medical Humanism in the Poetry of Raymond Carver, in: Journal of Medical Humanities, 27, 1, S. 39–55.

Mühlheim, Martin (2018): Analyzing Comics and Graphic Novels: A Crash Course. URL: https://www.es.uzh.ch/dam/jcr:e9a9fa2f-7279-4d85-b9f5-2dbb2da892dd/Mühlheim_Martin–Comics_and_Graphic_Novels.pdf (letzter Zugriff am 22.05.2021).

Watzlawick, Paul/Beavin, Janet H./Jackson, Don D. (2007): Menschliche Kommunikation. Formen, Störungen, Paradoxien, Bern, S. 53–70.

Wohlmann, Anita/Michl, Susanne (2020): The Gains of Reduction in Translational Processes: Illness Blogs and Clinical-Ethical Cases, in: Palgrave Communications, 6, 109, S. 1–8.

Raymond Carver: *Was der Doktor gesagt hat*

Er sagte, es sieht nicht gut aus
er sagte, es sieht schlecht aus, sehr schlecht sogar
er sagte, ich habe zweiunddreißig auf der einen Lunge gezählt, dann habe
ich aufgegeben, sie zu zählen
ich sagte, da bin ich froh, ich will gar nicht wissen
wie viele da insgesamt sind
er fragte, sind Sie religiös, knien Sie nieder
in Wäldern und erlauben Sie sich, um Hilfe zu bitten
wenn Sie an einen Wasserfall kommen
und Nässe Ihnen ins Gesicht bläst und auf die Arme
halten Sie inne in solchen Momenten und beten Sie, dass Sie verstehen
ich sagte nein, noch nicht, aber ich habe vor, heute damit anzufangen
er sagte, es tut mir ehrlich leid, er sagte
ich wünschte, ich könnte Ihnen etwas anderes sagen
ich sagte Amen, und er sagte noch etwas anderes
was ich nicht mitbekam, und da ich nicht wusste, was ich sonst machen sollte
und nicht wollte, dass er es noch einmal sagte
und ich es dann verdauen musste
sah ich ihn nur an
eine Minute lang, und er sah mich an, und im nächsten Moment
sprang ich auf und schüttelte diesem Mann die Hand, der mir gerade etwas
gegeben hatte, das mir kein Mensch auf Erden je gegeben hatte
und vielleicht habe ich mich, aus purer Gewohnheit, sogar bei ihm bedankt

Aus: Carver, Raymond (2013). *Ein neuer Pfad zum Wasserfall*, Gedichte. Aus dem
Amerikanischen von Helmut Frielinghaus. Fischer, S. 118.

CIR-Protokoll

Bericht kritischer Gesprächssituationen

1. Beschreiben Sie bitte eine besonders schwierige Situation mit einer Patientin oder einem Patienten, mit Kolleg*innen oder anderen Gesprächspartnern.
2. Nun führen Sie bitte den folgenden Satz fort:
   „Die Kommunikation in dieser Situation war für mich schwierig, weil (ich) …"
3. Versuchen Sie nun bitte eine wörtliche Wiedergabe des Gesprächsteils, durch das die oben erwähnten Schwierigkeiten besonders deutlich werden.
   a. Die oben beschriebene Person sagte Folgendes:
   b. Ich antwortete:
   c. Darauf die Reaktion der Person:

4. Bitte vervollständigen Sie den Satz: *Mein Fall kann Erkenntnisse bringen, weil*
5. Geben Sie Ihrem Fall eine Überschrift:

Hier Ihre Angaben zur Patientin/zum Patienten/zu den Angehörigen/ Kolleg*innen oder Gesprächspartner

ERSTENS: Bitte kreisen Sie am Thermometer die Zahl ein (0–10) die am besten beschreibt, wie belastet derjenige sich in der Woche zuvor einschließlich dem Tag des Ereignisses/ des Gespräches gefühlt haben mag (nach NCCN-Distress-Thermometer).

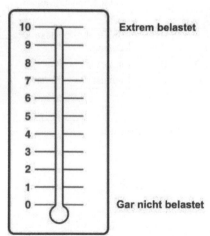

ZWEITENS: Bitte schätzen Sie ein, ob sie oder er in einem der nachfolgenden Bereiche Probleme angeben würde. Kreuzen Sie für jeden Bereich JA oder NEIN an.

JA	NEIN		JA	NEIN	
		Praktische Probleme			**Körperliche Probleme**
O	O	Wohnsituation	O	O	Schmerzen
O	O	Versicherung	O	O	Übelkeit
O	O	Arbeit/Schule	O	O	Erschöpfung
O	O	Beförderung (Transport)	O	O	Schlaf
O	O	Kinderbetreuung	O	O	Bewegung/Mobilität
			O	O	Waschen, Ankleiden
		Familiäre Probleme	O	O	äußeres Erscheinungsbild
O	O	im Umgang mit dem Partner	O	O	Atmung
O	O	im Umgang mit den Kindern	O	O	Entzündungen im Mundbereich
			O	O	Essen/Ernährung
		Emotionale Probleme	O	O	Verdauungsstörungen
O	O	Sorgen	O	O	Verstopfung
O	O	Ängste	O	O	Durchfall
O	O	Traurigkeit	O	O	Veränderungen beim Wasserlassen
O	O	Depression	O	O	Fieber
O	O	Nervosität	O	O	trockene/juckende Haut
O	O	Verlust des Interesses an alltäglichen Aktivitäten	O	O	trockene/verstopfte Nase
			O	O	Kribbeln in Händen/Füßen
		Spirituelle/religiöse Belange	O	O	sich angeschwollen/ aufgedunsen fühlen
O	O	in Bezug auf Gott	O	O	Gedächtnis/Konzentration
O	O	Verlust des Glaubens	O	O	Sexuelle Probleme

Sonstige Probleme:

...

...

Studierendentexte[11] zu Raymond Carvers Gedicht

Was der Doktor gesagt hat, kann das Leben verändern,
zum Guten oder dem Ende zuwenden.
Was der Doktor gesagt hat, kommt oft nicht beim Patienten an.
Will doch manch' einer nicht wissen: Wo bin ich grad' dran?
Was der Doktor gesagt hat, muss man erstmal verdau'n.
Erst dann ist es möglich, mit ihm in die Zukunft zu schau'n.
Was der Doktor gesagt hat, kann für mich alles bedeuten.
Ich frage mich: Weiß er um die Macht seiner Worte, ist sie für ihn einleuchtend?

Was der Dr. gesagt hat
frage ich mich
Ärzte reden so viel
doch worüber eigentlich
was sagen sie
über sich und mich und nichts
und was sagen sie
wenn sie sagen
was sie sagen
dass es ist
oder nicht ist
was sie tun wollen
ohne zu wollen
was sie tun
und ohne zu wollen
was sie wissen
ohne zu wissen
wie es kommt.
so oft sagt der Dr.
und ist nicht dort
wo seine Worte sind
schon im Gang
auf dem Sprung
schon weiter schnell weg
keine Zeit zu spät keine Zeit, wohin
Zeit nehmen, Zeit geben

---

11 Die Studierenden haben uns freundlicherweise erlaubt, die Texte in anderen Kontexten weiterzuver-
   wenden.

wofür genau
was ist diese Begegnung
wer ist willkommen
warum nicht
mal versuchen zu bleiben
sich zu stellen
dem Moment oder nicht
zu verleugnen
dass der Mensch im Mensch
nicht weiß
ein Mensch zu sein
im weißen Kittel
mit dem Unmenschlichen vor Augen
jeden Tag als Normalität.
Bloß nicht meins, nicht deins, nicht seins
einfach ausziehen mit dem Kittel
oder anziehen
wer weiß das schon.

Vera Kalitzkus, Angela Fuchs

„Geheime Gärten des Ich"

Schreiben als reflektierende Praxis für Hausärztinnen und Hausärzte

Abstract

Dieser Beitrag stellt die Methode des reflektierenden Schreibens im Kontext eines Workshops beim Kongress der Deutschen Gesellschaft für Allgemeinmedizin (DEGAM) 2018 vor. Gearbeitet wurde mit einem Textauszug aus dem autobiographischen Werk von William Carlos Williams, Hausarzt und Schriftsteller in einer Person. Der Text bietet eine autobiographische Reflexion ärztlicher Erfahrung in literarischem Stil und geht auf die Ebene der Intuition und der Zwischentöne im Patient-Arzt-Kontakt ein. Williams' Text bietet so eine Auseinandersetzung mit den emotionalen und persönlichen Herausforderungen, die mit der ärztlichen Tätigkeit einhergehen können. Durch die Diskussion des Textes (*close reading*) sowie die eigene Schreiberfahrung konnten das Potenzial reflektierenden Schreibens aufgezeigt und im kollegialen Austausch Fragen der ärztlichen Professionalität und der Selbstsorge/Selbstfürsorge diskutiert werden.

1. Einleitung

Reflektierende Praxis versteht sich als Nachdenken über die eigenen Handlungen, um darüber ein professionelles Selbstverständnis zu entwickeln. Donald A. Schön prägte in diesem Zusammenhang den Begriff des *reflective practitioner* (1983, vgl. auch Johns). Die Fähigkeit zur Selbstreflexion der eigenen Person ist wesentlich für professionelles Handeln. Sie sollte nicht nur während der Ausbildung, sondern auch in der Weiterbildung gefördert werden wie auch als kontinuierliche Reflexion Teil des weiteren Berufslebens praktizierender Ärztinnen und Ärzte sein. Hierfür eignet sich unter anderem die Methode des reflektierenden Schreibens, die wir im Rahmen eines Workshops für Hausärztinnen und Hausärzte angeboten haben.

Für die Textarbeit wählten wir einen Abschnitt aus dem autobiographischen Werk von William Carlos Williams (1883–1963), Hausarzt und Schriftsteller in einer Person. Der Text bietet einerseits autobiographische Reflexionen ärztlicher Erfahrung im literarischen Stil und gewährt andererseits genügend Abstand zur beruflichen Erfahrung der Teilnehmenden aufgrund des anderen sozialen wie historischen Bezugs.

In diesem Aufsatz werden wir im methodischen Teil zunächst auf den Aspekt der reflektierenden ärztlichen Praxis eingehen, bevor wir die im Workshop angewandten Methoden und Übungen vorstellen. Vom Autor und Werk des für den Workshop ausgewählten Textes handelt der dritte Abschnitt. Im vierten und letzten Teil berichten wir von der Arbeit im Workshop und stellen einige der entstandenen Texte vor. Wir enden mit abschließenden Bemerkungen zur Erfahrung mit reflektierendem Schreiben im Kontext von Workshops für praktizierende Ärztinnen und Ärzte.

2. Methode

Auch nach dem Einstieg in die berufliche Praxis setzt sich der Prozess des Nachdenkens über und Entwickelns der eigenen ärztlichen Identität weiter fort. Im kompetenzbasierten Curriculum der Deutschen Gesellschaft für Allgemeinmedizin und Familienmedizin (DEGAM) sind longitudinale Selbstreflexion, die Schulung in selbstreflektiertem Handeln, verstanden als die Kompetenz „mein Handeln zu reflektieren, und zu verstehen, wie Haltungen und Gefühle mein Arbeitsumfeld beeinflussen" (DEGAM, S. 38) ein wichtiger Bestandteil in der Facharztweiterbildung. Wege zu einer reflektierenden beruflichen Praxis zu finden sind angesichts der heutigen Bedingungen im Gesundheitswesen wichtiger denn je, um Tendenzen der Deprofessionalisierung (Maio 2017, Maio 2014) entgegenzuwirken. Die professionelle Identitätsformung kann unter erfolgreichem Einsatz reflektierenden Schreibens (Wald et al.) fortgeführt werden, denn diese Methode hat sich als ein Instrument bewährt (Bolton), um sich eine sensible Grundhaltung im weiteren Berufsleben zu erhalten und den ethischen wie persönlichen Herausforderungen (haus-)ärztlicher Tätigkeit zu begegnen.

Reflektierendes Schreiben kann eine Form des eigenen Wissens offenbaren, das im alltäglichen Bewusstsein nur schwer zugänglich, aber notwendig ist, um das eigene Verhalten in kritischen Situationen zu verstehen. So lassen sich emotionale Effekte bearbeiten und problematische Beziehungen zu Patientinnen und Patienten klären. Die verschriftlichten Erzählungen helfen, Wahrnehmungen, die die alltäglichen Handlungen beeinflussen, kritisch zu untersuchen.

Die Schreibübungen bestehen meist aus drei Phasen: 1.) das Schreiben, 2.) das Sich-selbst-Vorlesen und Redigieren, und 3.) das Vorlesen/Hören der Texte in der (Klein-)gruppe. Die Teilnehmenden werden darauf hingewiesen, dass keine Vorerfahrung im reflektierten Schreiben notwendig ist. Benötigt werden lediglich Offenheit und Neugier, sich auf diese Form des freien spontanen Schreibens einzulassen. Um ein Gefühl der Überforderung zu vermeiden, gibt die Moderation des Kurses mit genauen Zeitangaben einen sicheren Rahmen vor. Bewährt hat sich vor der ersten eigentlichen Schreibübung das sogenannte „Freischreiben" (Bolton), bei der genau drei Minuten lang ohne Vorüberlegung und ohne den Stift abzusetzen, geschrieben wird. Damit sollen etwaige Vorbehalte und sonstige Gedanken ihren Weg auf das Papier finden und der Raum frei werden für die thematischen Texte. Diese Texte sind nicht dafür gedacht, in der Gruppe geteilt zu werden. Das Vorlesen der weiteren eigenen Texte ist freiwillig, es wird/wurde jedoch dazu ermutigt, da dieser Austausch – das Hören und Gehörtwerden – zentrale Bestandteile dieser Übung sind.

In der gemeinsamen Analyse literarischer Texte können Perspektivenvielfalt, Interpretationsvielfalt und Ambivalenz erfahrbar gemacht werden. In der Textarbeit mit den Teilnehmenden folgten wir dem Modell von Rita Charon und der New Yorker Schule (Charon et al.; Charon 2017a, 2017b) zum textimmanenten Lesen (*close reading*). Den folgenden Leitfaden zum *close reading* haben wir in Anlehnung an die Vorlage des College of Physicians and Surgeons der Columbia University, NYC (Charon et al.) verfasst und den Teilnehmenden als Handout zur Verfügung gestellt:

Leitfaden für das textimmanente Lesen (*close reading*)

1. Art der Beschreibung/Beobachtung der Welt/des Geschehens im Text
Beschreibung sinnlicher Wahrnehmungsebene – sehen, hören, riechen, fühlen. Details, sensorische Aspekte der Szenen.

2. Perspektive
Wurden mehrere Perspektiven repräsentiert, erforscht, erraten? Wie wurden diese Perspektiven mitgeteilt?

3. Form/Format
Was ist das Genre – Kurzgeschichte, Gedicht, Theaterstück, Parabel, Warnung, Gruselgeschichte, düstere Komödie? Nehmen Sie Metaphern oder Bilder im Text wahr. Beschreiben Sie die zeitliche Struktur des Textes – werden Ereignisse in chronologischer Abfolge erzählt, in umgedrehter zeitlicher Abfolge, oder ganz chaotisch? Gibt es Anspielungen auf andere Geschichten oder Texte? Sind Textteile aus anderen Quellen eingefügt (z. B. Zitate, Briefe, Nebenhandlungen)? Wie ist die Ausdrucksweise: formal, umgangssprachlich, bürokratisch, wissenschaftlich?

4. Stimme
Wessen Stimme erzählt die Geschichte? Ist das Narrativ in der ersten, zweiten oder dritten Person geschrieben? Ist der Erzähler nah dran oder weit weg von

der Geschichte, vertraut oder distanziert? Können Sie den Erzähler beim Lesen spüren? Ist das Erzählen sich seiner selbst bewusst?

5. Stimmung
Wie ist die Stimmung des Textes? In welcher Stimmung sind Sie, nachdem Sie den Text gelesen haben?

6. Bewegung
Was macht die Geschichte? Scheint der Erzähler sich vom Anfang zum Ende zu bewegen? Bringt die Geschichte Sie irgendwohin im Laufe der Erzählung?

Hilfreich mag der Hinweis sein, dass es hier keine richtige oder falsche Textinterpretation gibt, sondern vielmehr Neugier gefragt ist, wie sich durch diese Herangehensweise die eigene Wahrnehmung und das eigene Verständnis des Textes verändern können. Sich einem Text auf diese zunächst ungewohnte Weise zu nähern, lässt genauer erkennen, was die besonderen Merkmale dieser Erzählung sind, welche grammatikalischen Besonderheiten oder welche Wortwahl maßgeblich sind für die dadurch erzeugten Stimmungen und Assoziationen der Lesenden. So wird das Ohr auch für Besonderheiten in den Erzählungen von Patientinnen und Patienten geschult und die subjektiven Aspekte in der Wahrnehmung erfahrbar (für ausführliche Hinweise vgl. Charon 2017a, 2017b).

3. Zum Primärtext und seinem Autor

3.1 Der Arzt und Schriftsteller William Carlos Williams (1883–1963)

William Carlos Williams wurde 1883 in Rutherford, New Jersey, geboren. Er verbrachte sein Leben überwiegend in seiner Heimatstadt. Nach seinem Medizinstudium an der University of Pennsylvania praktizierte er dort seit 1910 als niedergelassener Arzt. Schon während seines Studiums interessierte er sich für Literatur und Poesie. Er sollte zu einem der wichtigsten Dichter der amerikanischen Moderne werden. Geprägt haben ihn hier unter anderem seine Freundschaft zu dem Schriftsteller Ezra Pound und der Schriftstellerin Hilda Doolittle sowie Werke von John Keats oder Walt Whitman. Seine ärztliche Tätigkeit jedoch behielt er bei. Er selbst blieb nicht von schweren Erkrankungen verschont, erlitt eine Reihe von schweren Schlaganfällen, die zu Lähmungen führten und an denen er letztlich in seiner Heimatstadt im Jahre 1963 verstarb. (Wikipedia; Poetryfoundation)

In seiner Autobiographie beschreibt er in verschiedenen Kapiteln, wie sich seine beiden Berufungen nicht voneinander trennen ließen:

Als Schriftsteller bin ich Arzt gewesen, und als Arzt Schriftsteller; und als Schriftsteller und Arzt zugleich habe ich achtundsechzig Jahre lang ein mehr oder weniger ereignisloses Dasein durchlaufen, keine halbe Meile von dort entfernt, wo ich zufällig geboren wurde. (Williams, S. 6)

Für Williams waren das Schreiben und ärztliche Praktizieren „im Grunde zwei Teile eines Ganzen" (ebd., S. 476), die sich gegenseitig befruchteten:

> Als Kunst hatte die Medizin nie einen besonderen Reiz für mich, auch wenn manches mich faszinierte, [...]. Der geheilte Mensch, möchte ich sagen, unterscheidet sich in nichts von irgendeinem anderen. Wenn die Leidenschaft fehlt, was auch immer das sein mag, ist es ein banales Geschäft. Eben daher, um diesem Dilemma zu entgehen, wurde das Schreiben eine Notwendigkeit für mich. Ich lernte in meinem Beruf durch Ausprobieren, daß die Behandlung eines Kranken, insofern sie etwas mit Chirurgie, Medikamenten und Hexereien zu tun hat, eine belanglose Angelegenheit ist; lebendig wurde er für mich erst, wenn ich ihn als Material für ein Kunstwerk behandelte. (ebd., S. 384 f.)

Es waren die „geheimen Quellen unseres Lebens", der „unterirdische Strom" (ebd., S. 477), die ihn fesselten und die er verstehen wollte: „Und den Zugang zu diesen geheimen Gärten des Ich verschaffte mir die ‚Medizin'" (ebd., S. 387).

Es scheint wiederum der Blick des Dichters zu sein, der ihn zu einem den Menschen zugewandten Arzt werden ließ:

> Der Arzt hat die wunderbare Gelegenheit, tatsächlich Zeuge zu sein, wenn die Worte geboren werden. Ihre wahren Farben und Formen werden mitsamt den kleinen Bürden, die sie tragen, vor ihm ausgebreitet, und er genießt das Privileg, sie in ihrer unverdorbenen Neuheit in seine Obhut nehmen zu dürfen. Er sieht die Mühe, unter der sie geboren wurden, und was ihnen auszurichten bestimmt ist. Außer dem Sprecher und uns selbst ist niemand zugegen, wir sind buchstäblich die Eltern dieser Worte. Nichts kann bewegender sein. (ebd., S. 480)

Hier klingt die Figur des empathischen Bezeugens („empathetic witnessing") an, die der Arzt und Medizinanthropologe Arthur Kleinmann propagiert (Kleinmann, S. 54). Der Neurologe/Psychiater und Medizintheoretiker Peter F. Matthiessen spricht auch von der mäeutischen Funktion ärztlicher Zugewandtheit (Matthiessen), bei der es nicht um das Identifizieren relevanter medizinischer Fakten in einer Anamnese geht, die aus der subjektiven Erzählung des Patienten oder der Patientin herausgeschält werden müssen; vielmehr geht es darum, den Patientinnen und Patienten eine Erzählung zu ermöglichen, durch die sie sich dann – im besten Fall – selbst besser verstehen können. So schildert es der Medizinsoziologe Arthur W. Frank aus seiner eigenen Krankheitserfahrung:

…when I was in the midst of my own period of deep illness – first heart attack, then cancer – I longed for healthcare professionals who would 'audit empathically' [Kleinman, 1988, p. 17] the story that *I could not tell unless they listened.* (Frank, S. 23, Hervorhebung i. O.)

3.2 *Von Medizin und Dichtkunst* – Auszug aus Williams' Autobiographie

Als Primärtext für die gemeinsame Interpretationsarbeit im Workshop wählten wir einen Abschnitt aus dem Kapitel *Von Medizin und Dichtkunst* aus Williams Autobiographie aus, in dem er versucht, zu beschreiben oder besser zu *um*schreiben, was für ihn das Faszinierende an der ärztlichen Tätigkeit ist, nämlich das, was Williams als Arzt jenseits der materiellen, körperlichen Fakten und jenseits der gesprochen Worte noch erfahren kann: Einblicke in „geheime Gärten des Ich" (Williams, S. 387).

Williams geht damit auf die Ebene der Zwischentöne in seinem Kontakt mit Patientinnen und Patienten ein, auf die Fähigkeit des Zwischen-den-Zeilen-Lesens, und auf die Leidenschaft für seine ärztliche Tätigkeit, die sich in dieser Neugierde, dem Erkennen-Wollen dessen, was hinter den Dingen lieg, zeigt. Auch andere Lebenserfahrungen spielen in diesen kurzen Abschnitt mit hinein, bleiben jedoch undeutlich und ambivalent.

Der Textausschnitt repräsentiert einzig die Perspektive des Autors und den Versuch, den Einblick, der ihm aufgrund seiner Rolle als Arzt gewährt wird, zu beschreiben. Williams scheint darin ein Privileg zu sehen, das er wiederholt formuliert, wie die folgenden Aussagen zeigen: „Zugang … verschaffte mir die ‚Medizin'", „mein ärztlicher Ausweis erlaubte mir…" oder „in meiner Eigenschaft als Arzt … anwesend sein durfte". Dieser privilegierte Blick zeigt ihm Abgründiges wie Wunderbares. Dies spiegelt sich in seiner drastischen, fast verzweifelt wirkenden Wortwahl („dem armen, besiegten Körper in diese Klüfte und Grotten zu folgen", „sosehr auch die ischiorektalen Abszesse unserer Aktivitäten stinken mögen", „qualvolle Schlachten", „diabolische Mutter, zerrüttet von einem ruinierten Hirn", „obszöne Ausdrücke"), dem er die Schilderung von etwas Erhabenem und Besonderem entgegensetzt („aus dieser geheimen vollkommenen Welt", „geheime Gärten des Ich", „dieses Ding in all seiner größten Schönheit", „unmittelbar und vollkommen"). Der Text ist geprägt von diesen sehr gegensätzlichen Schilderungen.

Im Zentrum des Textauszuges geht es um etwas, ein „Ding", das er versucht zu erklären. Dieses „Ding" scheint sehr konkret („dieses Unmittelbare", „die Anatomie dieses Gegenstandes", es ist „identifizierbar", „real, aus einem Guß", „es ist da") und zugleich sehr flüchtig und schwer zu fassen („sich kurz freimachen", „für den Bruchteil einer Sekunde", „von der einen oder anderen Seite vor mir herumgeflattert"). So flüchtig, dass er – fast einer Selbstbeschwörung gleich – seine Existenz wiederholt beteuern muss: „es kommt, es ist da, und es verschwindet. Aber ich habe es deutlich gesehen. Ich habe es gesehen. Ich kenne es, denn es ist da." Auch hier zeigt sich in der von Williams gewählten Sprache sehr Gegensätzliches. Die wiederholten Beteuerungen seiner Existenz sowie das Unvermögen dieses „Ding" in eindeutigen Worten zu beschreiben, verweisen auf eine Seite der Wahrnehmung, eine Form des Wissens, die über das Rationale hinausgeht.

Damit bietet der Text sich an für eine Auseinandersetzung mit den persönlichen Herausforderungen und Ambivalenzen, die mit der ärztlichen Tätigkeit einhergehen können, für die Frage nach der zugrundeliegenden Motivation des eigenen Handelns, vielleicht auch für die Frage nach der Kraftquelle für das eigene Handeln.

4. Der Workshop: Mit dem Stift in der Hand sich selbst zuhören – Schreiben als reflektierende Praxis

4.1 Setting und Ablauf

Der Workshop fand als dreistündiger *Preconference*-Workshop im Rahmen des Kongresses der Deutschen Gesellschaft für Allgemeinmedizin im Jahre 2018 statt (Kalitzkus/Fuchs). Der Ablauf orientierte sich an unseren Erfahrungen aus Workshops bei früheren DEGAM-Kongressen. Die 14 Teilnehmenden, acht Frauen und sechs Männer, waren überwiegend (haus-)ärztlich tätig. Ziel des Workshops war die Auseinandersetzung mit den emotionalen und persönlichen Herausforderungen, die mit der ärztlichen Tätigkeit einhergehen können – mittels des Textes von Williams' und der flankierenden Übungen aus dem reflektierenden Schreiben. Die Moderation teilten sich die Autorinnen, die sich an allen Übungen beteiligten und im Sinne des Co-Teachings ihre fachspezifische Expertise einbrachten (AF als Psychotherapeutin in eigener Praxis, VK als Mentorin für wertorientierte Persönlichkeitsbildung).

Der Workshop setzte sich aus den folgenden Elementen zusammen:
- *Begrüßung und Einführung* (Ablauf des Workshops/Gruppenregeln/Inhaltlicher Schwerpunkt) – 10 min.
- *Übung I – Die Geschichte meines Namens* (Schreiben, sich selbst vorlesen/ redigieren, in Zweiergruppen gegenseitig vorlesen) – 15 min.
- *Vorstellungsrunde* (inkl. Erfahrung aus Übung I, Vorerfahrung mit Schreiben sowie Erwartungen und Fragen an den Workshop) – etwa 5 min./Person
- *Einführung in die Arbeit mit literarischen Texten/textnahes Lesen* (Handout) – 10 min.
- *Übung II – Gemeinsames Lesen und Interpretieren des ausgewählten literarischen Textes* (Kleingruppen) – 30 min.
- *Übung III* – Schreibübung mit Schreibimpuls zum diskutierten Text (Schreiben, sich selbst vorlesen/redigieren, in Kleingruppen gegenseitig vorlesen) – 30 min.

- *Austausch im Plenum*: Texte vorlesen, offene Fragen klären, Erfahrungen besprechen – 15 min.
- *Übung IV* – Schreibübung: Brief von meinem älteren Selbst (Schreiben, sich selbst vorlesen/redigieren, in Kleingruppen gegenseitig vorlesen) – 30 min.
- *Abschluss* – Erfahrungsaustausch im Plenum, offene Fragen – 10 min.(insg. 155 min. + Pause)

Die hier angegebenen Zeiten der einzelnen Workshop-Elemente sind variabel und abhängig von der Anzahl der Teilnehmenden sowie von deren Diskussionsbedarf; es sollte genügend Zeit für Pausen eingeplant werden. Nicht variabel hingegen sind die zeitlichen Vorgaben für die einzelnen Elemente der Schreibübungen, die so in der Literatur empfohlen werden (s.o.).

Da der Schwerpunkt dieses Bandes auf der Interaktion mit künstlerischen Texten liegt, gehen wir besonders auf den literarischen Text (s.o.) und Übung III ein; die flankierenden Übungen werden zwar skizziert, aber nicht detailliert ausgeführt.

Durchführungshinweise
Bewährt hat sich in diesem Setting eine sehr knapp gehaltene Einführung in die Thematik von nur zehn Minuten, der dann bereits die erste praktische Übung folgt. Für die sich anschließende Vorstellungrunde sollte ausreichend Zeit eingeplant werden (etwa fünf Minuten pro Person). Durch die davor liegende erste Schreibübung können hier auch gleich Fragen und Erwartungen der Teilnehmenden an den Workshop besprochen werden.

Auch in einem (berufs-)erfahrenen Kreis sollten zu Beginn die Regeln für die Zusammenarbeit in der Gruppe erinnert werden (Vertraulichkeit, Duzen oder Siezen etc.) und auf die Besonderheit des Feedback-Gebens (ggf. auch als Handout) auf die im Workshop entstandenen Texte eingegangen werden: Im Zentrum der Rückmeldung steht der Text und nicht der Autor oder die Autorin desselben. Wie in der gemeinsamen Interpretationsarbeit an dem literarischen Text zuvor gilt es, die Besonderheiten und Auffälligkeiten hervorzuheben: Was löst dieser Text in mir aus? Und warum? Was hätte ich gerne noch erfahren? Welche Fragen bleiben offen? Der oben genannte Leitfaden zum textnahen Lesen dient dabei als Hilfestellung. Die Autorin oder der Autor des Textes bekommen so ihre in Worte gefasste Erfahrung durch das, was der Text bei den anderen Teilnehmenden auslöst, gespiegelt. Sie notieren sich die Rückmeldungen, antworten jedoch nicht mit weiteren Erläuterungen auf die Fragen, die die Zuhörenden an die Erzählung haben.

Für die Moderation ist es wichtig, von Beginn an auf die Einhaltung der Vorlese- und Feedback-Regeln zu achten. Die Versuchung, nicht *vorzulesen*, sondern *über* das Geschriebene zu reden und dieses erklärend einzuordnen, ist groß; wird dieser Impuls gleich zu Anfang unterbunden, gewinnt die weitere Gruppenarbeit an Intensität und Qualität.

4.2 Zu den Übungen

1) Die Geschichte meines Namens

Diese Übung hat sich als Einstieg in einer Gruppe sich unbekannter Teilnehmerinnen und Teilnehmer bewährt. Sie ermöglicht eine lebendige Form der Vorstellungsrunde und gleichzeitig den Einstieg in die Form des Schreibens, wie es im Weiteren praktiziert werden soll – spontan und möglichst ohne inneren Zensor. Die Teilnehmenden werden eingeladen, für drei Minuten die Geschichte ihres Namens aufzuschreiben. Dabei ist ihnen überlassen, ob sie über ihren Vor- oder Nachnamen, ggf. veränderten Nachnamen nach Eheschließung oder den Nachnamen der mütterlichen oder väterlichen Ahnenlinie schreiben möchten. Mit dieser einfachen und unverfänglichen Übung lernen sie bereits hier die Elemente aller Schreibübungen im weiteren Verlauf des Workshops kennen: Schreiben, sich selbst vorlesen und redigieren, das Geschriebene mit den anderen teilen. (Weitere Anmerkungen zu dieser Übung sind in der Coda zu finden.)

2) Gemeinsame Textarbeit (Kleingruppen und Forum)

Nach der Vorstellung der Hinweise für das textnahe Lesen/Interpretieren (*close reading*) (s.o.) wird der ausgewählte Textausschnitt von Williams gemeinsam gelesen. Ein zweimaliges lautes Vorlesen von verschiedenen Teilnehmenden bietet sich an. Schon dadurch wird deutlich, wie unterschiedlich wir den Text hören, je nachdem, wer ihn wie vorliest. Greifbar wird dadurch die Erfahrung

- dass selbst in der wortwörtlichen Wiedergabe eines geschriebenen Textes eine Bedeutungs- und Interpretationsvielfalt steckt,
- dass entsprechend auch eine Erfahrung/Patientenerzählung/Narration nie auf ein und dieselbe Art und Weise erzählt werden wird, sondern jedes erneute Erzählen entsprechend der eigenen Befindlichkeit, des Kontextes und der Zuhörenden ausgestaltet wird,
- und dass es damit auf die immer wieder gestellte Frage nach der „Wahrheit" in Patientenerzählungen nicht die eine richtige Antwort gibt. (vgl. Shapiro)

Für die Moderation ist es hilfreich, sich den Text zuvor vertraut gemacht zu haben, um ggf. die Diskussion unter den Teilnehmenden anzustoßen (s.o.). Historische oder literaturwissenschaftliche Hinweise zu Autor und Werk können ggf. nach der eigentlichen Textarbeit noch gegeben werden, sind für die Interpretationsübung jedoch nicht notwendig. Aus Zeitgründen konnten nur einzelne Aspekte aus dieser Kleingruppenarbeit für alle Teilnehmenden wiederholt und zusammengetragen werden. Dabei zeigte sich, dass die oben geschilderten Ambivalenzen und die drastische Wortwahl entsprechend auch von den Teilnehmenden diskutiert wurden.

Dabei differierten die Einschätzungen je nach eigener beruflicher Positionierung zu Beginn der ärztlichen Tätigkeit oder nach vielen Berufsjahren.

Die Textarbeit soll die Teilnehmenden darauf vorbereiten, Zugang zu einer Form ihrer eigenen Erfahrung zu finden, die vergleichbar flüchtig und ambivalent sein kann, wie es in Williams' Text zum Ausdruck kommt. Diese Form der Reflexion ist im Alltagshandeln meist nicht möglich. Der Schreibimpuls für das eigene reflektierende Schreiben knüpft thematisch an die intensive Textarbeit an. Die eigene (verborgene) Erfahrung darf dann in dem selbst verfassten Text zum Vorschein kommen.

3) Schreibimpuls und Texte der Teilnehmerinnen und Teilnehmer

Als Schreibimpuls haben wir in Anlehnung an den Text von Williams zwei Formulierungen kombiniert, die in diesem Abschnitt vorkommen: „Einblick in geheime Gärten: Ich habe es gesehen…". Der Schreibimpuls steht so in engem Zusammenhang mit dem Text und bleibt doch offen genug, um unterschiedlichste Erfahrungsebenen der Teilnehmenden anzusprechen. Thematisch wollten wir damit auf Erlebnisse anspielen, die zum einen durch die privilegierte ärztliche Rolle gespeist sind, die Einblick in sonst vor anderen verschlossene, intime Bereiche bietet – und damit auch die Chance, mehr über den Umgang des Menschen mit Krankheit und Leid zu lernen. Die von Williams' vielfach wiederholte Aussage „Ich habe es gesehen" kombiniert den ersten Aspekt mit der Haltung des empathischen Bezeugens (Arthur Kleinmann, s.o.) und somit „wie das Leiden am Leben mit den Leiden am Körper verknüpft ist" (Kalitzkus/Abholz, S. 110). Die wiederholte Aussage Williams, „Ich habe es gesehen" verweist neben dem, was tatsächlich beobachtbar ist, auch auf die Ebene der Ahnungen, des Bauchgefühls *(gut feeling)*, also auf die den rationalen Verstand überschreitenden Ebenen, die so schwer fassbar sind, aber doch Teil ärztlicher Erfahrung sein können.

Die Vielfalt der Themen, die in den geschriebenen Texten zum Ausdruck kamen, möchten wir gerne mit Beispielen darlegen. Die Autorinnen und Autoren haben uns hierfür ihr Einverständnis erteilt. Der erste Text stammt von einer angehenden Ärztin kurz vor ihrem Staatsexamen.

Einblick in Geheime Gärten – Ich habe es gesehen… (Sofia Banzhoff)

Doch was? Was? Kann ich meinen Augen trauen? Trauen sie mir? Sind wir ein Team?
  Nebenan Gelächter. Antwort auf meine Fragen?
  Wie kann ich das Leben sehen, in seinen unendlichen Bildern, unendlich viel zu viel für mein knappes Jahrhundert? Ist Akzeptanz das Geheimnis? Sich mit dem Ausschnitt

abfinden, ihn genießen? Die Suche beenden, nicht vorzeitig, sondern weil sie für die wirklichen Bilder blind macht?

Wie viel weniger sieht der suchende Blick?

Wie viel geht durch Fokus verloren?

Ist das der Fluch der fokussierten Anamnese? Wird die Geschichte in der Schublade gefangen, lebenslänglich kein Zugang zu aufmerksamen Ohren?

Selektion als Verlust, oder Hervorheben des wirklich Wichtigen? Doch darf ich entscheiden, was wichtig ist?

Hier klingt die Perspektive einer jungen Frau zu Beginn ihrer ärztlichen Erfahrung durch. Sie verdeutlicht sowohl die Potentiale wie die Gefahren, die in der erlernten medizinischen Anamnese liegen. In ihrem Text zeigt sie sich sensibilisiert für ihre Interpretationsmacht („Doch darf <u>ich</u> entscheiden") und die Ambivalenz, die in der Reduktion liegt („Selektion als Verlust, oder Hervorheben des wirklich Wichtigen?").

Der zweite Text wurde von einem niedergelassenen Hausarzt mit mehrjähriger Berufserfahrung verfasst und zeigt mit dem letzten Satz, wie durch die vorangegangenen Übungen auch eine poetische/metaphorische Ausdrucksweise angestoßen werden kann.

Einblick in geheime Gärten (Gregor Feldmeier)

Ich habe es gesehen, wie es sich darstellt, in verschiedenen Facetten das Hier und Jetzt zu betrachten. Den Moment, den ich mir erarbeitete durch einen langen Weg, Training, Reflexion, Vorbereitungen, die mir diese Situation des Empfindens mit allen Sinnen ermöglichte. Der Perspektivwechsel offenbarte eine andere Schönheit, ein anderes Bild auf vormals verklärte und vielleicht verträumte und naive Blickwinkel. Die Küste wirkt von der Seeseite schroff, steil, wild und trotzdem warm von der Sonne beschienen.

Im letzten Text einer ebenfalls bereits im Berufsleben stehenden Ärztin klingt eine der zentralen Erfahrungen des Medizinstudiums wieder an: der Anatomiekurs, in dem die Studierenden das Tabu der Unversehrtheit des Leichnams brechen und den medizinisch-anatomischen Blick einüben (Foucault, Reifler). Diese frühe Erfahrung wird durch die Schreibübung reaktiviert und kann erneut reflektiert werden. Es zeigt sich, wie zentral diese frühen Erfahrungen sind und in das aktuelle berufliche Handeln hinein fortwirken.

Einblick in geheime Gärten: „Ich habe es gesehen…" (Cornelia Ploeger)

Da liegen sie. 8–12 Körper. Unversehrt.
Die Nägel nicht geschnitten. Die Nägel rot lackiert.
Alle überzogen mit derselben grauen Tönung.
Unbeweglich. Regungslos. Gegenstände.
Gegenstände des Interesses. Unseres Interesses.
Bewaffnet mit einem Skalpell wird das Unglaubliche getan.
Die Unversehrtheit zerstört.
Die magische Grenze überschritten.
Der Gegenstand wird vollends zum Ding.
Die Zähigkeit, die Widerspenstigkeit überrascht.
Es ist da. Wirklich da. Ist etwas. Lässt sich anfassen.
Die Teile werden offenbar.
Ein beklemmendes Gefühl ergreift mich.
Körper im Raum.

4) Schreibübung: Brief des/der 80-Jährigen an unser heutiges Ich

Zum Abschluss des Workshops wählten wir das Schreiben eines fiktiven Briefes aus der Zukunft an das heutige Ich. Sie ist als Abschlussübung bei einem einmaligen Workshop geeignet, um die gemachte Erfahrung auf wichtige Aspekte für das eigene (berufliche) Handeln, die eigene ärztliche Rolle oder sonstige Lebensaspekte zu kondensieren und abzuschließen.

5) Ausblick

Die Rückmeldungen nach dem Workshop zeigten, dass auch in einer Gruppe von sich unbekannten Teilnehmenden mit nur einmaligem Treffen das Potential der Narrativen Medizin und des reflektierenden Schreibens erfahrbar wurde. Der ausgewählte Text erlaubte, so zeigen die entstandenen Texte, das Gewahrwerden unterschiedlichster Erfahrungen aus dem eigenen Berufsleben – auch solcher, die schon länger zurückliegen – und hat sich damit bewährt. Wie die Rückmeldung einer Teilnehmerin zeigt, ist ein Reflexionsprozess wichtig für die eigene ärztliche Identität(-sfindung), wird jedoch in der bisherigen Struktur der Ausbildung und im weiteren Berufsleben nur selten berücksichtigt:

„Mit Glück findet man interessierte Kommilitonen oder engagierte Assistenz-/Oberärzte, die einen reflektierend begleiten. Allerdings bleibt dies mehr oder weniger Privatsache und dem Zufall überlassen. Aber gerade solche Reflexionsprozesse sind wichtig und hilfreich für die Ausbildung einer eigenen ärztlichen Identität. Dies hat weniger mit dem üblicherweise geforderten (technischen) Faktenwissen zu tun als vielmehr mit der eigenen sich entwickelnden Haltung und Sichtweise (Menschenbilder statt Röntgenbilder)." (Cornelia Ploeger)

Positiv hervorgehoben wurde auch die Art und Weise, wie im Workshop über eigene, sehr persönliche berufliche Erfahrungen reflektiert werden konnte. Eine Teilnehmerin meldete folgendes zurück: „Jeder konnte genau so viel von sich einbringen und preisgeben, wie passend war. Und zu meinem Erstaunen wurde es auf angenehme Weise sehr schnell sehr persönlich. Danke."

An anderer Stelle haben wir die Bedeutung von Interpretation und reflektierendem Schreiben mit den folgenden Worten beschrieben: „Die oftmals komplizierten und widersprüchlichen Geschichten über menschliches Leiden zu verstehen, ist nicht einfach. Es braucht dazu eine gute Schulung in interpretativen Methoden wie eine Vermittlung der Bedeutsamkeit dieser Aspekte für ärztliches Handeln" (Kalitzkus/Wilm, S. 94). Doch selbst bei einem einmaligen Workshop im Rahmen eines akademischen Kongresses konnten das Potential reflektierenden Schreibens hierzu aufgezeigt und im kollegialen Austausch Fragen der ärztlichen Professionalität und der Selbstsorge/Selbstfürsorge diskutiert werden.

Literaturverzeichnis

Bolton, Gillie (2010): Reflective practice: Writing and professional development, London.

Charon, Rita/Hermann, Nellie/Devlin, Michael (2016): Close Reading and Creative Writing in Clinical Education: Teaching Attention, Representation, and Affiliation, in: Academic Medicine, 91, 3, S. 345–350.

Charon, Rita (2017a): Close reading. The signature method of Narrative Medicine, in: Charon, Rita/DasGupta, Sayantani/Hermann, Nellie/Irvine, Craig/Marcus, Eric R./Colón, Edgar Rivera/Spencer, Danielle/Spiegel, Maura (Hg.): The principles and practice of narrative medicine, New York, S. 157–179.

Charon, Rita (2017b): A framework of teaching close reading, in: Charon, Rita/DasGupta, Sayantani/Hermann, Nellie/Irvine, Craig/Marcus, Eric R./Colón, Edgar Rivera/Spencer, Danielle/Spiegel, Maura. (Hg.): The principles and practice of narrative medicine, New York, S. 180–207.

Deutsche Gesellschaft für Allgemeinmedizin und Familienmedizin (DEGAM): Kompetenzbasiertes Curriculum Allgemeinmedizin, Berlin 2015. URL: https://www.degam.de/files/Inhalte/Degam-Inhalte/Sektionen_und_Arbeitsgruppen/Sektion_Weiterbildung/Curriculum_01-10-15_neu.pdf (letzter Zugriff am 22.05.2021).

Foucault, Michel (1999): Die Geburt der Klinik. Die Archäologie des ärztlichen Blickes [1963], Frankfurt/Main.

Frank, Arthur W. (2007): Just listening: Narrative and deep illness, in: Krippner, Stanley/Bova, Michael/Gray, Leslie. (Hg.): Healing stories: The use of narrative in counselling and psychotherapy, Charlottesville, VA, S. 21–40.

Johns, Christopher (2000): Becoming a reflective practitioner. A reflective and holistic approach to clinical nursing, practice development and clinical supervision, Oxford.

Kalitzkus, Vera/Abholz, Heinz-Harald (2017): Letzter Landarzt oder Arzt der Zukunft? Überlegungen zu den Kernwerten der Allgemeinmedizin anhand eines Buches über einen Landarzt, in: Zeitschrift für Allgemeinmedizin, 93, 3, S. 109–112.

Kalitzkus, Vera/Fuchs, Angela (2018): Mit dem Stift in der Hand sich selbst zuhören – Schreiben als reflektierende Praxis. Workshop auf dem 52. DEGAM-Kongress. Innsbruck (AU): 14. September 2018. DOI: 10.3205/18degam008

Kalitzkus, Vera/Wilm, Stefan (2017): Narrative Medizin: Vermittlerin zwischen Sprach- und Erfahrungswelten im medizinischen Kontext, in: Sascha Bechmann (Hg.): Sprache und Medizin. Interdisziplinäre Beiträge zur medizinischen Sprache und Kommunikation, Berlin, S. 73–98.

Kleinman, Arthur (1988): The illness narratives: Suffering, healing, and the human condition, New York.

Maio, Giovanni (2017): Über die Abwertung der ärztlichen Leistung in einer industrialisierten Medizin, in: Der Kardiologe. Online-Veröffentlichung vom 02. August 2017. DOI: 10.1007/s12181-017-0181-x

Maio, Giovanni (2014): Geschäftsmodell Gesundheit. Wie der Markt die Heilkunst abschafft, Frankfurt/Main.

Matthiessen, Peter F. (2006): Der diagnostisch-therapeutische Prozess im interprofessionellen Dialog, in Matthiessen Peter F./Wohler, Dagmar (Hg.): Die schöpferische Dimension der Kunst in der Therapie. Ein interdisziplinäres Symposion, 2006, Frankfurt/Main, S. 65–86.

Poetryfoundation: William Carlos Williams. URL: https://www.poetryfoundation.org/poets/william-carlos-williams (letzter Zugriff am 22.05.2021).

Reifler, Douglas R. (1996): „I don't actually mind the bone saw": Narratives of Gross Anatomy, in: Literature and Medicine, 15, 2, S. 183–199.

Schön, Donald A. (1983): The reflective practitioner. How professionals think in action, New York.

Shapiro, Johanna (2011): Illness narratives: reliability, authenticity and the empathic witness, in: Medical Humanities, 37, S. 68–72.

Wald, Hedy S/Anthony, David/Hutchinson, Tom A./Liben, Stephen/Smilovitch, Mark/Donato, Anthony A (2015): Professional identity formation in medical education for humanistic, resilient physicians: pedagogic strategies for bridging theory to practice. Academic Medicine, 90, 6, S. 753-60. DOI: 10.1097/ACM.0000000000000725. PMID: 25901874.

Wikipedia: William Carlos Williams. URL: https://de.wikipedia.org/wiki/William_Carlos_Williams (letzter Zugriff am 22.05.2021).

Williams, William Carlos (2001): Von Medizin und Dichtkunst, in: Ders., Die Autobiographie [1951], Reinbek bei Hamburg, S. 383–388.

William Carlos Williams: *Von Medizin und Dichtkunst* (Textauszug)

„…und dieses Unmittelbare, die Geschichte, die Anatomie dieses Gegenstandes, der keiner Chirurgie, Klempnerei oder sonstigen Heilmethode unterworfen werden kann, wollte ich erzählen. Warum, weiß ich nicht. Wozu erzählen, was niemand hören will? Aber dann, wenn es mir zufällig gelang, etwas aus dieser geheimen vollkommenen Welt zu porträtieren, stellte ich fest, daß man mir doch zuhören wollte. Und den Zugang zu diesen geheimen Gärten des Ich verschaffte mir die ‚Medizin'. Es gab im Ich noch eine andere Welt zu entdecken. Mein ärztlicher Ausweis erlaubte mir, dem armen besiegten Körper in diese Klüfte und Grotten zu folgen. Und das Erstaunliche ist, daß zu solchen Zeiten und an solchen Orten – sosehr auch die ischiorektalen Abszesse unserer Aktivitäten stinken mögen –, eben dort dieses Ding in all seiner größten Schönheit sich kurz freimachen kann, um für einen Augenblick schuldbewußt im Zimmer umherzufliegen. Dort, wenn ich in meiner Eigenschaft als Arzt bei Krankheit, Tod und Geburt, bei den qualvollen Schlachten zwischen Tochter und diabolischer Mutter, zerrüttet von einem ruinierten Hirn, anwesend sein durfte, genau dort ist dieses Ding – für den Bruchteil einer Sekunde – von der einen oder anderen Seite vor mir herumgeflattert, ein Wort, ein Satz, den ich sofort auf das nächste erreichbare Stück Papier niederschreiben muß. (/387) Dieses Ding ist identifizierbar, und sein Merkmal, sein Hauptmerkmal ist, daß es real ist, aus einem Guß und, wie gesagt, unmittelbar und vollkommen: es kommt, es ist da, und es verschwindet. Aber ich habe es deutlich gesehen. Ich habe es gesehen. Ich kenne es, denn es ist da. Ich war davon besessen, wie ich schon in der fünften Klasse davon besessen war – als sie sich über die Lehne der Sitzbank vor mir beugte und mich mit obszönen Ausdrücken begrüßte, die ich hier nicht wiedergeben kann, auch wenn sie vor vierzig Jahren aus dem Mund eines Kindes kamen, denn niemand würde oder könnte verstehen, was ich damit meine, wenn ich sage, daß ich es damals gesehen habe. (/388)

Quelle: William Carlos Williams: Von Medizin und Dichtkunst. in: Ders.: Die Autobiographie, Reinbek bei Hamburg 2001, S. 387–388.

Moritz Schumm, Pascal O. Berberat

LET ME ... have a(n other) thought about Dementia!

Einblicke in die emotionalen und intersubjektiven Dimensionen der Demenz anhand künstlerischer und poetischer Inputs

Abstract

Im Rahmen des Wahlfachs *Interdisziplinäre Demenzdiagnostik* gibt es seit vier Semestern eine 45-minütige Einheit, in der sich die Teilnehmenden mit ihrem eigenen „Bild" von Demenz auseinandersetzen können. Als Aufhänger dienen dabei die zwei Werke *Old Mask II* und *Old Mask VIII* von John Stezaker und das Gedicht *I felt a Funeral, in my Brain* von Emily Dickinson. Mit ihnen werden die Studierenden dazu angeregt, ihre Vorstellungen, wie sich Demenz auf Seiten der Betroffenen und der Angehörigen subjektiv darstellt, festzuhalten und zu diskutieren.

Einleitung

Über Demenz nachdenken, angeleitet von Kunst und Poesie, das ist der Ansatz, mit dem wir im Rahmen des Programms *LET ME* (*Lettered Medicine* oder *Lettered Medical Education*) am *Medical Education Center* der TU München eine kleine, auf 45 Minuten angelegte Lehreinheit konzipiert haben.[1] Sie ist Teil des Wahlfachs *Interdisziplinäre Demenzdiagnostik,* in dem Studierende der Medizin mit einem umfangreichen Fachwissen für den Umgang mit Demenzerkrankungen ausgestattet werden. Ziel unseres Lehrangebots ist es, neben den medizinischen Kenntnissen auch den Blick für die damit verbundenen emotional-affektiven, intersubjektiven und sozialen Aspekte des Krankheitsbildes zu öffnen – lässt sich doch gerade die Demenz mit ihrer spezifischen Symptomatik als eine Erkrankung verstehen, deren Auswirkungen auf die Persönlichkeit für Betroffene wie für Angehörige mit immensen Herausforderungen und psychischen Belastungen verbunden ist. Einem Erfahrungshorizont auf Seiten der Ärztin und des Arztes, der um diese Schwierigkeiten und persönlichen Nöte weiß, kann entsprechend eine bedeutende Rolle in der Behandlung zukommen. Denn erst hierdurch bietet sich die Chance

---

1 Die zeitliche Begrenzung ist formalen Vorgaben geschuldet. Wie sich im weiteren Verlauf zeigen wird, bietet die Lehreinheit auch die Gelegenheit zu einer weiter gefassten, vertieften und damit auch längeren Diskussion.

eines empathischen Verstehens und wirklich responsiven Dialogs, ist es wirklich möglich, das Gegenüber in seiner individuellen Eigenständigkeit zu adressieren und auf Augenhöhe ein geeignetes Vorgehen und die bestmögliche Therapie zu ermitteln.[2]

Hierin sehen wir als Entwickler des *LET ME*-Programms den Einsatz unserer Lehreinheit, die wir im Folgenden genauer vorstellen wollen. Im Gewand eines Berichts ihrer spezifischen Struktur und ästhetischen Gegenstandserschließung will dieser Beitrag zugleich auch eine Handreichung sein. Bereits vier Mal in der hier beschriebenen Form durchgeführt,[3] wird eine Lanze für diese Form der Lehrveranstaltung im medizinischen Curriculum gebrochen. Denn wir sind davon überzeugt, dass ein solches, an künstlerischen Inputs orientiertes Denken und Diskutieren in der Lehre – obgleich häufig als Second Skill oder gar rüschiges Beiwerk neben den harten Fakten behandelt – einen nachhaltigen Erfahrungsgewinn für die Studierenden bietet, indem ihnen ein Krankheitsbild eben nicht nur in seinen medizinischen, sondern auch psychischen und sozialen Komponenten nahegebracht wird.

Um die Lehreinheit konkret vorzustellen, geht dieser Artikel in fünf Schritten vor. Zunächst benennt er allgemein einige der grundlegenden Parameter, die nötig sind, um eine gelungene Diskussionsatmosphäre zu schaffen und die Rahmenbedingungen der Lehreinheit abzustecken. Diese fußen auf Erfahrungswerten, die aus den bisherigen Lehrveranstaltungen des *LET ME*-Programms gewonnen wurden. Sie am Beginn der Lehreinheit zu benennen bzw. als Grundton und Arbeitsatmosphäre einzuführen, bietet die geeignete Vorbereitung und Einleitung für die folgenden Abschnitte sowie die Besprechung und Diskussion der Lehrinhalte. Der zweite Abschnitt wird kurz die beiden Kunstwerke – zwei Fotomontagen des englischen Künstlers John Stezaker – und ihre Eigenschaften vorstellen, die für die von uns anvisierte Auseinandersetzung mit dem Thema Demenz zentral sind. Daran schließt sich der dritte Abschnitt an, der konkret auf die Struktur der Bildanalyse und ihrer Diskussion während der Lehreinheit eingeht. Vorgestellt wird hier eine dreigliedrig organisierte Bildinterpretation, die einen anleitenden Bogen von der deskriptiven Analyse hin zum Krankheitsbild der Demenz schlägt. Der vierte Abschnitt widmet sich einer damit verbundenen Schreibübung. Durch sie erhält die Diskussion noch einmal verbale Konkretheit und fordert die Studierenden zu einer eigenen Stellungnahme gegenüber dem Erlebten auf. Den fünften Abschnitt und Abschluss bildet hier wie auch im Kurs schließlich ein Gedicht von Emily Dickinson.

---

2 Vgl. hierzu aus dem Bereich der pharmazeutischen Betreuung Zimmermann.

3 Die Lehreinheit wurde in der hier vorgestellten Form maßgeblich von Daniel Teufel im Rahmen des *LET ME*-Projekts der TU München konzipiert. Obgleich von mir vorgestellt verdankt sich das Gelingen der Veranstaltung seinen Entwürfen und seiner beständigen Verbesserung.

Allgemeine Bedingungen

Wenn es um die prinzipielle Ausrichtung unserer Lehreinheiten geht, so gilt es zuerst, eine kleine, aber wichtige Vorwarnung auszusprechen: Wer sich klar definierte Antworten, eine intelligible Kontinuität der Sachverhalte und eine einheitliche Handreichung für den „richtigen" Umgang mit Demenz erwartet, muss mit Enttäuschung rechnen. Dies ist allerdings keineswegs als Einschränkung der hier vorgestellten Lehreinheit oder ganz ähnlich gelagerter Angebote zu verstehen, die mit künstlerischen, literarischen, geisteswissenschaftlichen und/oder philosophischen Impulsen arbeiten. Vielmehr gilt es, die Vorwarnung als eine Befreiung zu verstehen: Hier geht es nicht darum, eine Norm zu erfüllen, ein bestimmtes Ziel zu erreichen oder ein formelles Können zu erlangen. Ganz im Gegenteil wollen wir uns Fragen und Problemen widmen, bei denen es keine einfache Antwort und Lösung geben kann, die vielseitig, multiperspektivisch und auch durchaus in sich widersprüchlich sind. Und entsprechend geht es darum, nach der jeweils eigenen Reaktion und Umgangsweise mit einem solchen Sachverhalt zu fragen. Damit werden alle Teilnehmenden gleichermaßen in einer Situation verortet, in der wir uns sowieso und immer schon a priori befinden: Als Individuen mit spezifischem eigenem Befinden, Denken und Handeln, die es nicht in Hinsicht auf eine zu leistende Spezialisierung, sondern in ihrem jeweiligen subjektiven Sein anzusprechen gilt.[4]

Ein wichtiges Element, das entscheidend zum Gelingen einer solchen Lehreinheit beiträgt, ist entsprechend nicht nur das verbale Bekenntnis zu einer ergebnisoffenen und vertrauensvollen Diskussion, in der es letztlich kein Richtig und Falsch gibt, sondern auch grundlegend eine Atmosphäre, die einen solchen Austausch erlaubt. Immerhin geht es hierbei ja auch um ganz Persönliches, über das zu sprechen nicht immer leichtfällt. Nicht selten handelt es sich um schwer artikulierbare Emotionen, bei denen einem im wahrsten Sinne des Wortes eben die Worte fehlen. Ein solcher Dialog bedarf eines geeigneten Nährbodens, um in Gang zu kommen und alle Beteiligten auf Augenhöhe miteinander sprechen zu lassen. Ein Vortrag ex cathedra wäre hierfür also nicht nur ungeeignet, sondern vielmehr das genaue Gegenteil der eigentlichen Intention. Ein entscheidender Bestandteil, mit dem wir am *LET ME*-Programm häufig arbeiten, ist aus diesem Grund die für alle gültige Ansprache in der Du-Form. Abseits der gewohnten Hierarchien und der offiziellen Anreden am Klinikum und in der Universität soll hierdurch eine Stimmung des informell-offenen und gleichberechtigten Austauschs signalisiert werden. Des Weiteren gehört

---

4 Aus diesem Grund findet in *LET ME*-Einheiten in der Regel auch keine abschließende Prüfung oder sonstige Leistungsevaluation statt. Vielmehr sind für uns Schreibübungen, die gemeinsam mit den Studierenden ausgearbeitet und vorgetragen werden, das bewährte Mittel der Wahl.

zur vertrauensfördernden Atmosphäre, dass von Beginn an kommuniziert wird, dass die/der Dozierende zwar eine gewisse Rolle als Moderator einnimmt, aber gegenüber der eigentlichen Fragestellung ebenso unwissend ist wie alle anderen. Das vorliegende Problem mag in seiner Unlösbarkeit bedrücken, aber zugleich markiert es hierdurch eine Gemeinsamkeit, die von allen Anwesenden gleichermaßen geteilt wird und sie diesbezüglich auf einer gleichberechtigten Ebene zusammenführt.

Natürlich spielt schließlich auch der allgemeine Tonfall, mit dem wir mit den Studierenden in Dialog treten, eine entscheidende Rolle in unserem Lehrkonzept. Diesen genau zu definieren, fällt allerdings einigermaßen schwer. Er gehört in seiner konkreten Ausgestaltung vielmehr selbst zu den Dingen, die vom jeweiligen Individuum und seinem Stil abhängig sind. Zumindest können aber zwei Ränder beschrieben werden, zwischen denen sich das Sprechen ansiedeln lässt. Auf der einen Seite versuchen wir, in keinen vortragenden Duktus zu verfallen, sondern eine Gesprächsführung zu treffen, die eher dem privaten Austausch bei einer gemeinsamen Tasse Kaffee entspricht. Das Wort Plauderton fällt einem hierzu als Annäherung ein. Allerdings nur, wenn auch eine zweite Bedingung erfüllt wird. Denn im Vergleich zum Small Talk geht es hier – und damit auf der anderen Seite – darum, ein hohes Maß an Verbindlichkeit und dem einzelnen Individuum zugeneigter Aufmerksamkeit auszustrahlen. Nur wenn man die Artikulationen des Gegenübers in ihrer subjektiven Gültigkeit ernst nimmt, kann man in einen wirklichen Dialog zueinander treten und eine ebenso offene wie vertrauensvolle Atmosphäre etablieren. Hierzu zählt schließlich natürlich nicht nur die Art des Sprechens, sondern auch die Gegenseite: die des Schweigens und aufmerksamen Zuhörens.

Die Bilder *Old Mask II* und *Old Mask VIII* von John Stezaker

Anders als bei unseren eigenständigen Lehrveranstaltungen ist die hier beschriebene Lehreinheit eine Beteiligung an einem klinischen Wahlfach. *LET ME*-Einheiten sind mittlerweile Bestandteile von unterschiedlichsten Wahlfächern wie der Angiologie, der Mund-, Kiefer- und Gesichtschirurgie oder der Palliativmedizin. Obgleich auch als eigenständige Lehreinheiten durchführbar, vermitteln diese integrierten Formate eine explizite Kontrastierung von den üblichen, objektivierten medizinischen Wissensinhalten und der hier fokussierten subjektiven Erfahrungswelt. Entsprechend sind die Studierenden, bevor es zur *LET ME*-Einheit kommt, innerhalb des Wahlfachs bereits in unterschiedlicher Form mit dem Thema der Demenz konfrontiert worden. Den Fokus auf rein medizinische Fragestellungen will unser Lehrangebot nun um einen Blick auf die affektiven, sozialen und existenziellen Symptome ergänzen. Durch eine enge Verbindung dieser „zwei Welten" wird das *sowohl als auch* gefördert, und die Studierenden erfahren direkt am Lehrgegenstand die Vielgestaltigkeit der über das rein Medizinische hinausweisenden Dimensionen einer Erkrankung.

Wie aber nähert man sich einem solchen sensiblen Thema, das auch ein hohes Maß an Einfühlung im Sinne emotionalen Nachempfindens und Antizipierens von Seiten der Studierenden fordert? Eine Antwort meinen wir in der jüngsten, wenn nicht gar zeitgenössischen Kunstgeschichte entdeckt zu haben. Gemeint sind in diesem Fall die fotografischen Bildwelten des englischen Künstlers John Stezaker, der sich auf vielschichtige Montagen spezialisiert hat und diese zu sinnstiftenden Collagen ausarbeitet. Für die Arbeit mit den Studierenden fiel die Wahl auf zwei Werke aus seiner einflussreichen Masken-Serie: *Old Mask II* und *Old Mask VIII* (s. Abb. 1 und Abb. 2). Beide sind im Jahr 2006 entstanden. Darüber hinaus teilen sie sich auch dasselbe Format (24,5 x 19,5 cm) und Sujet: Sie zeigen eine eigentümliche Kreuzung aus Portrait- und Landschaftsfotografie, bei der man es auf der ersten Ebene mit einer formatfüllenden, schwarz-weißen Nahaufnahme auf das Gesicht eines älteren Mannes im Dreiviertelprofil zu tun hat. Auf einer zweiten, darüber liegenden Ebene, die das eine Mal in Sepiatönen, das andere Mal in einem geradezu stählernen Blaugrau gehalten ist, wurde jeweils die Fotografie einer Flussbrücke montiert.

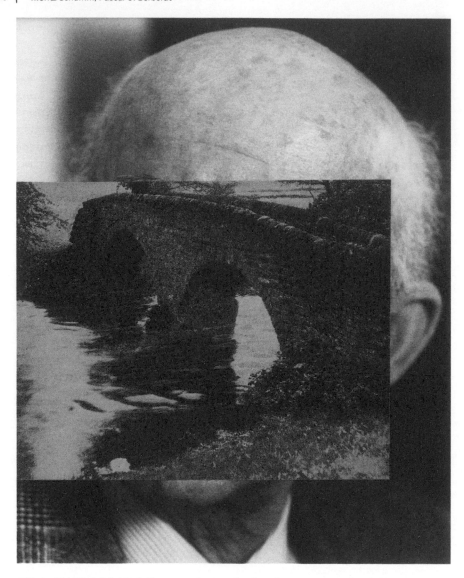

Abb. 1 *Old Mask II (of 8)*, Collage von John Stezaker (2006), 24,5 x 19,5 cm (AP-STEZJ-00318); freundlicherweise zur Verfügung gestellt von Stezaker und The Approach, London. Photographer: FXP Photography, London.

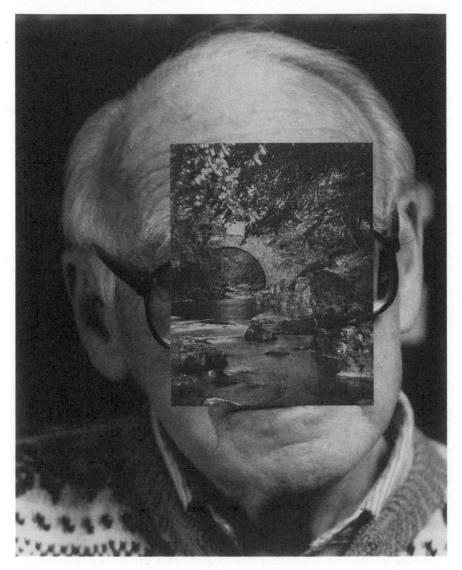

Abb. 2 *Old Mask VIII (of 8)*, Collage von John Stezaker (2006), 24,5 x 19,5 cm (AP-STEZJ-00324); freundlicherweise zur Verfügung gestellt von Stezaker und The Approach, London. Photographer: FXP Photography, London.

Die bestrickende Faszination dieser Überlagerung, die auch von den Kursteilnehmenden in der Regel als eine frühe Beobachtung angeführt wird, ist es, dass die Brückenaufnahmen einerseits das Wesentliche der Portraitaufnahme verdecken: das Gesicht. Sie sind wie ein störender Fleck im Gesichtsfeld von Dargestelltem und Betrachter_in. Zugleich werden sie aber auch genau zu diesem Gesicht, das sie eigentlich verdecken, indem die Züge der Brückenbögen, der Grad der Brückenwölbung und die Reflexion beider Bögen im Wasser mit den an den Rändern erkennbaren Gesichtszügen in einer vielschichtigen und fragilen Korrespondenz stehen. Fragil meint hierbei vor allem, dass die Rechnung zu keinem Zeitpunkt wirklich aufgeht. Manche Elemente der beiden Bilder passen zusammen, nur um an anderer Stelle weit auseinanderzuklaffen. Die Unentscheidbarkeit lässt den Blick der Betrachtenden nicht zur Ruhe kommen. Er changiert beständig zwischen einer aufreizenden Verborgenheit und einer geradezu grotesken Übersteigerung der Gesichtszüge, wenn man in den Brücken eine weit aufgerissene, im Verhältnis zum restlichen Gesicht verzerrte Augenpartie erkennt, die trotz ihrer Größe vor allem leer wirkt. Die Assoziation, es bei der Brücke mit einer Art metaphorischem Röntgenbild zu tun zu haben, das einen unter die Haut direkt auf einen Schädel mit tiefen Augenhöhlen blicken lässt, wird entsprechend häufig benannt.

Es ist genau diese unabschließbare und bedeutungsoffene Qualität der beiden Portraits, die sie für eine tastende Annäherung an die Erfahrungshorizonte der Demenz so geeignet macht. Entscheidend ist hierbei, dass es für eine Analyse dieser Bilder keines besonderen Wissens um hierbei implizierte kunst- und kulturhistorische Horizonte bedarf.[5] Das Verstehen ergibt sich vielmehr aus der direkten Betrachtung der Fotografien mit ihren spannenden, widerspruchsvollen und vielfach Bedeutung stiftenden Überkreuzungen. Stezakers Bildmontagen enthalten hierdurch bereits in nuce, was durch die anleitenden Fragen und die Diskussion verbalisiert und bewusstgemacht wird: Die durchkreuzte Sicht auf das Gesicht durchkreuzt zugleich gewohnte Wahrnehmungsmuster und regt zur Reflexion darüber an, was man hier als selbstverständlich angenommen hätte, aber nun vermisst. Und noch ein weiterer Aspekt ist hierbei wichtig: Es ist nicht nur ein ausgezeichnetes Merkmal der Bilder John Stezakers, sondern der Kunst im Allgemeinen, dass Dinge hier nicht einfach wie in einem Lehrbuch gesagt werden, damit man sie auswendig lernen und übernehmen kann. Vielmehr hat man es mit einer medialen Inszenierung zu tun, die einen selbst in eine spezifische Position bringt, um das Wesentliche nicht nur distanziert abzulesen, sondern zumindest visuell selbst zu erleben. Die Ästhetik ist immer auch zugleich Aisthesis, die Wahrnehmung ein durch die Darstellung geformtes Phänomen. Kombiniert mit dem Kontext der Demenz entsteht so ein spezifischer Raum der Lesbarkeit dieser Bildwelten, der das Thema anhand seiner vielseitigen Assoziationsmöglichkeiten erschließt.

---

5 Hierzu zählt auch, dass weder der Name des Künstlers noch die von ihm gewählten Titel zu den einzelnen Arbeiten von vornherein bekanntgegeben werden. Sie sollen nicht dazu veranlassen, nach einer möglichen Intentionalität des Künstlers zu forschen. Anstelle der Frage „Was will der Künstler uns damit sagen?" geht es bei uns um die Rezipient_innen und die nur auf den ersten Blick schlichte Frage „Was sagt mir dieses Werk?".

Bildanalyse

Was für Assoziationen sind das nun genau, welche Stezakers Bildmontagen im Zusammenhang mit dem Thema Demenz aufrufen können? Eine präzise Bestands-aufnahme lässt sich hierzu nicht geben, ist doch die inhaltliche und analytische Entwicklung der Dynamik der jeweiligen Diskussion unterstellt und die Zahl der potenziellen Gedankengänge letztlich nicht vollständig einzuhegen.[6] Es lassen sich einige wiederkehrende Topoi benennen, die in der thematischen Konstellation der Lehrveranstaltung ein gewisses intuitives Selbstverständnis und instantane Evidenz beanspruchen können. Sie lassen sich anhand einer dreistufigen Struktur von Fragen darstellen, entlang derer die Bildbeschreibung organisiert wird: Die ersten beiden Ebenen der Bildbeschreibung und Interpretation dienen dazu, einen den Bildern inhärenten Erfahrungshorizont zu eröffnen, der auf der dritten Stufe wieder auf das Thema Demenz zurückgespiegelt und diskutiert wird.

Was sehen wir? – Die erste Frage zielt zunächst auf eine rein deskriptive Analyse der Fotografien. Hierbei wird in der Regel primär auf die Sichtbarkeit des Alters bei den Portraitierten eingegangen. Die faltige Haut, Altersflecken und graue Haare, aber auch die formale Bildqualität des Schwarz-Weiß- und Sepiatons als Markie-rung alter Aufnahmen werden hier genannt. Die darübergelegte Brückenaufnahme wird in der Regel als ein störendes Element wahrgenommen, das den Blick auf das fotografische Gegenüber verstellt. Die Korrespondenzen zwischen den Landschafts-und Portraitaufnahmen erfahren eine ambivalente Würdigung. Sie oszilliert zwi-schen einer Anerkennung der gewitzten Montage und einer Ablehnung, die auf das Ungefugte und Offene dieser Verbindung verweist. Die Stimmung der Bilder ist dementsprechend zwischen einer ingeniösen Bildauswahl und einem gekonn-ten Bildwitz sowie einer gespenstischen „Unverfugtheit" zu verorten,[7] die noch zusätzlich durch die Totenschädelassoziation verstärkt wird.

Was sehen wir nicht? – Diese Unabschließbarkeit und das Changieren der Po-sitionen, das sowohl in der Diskussion zwischen den Studierenden als auch in der Haltung Einzelner nachvollzogen werden kann, bildet einen entscheidenden Moment. Durch gezielte Nachfrage wird das Thema hier von der reinen Beschrei-bung auf die Deutungsebene gehoben. *Denn was bedeutet es, wenn gerade das Gesicht verdeckt wird? Was wird uns dadurch genommen? Was verbindet man mit*

---

6 Hier liegt ein Unterschied zu einem eher formalisierten Umgang mit Kunst und Bildern als Unter-richtsmaterial, wie es beispielsweise das vor allem in den Vereinigten Staaten einflussreiche Konzept der *Visual Thinking Strategies* nahelegt. Vgl. hier u. a. Yenawine.

7 Eine Position, die sich ganz im Sinne Derridas als eine abgründige, visuelle Heimsuchung für die Betrachtenden verstehen lassen kann. Zumindest ist das „Unverfugte" Derridas Erklärung des ge-spenstischen Auftritts entlehnt. Sie stützt sich wiederum auf Martin Heideggers Sprechen von einem aus den Fugen- respektive Unfug-Seins. Vgl. Derrida, S. 43 f.

der Miene eines Menschen? Antworten auf diese Fragen zielen zumeist direkt auf die Bedeutung des Gesichts als dem primären Ort am Körper, auf den wir unsere Aufmerksamkeit richten. Es ist unser expressivstes Körperteil, auf dem sich unsere Gemütszustände, Gefühle und Gedanken, nicht selten auch unsere Lebensgeschichte widerspiegeln. Das Gesicht ist der deutlichste Ausdruck unserer Identität. Nicht umsonst fertigt man Portraitaufnahmen von Gesichtern und nicht von Händen oder Füßen an. Wenn es um die Individualität und die je eigene Lebenswelt geht, dann ist es das beredte Gesicht, das sein Herz auf der Zunge trägt. Die Erfahrung hat gezeigt, dass die Diskussion hier schnell voranschreitet vom phänomenologischen Erscheinungsbild einer Person zu Fragen der individuellen Persönlichkeit und Identität. Während die reine Analyse und deskriptive Beschreibung eines Kunstwerks Medizinstudierenden eine ungewohnte Rolle auferlegt, auf die sie zunächst zögerlich eingehen, findet hier bereits ein Brückenschlag zur eigenen Lebens- und Erfahrungswelt statt, wenn man mit Stezakers Werken über die Bedeutung des Gesichts im Allgemeinen sprechen kann.

Wie lässt sich die bisherige Bildinterpretation für das Thema Demenz ausdeuten? – Wie ist es zu bewerten, wenn einem der Zugang zu einem oder gar dem eigenen Gesicht verwehrt wird? Wenn das Gesicht ersetzt wird durch eine Maske, also ein Gesicht ohne Expressivität? Was wird aus dem Körper, wenn sich das Persönliche und seine Geschichte aus ihm zurückziehen? Spätestens mit diesen Fragen schließt sich der Kreis zum eigentlichen Thema. Die Bilder erfahren eine Ausdeutung, die einen fortschreitenden Verlust von Identität attestiert, bei dem die Augen der Betroffenen selbst zur Maske werden. Oder sie werden als die bereits angesprochenen Darstellungen von Totenschädeln identifiziert, die einen zwar noch anblicken, aber nicht mehr selbst zu sehen vermögen, während der Fluss der Ereignisse einfach durch sie hindurchfließt. Ferner wird auf die eigene Position gegenüber den Fotomontagen reflektiert, wenn man sich selbst als Außenstehende_r ohne Eingriffsmöglichkeiten erlebt. Dem Versperrtsein des individuellen Seins und Sinns korrespondiert dann eine gefühlte Handlungsunfähigkeit, die ohnmächtig zusieht, wie eine ganze Lebensgeschichte mitsamt all ihrer Gefühle und Gedanken in den Hintergrund gedrängt wird, um einem anderen, einem unbekannten Subjekt zu weichen.[8]

Auf diese Weise wird über den Dreischritt der Bildanalyse ein spezifischer Erfahrungshorizont für die Studierenden erschlossen und reflektiert, der den sukzessiven

---

8 Dies sind natürlich nur einige Aspekte, die sich Stezakers Bildern entnehmen und auf das Thema der Demenz projizieren lassen. Andere Bedeutungsdimensionen und daraus resultierende Perspektiven auf die Demenz können sich aus der dynamischen Diskussionssituation ergeben. So ließe sich beispielsweise auch an eine metaphorische oder symbolische Deutungsrichtung denken, die sich stärker an ikonografischen Gehalten orientiert. Die Konfrontation unterschiedlicher Bildgenres – Portrait- und Landschaftsfotografie – mit ihren jeweiligen Epistemologien ließe sich gleichfalls für die Diskussion mit ganz eigenen Ergebnissen fruchtbar machen.

Identitätsverlust für Betroffene wie für Angehörige in den Fokus rückt. Während der Identitätsverlust und das Sterben der eigenen Persönlichkeit eine Betroffenheit am eigenen Leib antizipieren, zielt die Ohnmacht darüber hinaus auch auf die Rolle Angehöriger oder den begrenzten therapeutischen Handlungsspielraum der Ärztin und des Arztes. Es sind unter anderem diese beiden Dimensionen eines persönlichen Erlebens und auch Erleidens durch den Patienten oder die Patientin selbst und durch seine Angehörigen, die durch die beiden Werke John Stezakers auf nachdrückliche Weise vorgestellt werden können. Die konkrete Diskussion kann in ihrer jeweiligen Eigenständigkeit hierbei mal mehr zur einen, mal mehr zur anderen Seite des Bedeutungsspektrums neigen, bewegt sich aber unserer bisherigen Erfahrung nach stets in dem hier aufgestellten Spannungsverhältnis. Auf diese Ergebnisse lässt sich abschließend noch einmal dezidiert eingehen, wenn man konkret danach fragt, wie sich diese Einsichten in der Rolle der behandelnden Ärztin oder des behandelnden Arztes anwenden und reflektieren lassen.

Schreibübung

Um diesen Überlegungen eine weitere, das Thema vertiefende Ebene hinzuzufügen, hat es sich für *LET ME* bewährt, an das Ende einer Lehreinheit eine Schreibaufgabe zu stellen. Nicht nur erhalten die Flüchtigkeit und Ereignishaftigkeit der Diskussion im Sinne des reflective writing der Narrativen Medizin eine materielle, anhaltende Form. Die schriftliche Bearbeitung mit einer spezifischen, auf das aktuelle Thema bezogenen Aufgabenstellung sorgt auch noch einmal für eine intensive Auseinandersetzung der einzelnen Teilnehmenden mit der vorhergehenden Diskussion, ihren Resultaten und eigenen, daraus gezogenen Schlussfolgerungen. Für einige Studierende ist dies zunächst ein befremdlicher Abschnitt und geht mit einer gewissen Überwindung einher. Denn nicht nur die Arbeit im Stillen gehört zu dieser Übung, sondern ebenso das anschließende Vorlesen in der Gruppe. Entsprechende Nachfragen und Evaluationen haben allerdings auch ergeben, dass dieses Element unserer Lehrveranstaltungen von nahezu allen Teilnehmenden im Nachhinein als äußerst positiv bewertet wurde. Der mutige Schritt zum Schreiben lohnt sich also und wird retrospektiv als Gewinn erachtet. Denn die Beschäftigung mit dem Schreiben wirkt wie ein Verfremdungseffekt, der zu einer veränderten Haltung und hierdurch noch einmal zu einem klareren Blick auf das Thema führt.

Im vorliegenden Fall des Wahlfachs Demenz fiel die Entscheidung auf eine Schreibaufgabe, die sich eng an die Bildanalyse anschmiegt und sich wie eine Art Kommentar zu dieser verstehen lässt. Zwei Sätze gilt es mit Blick auf *Old Mask II* und *VIII* zu vervollständigen: „Genauso sieht für mich Demenz aus, weil ..." und „genauso sieht für mich Demenz NICHT aus, weil ..." Entscheidend für diese Übung ist die zweigeteilte Struktur der Aufgabenstellung. Denn zuerst wird nur nach Vervollständigung des ersten Satzteils gefragt. Erst danach kommt der zweite Satz hinzu, um das bisher Gedachte und Aufgeschriebene noch einmal gegen den Strich zu denken. Hierfür stehen jeweils knappe fünf Minuten Zeit zur Verfügung. Zwei Hauptanliegen sind mit dieser Fragestellung verbunden: Erstens – und wie bereits angesprochen – soll durch den erneuten Blick auf die beiden Fotomontagen das bisher Analysierte und Besprochene seine schriftliche Konkretion und Verstetigung erfahren. In der einfachen Struktur zweier Satzergänzungen sollen die Studierenden ihre Gedanken auf einen fokussierten Nenner bringen und festhalten. Zweitens soll hier noch einmal die Offenheit unserer Versuchsanordnung verdeutlicht und die eigene Position der Studierenden als Entscheidungsträger gestärkt werden. Denn natürlich ist das Bild, das hier von Demenz gezeichnet wurde, eines unter vielen, so wie auch die Erfahrungen im Kontakt mit Demenzkranken sich von Person zu Person unterschiedlich ausnehmen können. Die Studierenden entscheiden entsprechend jede_r für sich, welchem Satz sie mehr Vertrauen schenken wollen. Ihre Ergänzungen sind wie eine dazugehörige Begründung, die der eigenen Subjektivität gegenüber dem Thema Demenz und seiner facettenreichen Phänomenologie Rechnung trägt. Ob nun die Montagen Stezakers abgelehnt oder als passend anerkannt werden, spielt dabei dann letztendlich keine markante Rolle. Wichtig ist vielmehr, dass die Studentinnen und Studenten nach 30 Minuten intensiver Auseinandersetzung mit diesen Werken und ihrer Bedeutung für Demenz eine eigenständige Position dem Phänomen gegenüber antizipieren können. Die bildliche Reflexion über Demenz wird dadurch noch einmal nachdrücklich zu einer gedanklichen Reflexion über das je eigene Bild von Demenz und den je eigenen Umgang mit dieser Krankheit, die auch über die Einheit hinauswirkt. Dies spiegelt sich in den überaus positiven Evaluationen[9] des Angebots wider, in denen gerade der andere Blickwinkel auf das Thema und die damit einhergehenden Denkanstöße besondere Betonung finden. In den Kommentaren wurde zudem angegeben, dass man „sehr mit den Gedanken daran hängt" und „gerne noch weiter über Konsequenzen sprechen" kann, sodass eine erweiterte Diskussion und Vertiefung nicht nur möglich, sondern auch durchaus erwünscht ist.

---

9 Die Einheit wurde hier unter anderem als „erfrischend" und „sehr bereichernd" im ansonsten rein auf das Medizinische konzentrierten Wahlfach beschrieben. Vereinzelt fanden sich auch Stimmen, die dieses Angebot als „schwer nachvollziehbar" oder als „nicht so treffend" erachteten. Hierbei scheint – in der positiven wie auch in der negativen Beurteilung – gerade der qualitative Sprung von einer rein medizinischen Lehreinheit hin zu einer relativ freien und bedeutungsoffenen Diskussion den Ausschlag zu geben.

Abschluss

Das Thema der Demenz hat viele Facetten, die alle ihre ganz eigene Bedeutung und Virulenz besitzen. Hier, wie letztlich im Zusammenhang mit jeglicher Form schwerer Erkrankung, kann eine Diagnose kaum auf das rein Medizinische beschränkt werden, sondern nimmt erst unter Bezugnahme auf die sozialen und affektiven Auswirkungen seine volle Gestalt an. Zusätzlich gehört es zu den Schwierigkeiten, dass all die beteiligten Aspekte nicht notwendigerweise in harmonischer Nachbarschaft existieren, sondern durchaus ein konfliktreiches und widersprüchliches Verhältnis zueinander pflegen. Zwischen ihnen abzuwägen und eine Entscheidung für eine spezifische Gewichtung zu treffen, die für alle Beteiligten die bestmögliche Therapie darstellt, setzt voraus, ein empathisches Verständnis für die besonderen Herausforderungen und das spezifische Leid dieser Erkrankung zu besitzen. Über den Umweg der Ästhetik erschließt die vorgestellte Lehreinheit für die Betrachter_innen und zukünftigen Ärztinnen und Ärzte einen Erfahrungshorizont, der einen probeweisen Vorstoß in dieses Gebiet wagt. Er lässt die eigene Einstellung und das eigene Verhalten gegenüber einem solchen Befund kennenlernen und darüber reflektieren, wo die wesentlichen Schwerpunkte für einen selbst wie für Patienten und Patientinnen sowie Angehörige liegen können.

Um diesen Einblick und die eigene Haltung abschließend noch einmal auf den Punkt zu bringen, dient am Ende der Lehreinheit wie nun auch am Ende dieses Artikels ein Gedicht Emily Dickinsons. Wie auch bei den Bildmontagen Stezakers, handelt es sich hierbei um ein Werk, dessen Entstehung sich nicht einer konkreten Auseinandersetzung mit Demenz verdankt, aber im Kontext dieses Themas eine Vielzahl spannender Facetten und Perspektiven offeriert. Ausgedruckt wird es an die Studierenden verteilt und im Wechsel der Strophen laut vorgelesen. Das Gedicht widmet sich der Beschreibung eines Gemütszustandes der Agonie in der metaphorischen Form der eigenen Beisetzung. Dabei lassen die Zeilen der amerikanischen Dichterin noch einmal eine Vielzahl von Aspekten anklingen, die auch bei der vorhergehenden Diskussion der Demenz eine wichtige Rolle spielten. Vor allem das Ausblenden der persönlichen Existenz und seine assoziative Verknüpfung mit Sterben und Tod sind in diesem Zusammenhang sinnfällig. Gehalten in der ersten Person Singular, sind auch die Rezipient_innen aufgefordert, mit der Dichterin ich zu sagen und das Geschehen für sich selbst zu antizipieren. Verstärkt wird dies noch durch die syntaktische Eigenwilligkeit des Gedichts, das auf einen möglichst immersiven Nachvollzug und direktes Erleben für die Lesenden dringt. Dickinson verbindet in ihrem Gedicht vor allem akustische Sensationen mit dem passiven bis ohnmächtigen Erleiden der eigenen Auslöschung, um dieses in einer bedrückenden Unerbittlichkeit erfahrbar zu machen – bis zu dem Punkt, an dem die Sinne und mit ihnen auch der Sinn gänzlich schwinden.

Wie auch schon bei den Werken Stezakers ist auch hier genau die kontroverse Vielschichtigkeit im Erleben und in der Interpretation des Gedichts entscheidend. Und wie bei der Bildbetrachtung ist es auch hier die besondere Qualität der Verweigerung einer sinnstiftenden, monokausalen *closure*, die das Gedicht für den Abschluss der Diskussion prädestiniert. Die Unabschließbarkeit fordert dazu auf, selbst Position zu beziehen und zu entscheiden, ob man das hier aufgerufene Bild der Demenz für sich akzeptieren und für sein ärztliches Tun adaptieren kann – oder auch nicht. Aus diesem Grund findet die Diskussion des Gedichts im Rahmen der Lehreinheit nur in ihren Grundzügen statt. Die Veranstaltung endet stattdessen mit der Bitte, sich noch einmal selbst Gedanken zu diesen Worten zu machen. Für welche Seite man sich hierbei aber auch immer entscheiden mag, auf jeden Fall ist das hier aufgerufene Erleben dazu angetan und gedacht, eine längerfristige Auseinandersetzung mit diesem Thema anzustoßen, in dem nicht zuletzt das Enigma des Lebens von uns allen, unserer Identität und Sterblichkeit mitanklingt.

Literaturverzeichnis

Derrida, Jacques (2004): Marx' Gespenster. Der Staat der Schuld, die Trauerarbeit und die neue Internationale, Frankfurt/Main.

Dickinson, Emily (2015): I felt a Funeral, in my Brain, in: dies.: Sämtliche Gedichte, München.

Yenawine, Philip (2013): Visual Thinking Strategies. Using Art to Deepen Learning Across School Disciplines, Cambridge.

Zimmermann, Martina (2013): Instructional Design and Assessment. Integrating Medical Humanities into a Pharmaceutical Care Seminar on Dementia, in: American Journal of Pharmaceutical Education, 77, 1, Art. 16.

Emily Dickinson
I felt a Funeral, in my Brain,
and Mourners to and fro
Kept treading – treading – till it seemed
That Sense was breaking through –

And when they all were seated,
A Service, like a Drum –

Kept beating – beating – beating – till I thought
My mind was going numb –

And then I heard them lift a Box
And creak across my Soul
With those same Boots of Lead, again,
Then Space – began to toll,

As all the Heavens were a Bell,
And Being, but an Ear,
And I, and Silence, some strange Race
Wrecked solitary, here –

And then a Plank in Reason, broke,
And I dropped down, and down –
And hit a World, at every plunge,
And finished knowing – then –

Emily Dickinson
Durchs Hirn schritt mir ein Leichenzug,
Gefolge, kam und ging
Ein Trampeln – Trampeln – bis es schien
Es bräche ein der Sinn –

Und als man saß, Getrommel,
Das war der Gottesdienst –
Und Schlag – und Schlag – schon spürte ich
Ertauben mein Gemüt –

Mir schien, sie hoben eine Kiste
Mit Bleigaloschen querten
Sie knarrend meine Seele, wieder,
Der Raum – begann zu läuten,

Als wären alle Himmel Glocke,
Und Dasein, nur ein Ohr,
Und Ich, und Stille, fremder Stamm
Als Strandgut, einsam, hier –

Dann brach ein Balken im Verstand,
Ich stürzte ab und stieß
An immer neue Welten an,
Dann – war mit Wissen Schluss –

Quelle: Emily Dickinson (2015): I felt a Funeral, in my Brain, in: dies.: Sämtliche Gedichte, München. S. 288 ff.

Katharina Fürholzer, Florian Steger

Einzigartiges erzählen

Lars Gustafssons Roman *Der Tod eines Bienenzüchters* und der Wert des Singulären in Ethik und Ästhetik

Abstract

Medizin basiert in wesentlichem Maße auf Kommunikation. Auseinandersetzungen mit dem Einfluss der Sprache auf Krankheits- und Krankenwahrnehmungen sowie auf die Patient-Arzt-Beziehung sind insofern fester Gegenstand medizinethischer Debatten. Als Inbegriff von Sprachbewusstsein und -beherrschung kann der ästhetische Ausdrucksraum der Literatur in der studentischen Lehre einen wesentlichen Beitrag dazu leisten, für Fragen des Medizinethischen zu sensibilisieren. In der Verhandlung der – oft nur implizit anklingenden – Konnotationen und Implikationen verschiedener Darstellungs- und Wahrnehmungsweisen von Gesundheit, Krankheit und medizinischem System gilt es dabei, voneinander abweichende, womöglich konfligierende Darstellungen und Wahrnehmungen nicht auf ein zu behebendes Problem zu reduzieren. Vielmehr ist die wertschätzende Annahme von Individualität und Subjektivität – sei es nun in Bezug auf den Patienten[1] oder auch den Arzt – integraler Bestandteil gelungener Patient-Arzt-Kommunikation und -Beziehung. Den komplexen Möglichkeiten, welche die literarische Textarbeit für die Medizinethik in diesem Zusammenhang für die studentische Lehre bietet, soll im Folgenden am Beispiel von Lars Gustafssons Roman *Der Tod eines Bienenzüchters* (1978) erläutert werden.

1. Kontext

Auch wenn in der Medizin nach wie vor ein Denken und Handeln in Mustern, Typologien und Norm(ierung)en vorherrschend ist, lässt sie sich nicht lösen von der Einzigartigkeit all jener, die in ihr zusammentreffen, um gemeinsam zu einem guten Umgang mit Gesundheit und Krankheit, Leben und Tod zu finden. Diese Singularität des Einzelnen, seiner Wünsche und Werte, Perspektiven und Wahrnehmungen gilt es zu schützen und zu wahren. Individualität und Subjektivität

---

1 Wo im Folgenden zur besseren Übersichtlichkeit die maskuline Formulierung verwendet wird, sind Frauen, Männer und alle weiteren Identitäten gleichermaßen angesprochen.

sind so in gewisser Weise kaum trennbar von Fragen der Ethik. Doch nicht nur die Medizin, auch die Literatur lebt vom Singulären. Dank eines schier unerschöpflichen, von reichhaltiger Heterogenität belebten Schatzes an Autoren und Gattungen unterschiedlichster Hintergründe und Ausprägungsformen vermögen literarische Werke den Leser – auf je eigene, individuelle und subjektive Weise – ungeahnte, unbekannte Perspektiven auf Mensch und Welt zu eröffnen, welche die eigene Sicht bereichern, erweitern, manchmal gar auf den Kopf stellen können.

Unsere folgenden Reflexionen, welche Bedeutung gerade literarische Auseinandersetzungen mit Gesundheit und Krankheit für die Vermittlung medizinethischer Fragestellungen mit sich bringen, beziehen sich vorrangig auf einen Abschnitt aus einem studentischen Seminar an der Medizinischen Fakultät der Universität Ulm. Bei dieser Lehrveranstaltung handelt es sich um das regelmäßig stattfindende 90-minütige Seminar „Medical Humanities", das Teil der an Studierende der Humanmedizin im 5. und 6. Semester adressierten curricularen Pflichtveranstaltung „Geschichte, Theorie und Ethik der Medizin" ist. Pro Semester nehmen rund 150 Studierende hieran teil; um eine intensive und produktive Diskussions- und Arbeitsatmosphäre zu befördern, werden diese parallel in Gruppen von etwa 20 Studierenden unterrichtet. Die Lehrveranstaltung wurde entwickelt und durchgeführt am Ulmer Institut für Geschichte, Theorie und Ethik der Medizin, das durch seinen Direktor, Professor Dr. Florian Steger, in Forschung und Lehre einen Schwerpunkt auf die vielfältigen Beziehungen von Literatur/Künsten und Medizin legt (vgl. etwa *Jahrbuch Literatur und Medizin* 2007 ff; Steger/Fürholzer 2019).

2. Lernziele und Durchführung

2.1 Ziele und Materialien

Ziel des Seminars ist es in erster Linie, den Studierenden Unterschiede zwischen der medizinischen Fachsprache ärztlich-therapeutischen Personals und der Wahrnehmungs- und Darstellungsweise von Patienten erkennbar zu machen und gemeinsame Lösungsschritte für eine gelingende Patient-Arzt-Kommunikation und -Beziehung zu erarbeiten. Dabei wird Wert darauf gelegt, den Studierenden ein ganzheitliches Bild von Krankheit und Kranksein zu vermitteln und ihr Bewusstsein für die individuellen und subjektiven Erfahrungen von Patienten wie auch deren Recht auf Selbstbestimmung zu schulen. Das Seminar wird eingeleitet durch eine ca. 15-minütige Einführung in historische und theoretische Grundzüge der Medical Humanities, an die sich die Arbeit an dem hier im Vordergrund stehenden Roman *Der Tod eines Bienenzüchters* (1978) anschließt. Für die an die Einführung anknüpfende Erarbeitung und Diskussion des Romanausschnitts sind insgesamt etwa 35 Minuten veranschlagt, in welchen den Studierenden zugleich weitere, für die Lernziele relevante Theorie vermittelt wird. Die verbleibenden 40 Minuten des Seminars dienen der Verhandlung zusätzlicher, im Folgenden nicht näher besprochener Wechselwirkungen zwischen Sprache, Literatur und Medizin. Der Schwerpunkt dieses zweiten Seminarabschnitts liegt unter anderem auf den Auswirkungen medizinischer Sprachkonventionen und -bilder auf die Fremd- und Selbstwahrnehmung von Patienten und Ärzten (man denke exemplarisch an den Einfluss von Sprache auf krankheitsbezogene Stigmatisierungen, Diskriminierungen und Paternalisierungen). Gearbeitet wird hierfür mit Gottfried Benns Gedicht *Mann und Frau gehn durch die Krebsbaracke* aus dessen *Morgue*-Zyklus (1912) sowie repräsentativen Beispielen aus klinischer Umgangssprache, gesellschaftlicher Alltagssprache und Patientensprache, wie sie sich etwa in Patientenblogs oder auch Textsorten wie der Patientenverfügung finden.

2.2 Lehrmethode

Die Teilnehmenden sollen im Seminar auf zwei Kompetenzebenen gefördert werden: 1. der Wissensebene und 2. der Anwendungsebene. Um dies zu erreichen, ist die Veranstaltung methodisch an den international etablierten Ansatz der Problemorientierten Lehre (POL) angelehnt, mit welcher auch in weiteren Seminaren der curricularen Lehrveranstaltung „Geschichte, Theorie und Ethik der Medizin" positive Erfahrungen gemacht wurden (vgl. Fuerholzer/Schochow/Steger; Fuerholzer/Schochow/Peter/Steger). Durch die Auseinandersetzung mit einem konkreten Fallbeispiel befördert diese studierendenzentrierte Lehrmethode die Fähigkeiten von Studierenden zu kritischem Denken, Problemlösung und selbstständigem Lernen (vgl. z. B. Nolte/Gommel/Sponholz; spezifisch zur Nutzung von POL für den Medical Humanities-Unterricht vgl. Fen-Yu Tseng et al.). POL ist dadurch auch für eine gezielte Hinführung von Studierenden an Fragestellungen des Medizinethischen geeignet. Da die Teilnehmenden die Lehrinhalte nicht in Form von Frontalunterricht vermittelt bekommen, sondern Textauszüge und Fragestellungen zunächst in Kleingruppen bearbeiten und sodann im Plenum besprechen, lässt sich unmittelbar prüfen, inwieweit die gesetzten Lernziele erreicht werden. Der Dozierende kann auf diese Weise individuell an die Studierenden angepasstes Feedback geben und die Diskussionsrunde gegebenenfalls durch zusätzliche Anregungen oder Hinweise ergänzen.

2.3 Prüfungsformat

Am Ende des Semesters wird im Ulmer Seminar die Vermittlung der oben genannten Lernziele im Rahmen einer umfassenden Multiple-Choice-Klausur (MC) noch einmal überprüft. Die Fragen beziehen sich auf objektiv prüfbare Daten und Fakten zu u. a. Hintergründen, Definitionen und Konzepten aus dem Gegenstandsbereich der Medical Humanities, Narrativ-Basierten Medizin und Patient-Arzt-Kommunikation und -Beziehung. Alle prüfungsrelevanten Inhalte werden sowohl im einführenden Vortrag des Dozierenden zu Beginn des Moduls als auch ergänzend zu den Ergebnissen, die in Kleingruppen und Plenum erzielt werden, vermittelt.

3. Das Werk: Schmerz zwischen Sprache und Schweigen

3.1 Autor und Roman

Die schwedische Originalversion des im Unterricht genutzten Romans erschien erstmals 1978 und wurde noch im selben Jahr in deutschsprachiger Übersetzung veröffentlicht. *Der Tod eines Bienenzüchters* ist fünfter und letzter Teil des Romanzyklus *Risse in der Mauer* des schwedischen Schriftstellers und Philosophen Lars Gustafsson (1936–2016).[2] Für die hier im Vordergrund stehenden Fragen nach Sprachmacht und -ohnmacht lohnt der Blick auf Gustafsson nicht zuletzt aufgrund der intensiven Auseinandersetzung dieses Autors mit Wechselwirkungen von Sprache und Wirklichkeit, die sowohl seine philosophischen Schriften – zu erwähnen ist hier namentlich *Språk och lögn* (1979; zu Deutsch in etwa: *Sprache und Lüge*) – als auch sein frühes literarisches Werk prägte. Gustafssons sprachpessimistische Grundhaltung, die sich durch ein merkliches Misstrauen gegenüber den Möglichkeiten der Sprache, Informationen zu übermitteln und die Wirklichkeit abzubilden, äußert (vgl. Rönnerstrand, S. 285), ist auch in *Der Tod eines Bienenzüchters* deutlich herauszulesen.

Facetten des Individuellen und Subjektiven und ihre Bedeutung für Gesundheit und Krankheit werden in Gustafssons Roman durch Erzähler und Erzählweise explizit zu Bewusstsein gebracht: So stellt das Werk einen sterbenden Patienten in den Vordergrund, der sich in intimen, tagebuchartigen Aufzeichnungen mit seiner Krankheits- und Lebensgeschichte auseinandersetzt. Fiktiver Urheber dieser kaum weiter kommentierten Notizbucheinträge ist der pensionierte Lehrer Lars Lennart Westin, der abgeschieden in einer entlegenen Gegend in Nordschweden seinen Ruhestand verbringt. Sein Kontakt zu anderen Menschen ist aufs Äußerste reduziert; nur ein Hund begleitet Westin durch sein einsames, isoliertes Leben. Auslöser seiner in den Notizbüchern festgehaltenen Reflexionen über Gesundheit und Krankheit, Leben und Tod, Subjekt und Wirklichkeit sind starke körperliche Schmerzen, welche vermutlich durch eine Krebserkrankung verursacht werden – ein Krankheitsmotiv, das in der Literatur der Gegenwart einen gängigen Auslöser

---

2 Für biographische Informationen zum Autor siehe Volz.

für Lebensbilanz und Selbstbefragung formt (vgl. Brümmer, S. 13). Konfrontiert mit seiner Körperlichkeit befasst sich Westin zunehmend mit seiner eigenen Sterblichkeit[3] und gelangt dabei zu einer „Rückkehr zu den letzten Fragen der Existenz, zum Menschen selbst" (Algulin, S. 33).

3.2 Sprachmacht und -ohnmacht in der Medizin

Betrachtet man näher, auf welche Weise im Roman die Umstände des vorgeblichen Tumorschmerzes kommuniziert werden, so fällt auf, dass dem Leser definitive Gewissheit darüber, dass Westin tatsächlich Metastasen in Leber und umliegendem Gewebe aufweist[4] und in der Folge verstirbt, nicht gewährt wird. Behauptet wird dies lediglich von einer im Roman nicht näher vorgestellten Figur, die Westins Notizbücher in einem der eigentlichen Handlung vorausgestellten fiktiven Herausgeberkommentar[5] als Hinterlassenschaften eines verstorbenen Krebspatienten präsentiert. Diese Behauptung erweist sich allerdings als unzuverlässig, werden im Verlauf des Werkes doch weder Westins Diagnose noch sein Tod explizit bestätigt. Einen möglichen Anhaltspunkt hierfür liefert lediglich ein in Westins Aufzeichnungen erwähnter Brief des Krankenhauses, der Untersuchungsbefund und Diagnose zu enthalten scheint. Der Inhalt dieses Briefes bleibt jedoch sowohl Westin als auch dem Leser letztlich verborgen, da sich Westin zu Beginn des Romans entscheidet, diesen ungelesen zu vernichten.

Diese „bewusste Entscheidung [Westins] für die Unwissenheit" (Brümmer, S. 47) gewährt den Lesern unmittelbar Einblick in Westins Perspektive auf Gesundheit, Krankheit und das medizinische System sowie dessen Einfluss auf Sprach- und Wirklichkeitswahrnehmungen. Indem dabei die Sprachmacht und -ohnmacht des Patienten der Medizin gegenübergestellt wird, ist dieses Element des Romans für die medizinethische Lehre von besonderem Interesse. So lässt sich die medizinische Diagnosestellung – im Sinne des Philosophen J. L. Austins[6] – als Sprechakt verstehen, werden Krankheit und Sterben doch bisweilen gerade dadurch, dass der Arzt sie benennt, zur Realität: Die ärztliche Diagnose erklärt das Symptom zur

---

3 Vgl. hierzu Sander, S. 263, welche nicht den Tod, sondern das Faktum der Sterblichkeit als bestimmendes Thema des Romans sieht.

4 Die Deutung von Westins Krankheit als möglichem Leberkrebs findet sich bei Gustafsson 1986, S. 264 f.

5 Diese ‚Herausgeberfiktion' ergibt sich laut Sander aus der detaillierten und nüchternen „Benennung, Datierung und Charakterisierung der herangezogenen ‚Quellen'", die den Eindruck verstärken, man habe authentisches Faktenmaterial vor sich liegen (vgl. Sander, S. 249).

6 Austins Theorie des Sprechakts basiert auf der Argumentation, dass durch bestimmte sprachliche Äußerungen zugleich Handlungen vollzogen werden; so ist beispielsweise eine Formulierung wie „Hiermit erkläre ich euch zu Mann und Frau" nicht beschreibend, sondern vielmehr realitätsschaffend (vgl. Austin). Zu medizinischen Sprechakten siehe Susanthi/Artawa/Yadnya/Satyawati.

Krankheit, den Leidenden zum Kranken, die Person zum Patienten.[7] Durch die Vernichtung des Krankheit sagenden und konstruierenden Briefes, die in gewisser Weise einer Entscheidung gegen die Patient-Arzt-Kommunikation und -Beziehung gleichkommt, entzieht sich Westin nun jener passiven Rolle, die dem Patienten in diesem Gefüge nur zu häufig zukommen kann. Im privaten Raum seiner Notizbucheinträge findet er stattdessen die Freiheit, sich seinen individuellen, subjektiven Empfindungen zu stellen, ohne davon beeinflusst zu werden, dass die Medizin die Macht und Möglichkeit hat, Gesundheit und Krankheit mittels Sprache zu konstruieren und dekonstruieren.[8]

3.3 (Bild-)Sprache des Patienten

Um seine Empfindungen in Worte zu fassen, greift Westin auf ein breites Spektrum an Ausdrucksformen zurück, deren genauere Analyse angehenden Ärzten ein Verständnis für die Sprach- und Wahrnehmungswelten ihrer Patienten ermöglichen kann. So geben sowohl Westins Rezeption krankheits- und schmerzbezogener Literatur wie auch die von ihm selbst verwendeten sprachlichen Bilder und Formen nicht nur Einblick in seine unmittelbare Krankheitsempfindung, sondern darüber hinaus auch in seine privaten Lebensumstände (z. B. seine isolierte Lebensweise und das damit einhergehende fehlende soziale Netzwerk), seinen Bildungsgrad (z. B. zu erkennen an Vergleichen und Metaphern aus dem Bereich der Physik, die auf einen hohen Bildungsgrad schließen lassen), seine Interessen und Werte (z. B. seine in seinem Lese- wie auch Sprachverhalten erkennbare Affinität zu Wissenschaft und Philosophie, oder auch sein Streben nach Autonomie). Dies sind auch sozialanamnestisch relevante Faktoren, deren Wissen einen wesentlichen Beitrag zu einer gelungenen, wertschätzenden, individuell abgestimmten Kommunikation und Beziehung zwischen Arzt und Patient leisten kann.

Eine fruchtbare Diskussionsgrundlage für den medizinethischen Unterricht bietet in diesem Kontext beispielsweise Westins Versuch, seine körperlichen Empfindungen mithilfe verschiedener Fachsprachen und -literaturen zu erfassen, wofür er etwa Exzerpte aus medizinischen und philosophischen Schriften in sein Notizbuch überträgt und als Impuls für eigene Reflexionen nutzt. Westins Gebrauch sprachlicher Bilder und Formen gewährt wiederum Aufschluss über sein isoliertes Leben am äußersten Rande menschlicher Zivilisation. So vergleicht er seinen Schmerz etwa mit einem sich der Kontrolle entziehenden Tier: „Dann kehrte er [der Schmerz] [...] zurück, [...] langsam, in kleinen Anläufen, ungefähr wie ein

---

7 Vgl. zu diesem Gesichtspunkt auch Überlegungen zu Schmerzempfindungen in Le Breton, S. 57.

8 Allgemein zu Momenten sprachlicher Konstruktion und Dekonstruktion im *Tod eines Bienenzüchters* siehe Bergman, S. 72.

Hund, der schnuppernd eine Spur verfolgt." (Gustafsson 2006, S. 841) Die von Westin genutzten Sprachbilder erlauben es dem Leser dabei mitzuverfolgen, wie sich dessen körperliche Sensationen graduell verändern. Ein ums andere Mal setzt Westin seinen Schmerz so Außermenschlichem gleich, von einem anfänglich harmlosen „Haustier" über ein lauerndes, „wilde[s] Tier" bis hin zu physikalischen Phänomenen, welche irdische Erfahrungsräume gänzlich übersteigen:

> Nichts mehr von einem Haustier. Eine furchtbare, unerhörte, weißglühende, unpersönliche Kraft läßt sich in meinem Nervensystem nieder, okkupiert es bis aufs letzte Molekül und versucht, jeden Nerv in eine Wolke von blendend weißen Gasen zu zersprengen, wie in der Sonnenkorona (ich habe die ganze Nacht lang an Sonnenprotuberanzen gedacht, wie sie pulsieren, wie sie in Kaskaden auf der Oberfläche der Sonne hervorbrechen). (Gustafsson 2006, S. 841)

Indem Schmerz zunehmend mit einer unbändigen, sich der menschlichen Kontrolle entziehenden Kraft assoziiert wird, mit einer – wie David Le Breton einmal über den Schmerz sagte – „überwältigende[n] Macht, die am Menschen zehrt" (Le Breton, S. 24),[9] und welcher der Verfolgte kaum entkommen kann, vermag es der Roman so in knappen, aber nichtsdestoweniger eindrücklichen Bildern, den Lesern unmittelbare und intime Hinweise auf die subjektive Erfahrungs- und Lebenswelt des Kranken zu liefern.

Nach und nach stellt sich bei Westin allerdings das Bewusstsein ein, dass ihm Sprache nur ein begrenztes Instrumentarium dafür bietet, seine durch den Schmerz ausgelösten Empfindungen adäquat zu erfassen. Die Leser des Romans werden dabei Stück für Stück Zeuge, wie sich Westin in einem Prozess sukzessiven Verstummens zunehmend von der äußeren Welt abkehrt und in seine innere Welt zurückzieht. Seine immer größer werdende Entfremdung von Sprache mündet schließlich in ihrem nahezu vollständigen Abbruch, was zugleich die Radikalität seiner Empfindungen spiegelt:

> - - -
>
> (dreiunddreißig Tage lang überhaupt keine Aufzeichnungen)
> 6. April. Die Schmerzen lassen nach. Nur eine Leere. (Gustafsson 2006, S. 907)

Überwältigt von Schmerz zieht sich Westin aus jeglicher weltlichen Kommunikation zurück, ist gar so eingenommen von Schmerzen, dass er nicht einmal mehr im

---

9 Verwiesen sei hier auch auf Bernhard Waldenfels' Vergleich körperlichen Schmerzes mit einem Fremdkörper in unserer Erfahrungswelt (vgl. Waldenfels, S. 17).

Stande ist, seine Notizbucheinträge fortzuführen – und also letztlich gar die Kommunikation mit sich selbst beendet. Westins Ende bleibt offen: Die Notizbücher enden abrupt und lassen so auch den Leser allein mit jener zehrenden Ungewissheit, die so viele Krankheits- und Lebensgeschichten – und, angesichts des unsicheren Schicksals ihrer Patienten, auch den klinischen Alltag von Ärzten – immer wieder bestimmt.[10]

4. Lehre: Ärzte und Autoren als Mittler zwischen den Welten

4.1 Grundlegungen

Gustafssons Roman liefert eine Reihe fruchtbarer Impulse für die studentische Hinführung zu Grundfragen der Medizinethik. So können die intimen Reflexionen des fiktiven Schmerzleidenden Westin sensibilisieren für:

1. die individuelle und subjektive Wahrnehmungswelt von Patienten (v.a. Wahrnehmungen von Gesundheit, Krankheit und medizinischem System; Verflechtungen zwischen Lebens- und Krankheitsgeschichte),
2. das medizinethische Gebot der Selbstbestimmung (Recht auf ,Unvernunft‘),
3. die Unterschiede zwischen den Ausdrucksweisen von Patienten und jenen der Medizin,
4. die Konnotationen und Implikationen sprachlicher Bilder und Formen, mithilfe derer Patienten teils schwer bis unsagbar scheinende Empfindungen zum Ausdruck bringen,
5. den Einfluss der Sprache auf Krankheitskonstruktion und -dekonstruktion.

Um den Studierenden eine gezielte Erarbeitung dieser Dimensionen zu ermöglichen, werden ihnen im Ulmer Seminar zunächst einige kurze Stichpunkte zu Autor und Werk genannt (Herkunftsland, Erscheinungsjahr, Rahmenhandlung). Anschließend erhalten die Teilnehmenden einen Auszug aus dem Roman (siehe Textende), der von einem Studierenden laut vorgelesen und anschließend in Kleingruppen von 4–6 Personen besprochen wird. Für die Arbeit in den Kleingruppen stehen im Seminar insgesamt etwa 15 Minuten zur Verfügung, die verbleibende Zeit dient der Reflexion der Ergebnisse im Plenum. Dies wird, falls nötig, durch weitere, an die jeweils aufgeworfenen Inhalte angepasste offene Fragen des Dozierenden ergänzt.

---

10 Für eine ausführliche Analyse der medizinischen Implikationen dieses Romans siehe Fürholzer.

4.2 Schriftliche und mündliche Kommunikation

Als Einstieg in Text und Thematik werden die Studierenden zunächst dazu angeregt, in ihren jeweiligen Kleingruppen Antworten darauf zu finden, weshalb Westin den Diagnose und Prognose enthaltenden Brief aus der Klinik aus ihrer Sicht ungelesen vernichtet. Daran schließt die Leitfrage an, welche Bedeutung es für ihn als Patienten wohl gehabt hätte, wenn er die Diagnose nicht in Form eines Arztbriefes, sondern im Rahmen eines persönlichen mündlichen Gesprächs übermittelt bekommen hätte und welche generellen Unterschiede aus Sicht der Studierenden zwischen mündlicher und schriftlicher Patient-Arzt-Kommunikation hierbei bestehen. Anhand von Westins Reaktion auf den Brief aus dem Krankenhaus setzen sich die Studierenden in diesem Zusammenhang so zunächst damit auseinander, in welcher Weise Patienten ihre Krankheit, deren Auswirkungen auf ihr Leben sowie schließlich auch das medizinische System wahrnehmen. Westins Vernichtung des Arztbriefes dient zugleich der Diskussion über das Recht von Patienten, selbstbestimmt über Fragen von Gesundheit und Krankheit zu entscheiden, so ‚unvernünftig‘ manche Entscheidungen aus ärztlicher Sicht mitunter erscheinen mögen.

Um die unterschiedlichen Konnotationen und Implikationen zwischen ‚Fach-‘ und ‚Patientensprache‘ erkennbar zu machen, wird der fiktiven Patientensicht des Romans im Seminar anschließend ein Arztbrief gegenübergestellt. In diesem ebenfalls fiktiven, eigens zum Zwecke der Lehrveranstaltung verfassten Brief wird der Krankheitsfall Westins aus ärztlicher Sicht und Sprache festgehalten.[11] Diese Nutzung eines Arztbriefes zielt zum einen darauf ab, die – oft unbewussten – Implikationen und Effekte schriftlicher klinischer Kommunikation bewusst zu machen und die unterschiedlichen Anforderungen an schriftliche und mündliche Patient-Arzt-Kommunikation zur Debatte zu stellen. Zu besprechen sind hier etwa die verschiedenen Lesergruppen eines Arztbriefes: Schließlich sind neben Patienten und Ärzten auch Mitglieder der Pflege, Krankenhausverwaltung, Krankenkasse, oder auch Gutachter und Rechtsanwälte, um nur einige zu nennen, mögliche Adressaten oder Leser ein- und desselben Dokuments. Im Kontext schriftlicher Kommunikation stehen ärztliche Autoren dadurch vor der Herausforderung, den heterogenen, stellenweise konfligierenden Anforderungen und Bedürfnissen verschiedenster Interessensgruppen in nur einem Dokument gerecht werden zu wollen und zu müssen. Für die medizinische Lehre stellt sich dadurch die Frage nach den

---

11 Der in der Ulmer Lehrveranstaltung verwendete Arztbrief ist untergliedert in Diagnose, Anamnese, Untersuchungsergebnisse und Epikrise sowie mit den Namen von fiktiven, im Roman selbst nicht vorkommenden Ärzten unterzeichnet. Sprachlich ist der Brief am Erfahrungshintergrund von Teilnehmenden orientiert, die sich in der Mitte des Studiums der Humanmedizin befinden.

etwaigen Folgen, die aus entsprechenden Mehrfachadressierungen entstehen können, deren Auswirkungen auf die Patient-Arzt-Beziehung sowie nach möglichen Lösungswegen, wie sich potenzielle Konflikte vermeiden lassen. Diskutieren lässt sich mit Blick auf Letzteres etwa die Möglichkeit, in der klinischen Kommunikation zwischen Arztbriefen und eigens verfassten Patientenbriefen zu unterscheiden (wobei hier natürlich zugleich zu erwähnen ist, welch knappe Ressource die dafür benötigte Zeit im klinischen Alltag darstellt) oder auch die Vor- und Nachteile, die eine Diskussion schriftlicher Arztbriefe im mündlichen Patient-Arzt-Gespräch mit sich bringen.

4.3 Berichten und Erzählen

Die Kontrastierung von Romanauszug und Brief erlaubt es zum anderen, den Studierenden die Unterschiede zwischen berichtenden und erzählenden Krankheitsdarstellungen zu verdeutlichen.[12] Hierfür fordert der Dozierende die Studierenden zunächst dazu auf, in ihrer Kleingruppe ihre persönliche Wahrnehmung der im Arztbrief erkennbaren medizinischen Fachsprache zu teilen; daran schließt die Frage an, durch welche Merkmale sich die wahrgenommenen ärztlichen Ausdrucksweisen von der in Gustafssons Romanauszug feststellbaren Patientensprache unterscheiden. Ziel ist es, das Verständnis der Studierenden dafür zu fördern, in welchem Maße medizinische Fachsprache in der Regel vor allem mit einer berichtenden, von Objektivität, Eindeutigkeit, Sachlichkeit und Nüchternheit geprägten Darstellungsweise assoziiert wird, bei welcher in erster Linie die biomedizinischen Aspekte von Krankheit im Fokus stehen (man denke hier exemplarisch auch an nosologische Klassifikationsschemata wie die ICD-10). Wie im Romanauszug exemplarisch beobachtet werden kann, nähern sich Patienten im Unterschied dazu für gemeinhin eher in erzählender Form an ihre Krankheitsempfindungen an; anstatt dabei ausschließlich die biologisch-physiologische Seite von Krankheiten zu betonen, legt der Patient Westin hierbei zudem starkes Gewicht auf psychologische und soziale Dimensionen des Krankseins, und lotet mithilfe von Metaphern, Bildern und Symbolen die subjektiven Emotionen und Bewertungen des eigenen Krankseins aus.[13]

---

12 Für eine grundlegende Einführung in die Besonderheiten des Narrativen vs. Berichtenden im Kontext medizinischer Kommunikation siehe Charon 2006.

13 Hierbei handelt es sich natürlich jeweils nur um Tendenzen; integrative Ansätze wie Engels biopsychosoziales Krankheitsmodell betonen seit Jahren die Bedeutung holistischer Krankheitskonzepte und -kommunikation für die Medizin (vgl. Engel).

4.4 Ärzte als Mittler

Die Gegenüberstellung von literarischem und medizinischem Text erlaubt vor diesem Hintergrund die Diskussion von Lösungswegen, wie die verschiedenen (Sprach- und Wahrnehmungs-)Welten von Patienten vs. ärztlich-therapeutischem Personal zu einer auf Augenhöhe angesiedelten, wertschätzenden Kommunikation zusammengeführt werden können. Dabei gilt es nicht zuletzt, die Rolle von Ärzten als ‚Übersetzern' bzw. Mittlern zwischen schriftlichen vs. mündlichen sowie berichtenden vs. erzählenden Kommunikationsräumen hervorzuheben. In diesem Zusammenhang kann der Dozierende den Studierenden beispielsweise im Plenum danach fragen, inwiefern sie – beispielsweise im Rahmen ihrer klinischen Ausbildung (Pflegepraktika, Famulaturen etc.) – schon einmal selbst mit sprachlich bedingten Konflikten zwischen Patienten und Ärzten konfrontiert waren. Wie sich in den verschiedenen Gruppen des Ulmer „Medical Humanities"-Seminars zeigte, rekurrierten die Studierenden hier häufig auf biographisch-private Erfahrungen, die sie etwa als Angehörige kranker Familienmitglieder gesammelt hatten. Solche Erzählungen ließen sich für die gemeinsame Überlegung dafür nutzen, was als Ursache des jeweiligen Kommunikationskonflikts zu sehen ist und welche Möglichkeiten bestehen, ähnliche Konflikte in ihrer zukünftigen ärztlichen Tätigkeit zu vermeiden. Es lässt sich vermuten, dass solche auf eigenen Erfahrungen basierenden Reflexionen den Studierenden erlauben, sich wechselweise sowohl mit der Rolle des Arztes als auch des Patienten bzw. Angehörigen zu identifizieren und durch einen solchen fiktiven ‚Rollentausch' ihr Bewusstsein für die Auswirkungen von Sprache auf eigene und fremde Identitätskonzeptionen geschult wird. Um ein tieferes Verständnis für die tatsächliche Bedeutung von solchen biographisch-privaten Erfahrungen für medizinischen Unterricht und klinische Praxis zu erhalten, sind empirische Forschungsansätze wichtig.

5. Exkurs nach Riga: Von der Kulturwissenschaft in die medizinische Lehre

Wir möchten unseren bisherigen Reflexionen abschließend eine weitere Lehrerfahrung gegenüberstellen, die Katharina Fürholzer im Wintersemester 2018/19 auf Einladung von Dagmar Reichardt als Gastdozentin an der Lettischen Kulturakademie Riga sammeln durfte, und welche uns auch für die medizinethische Lehre von Interesse scheint.

5.1 Kontext

Die insgesamt 5-stündige Veranstaltung zum Thema „Medical Humanities" setzte sich zusammen aus einer Vorlesung sowie einem daran anschließenden Seminar. Die Lehrveranstaltung richtete sich an Masterstudierende aus den Kulturwissenschaften; die Beschäftigung mit Themen der Medizin stellte für die Teilnehmenden akademisches Neuland dar. Gegenstand des Seminars waren Fragestellungen zu den Themen: Krankheit und Gattung (Belletristik, Pathographie, Brief); Metapher und Medizin; Literatur im Kontext von Sterben und Tod; Medizin im Kinder- und Jugendbuch. Als Materialien wurde auch im Rahmen dieses Seminars unter anderem mit – deutlich umfangreicheren – Auszügen aus Gustafssons *Tod eines Bienenzüchters* gearbeitet, anhand derer zunächst der Bedeutung von Metaphern für die Krankheitsverarbeitung nachgegangen wurde. Um die unterschiedlichen Sprach- und Wahrnehmungswelten von Patienten vs. Ärzten eindrücklicher darzustellen, wurde erneut ein fiktiver Arztbrief eingesetzt, und auf diese Weise der literarischen Annäherung an Gesundheit und Krankheit eine faktuale Textsorte aus der Fachsprache der Medizin gegenübergestellt. Da es sich bei den Teilnehmenden der Rigaer Lehrveranstaltung im Unterschied zum Ulmer Seminar um Geisteswissenschaftler ohne medizinisches Vorwissen handelte, wurde hier ein an diesen Hintergrund sprachlich und inhaltlich angepasster Arztbrief verwendet, in welchem Westins mögliche Krebserkrankung ausführlicher beschrieben wurde. Für die Analyse und Diskussion von Romanauszug und Brief standen rund 60 Minuten zur Verfügung.

5.2 Seminarinhalte: Metaphern, Chiffren, Codes

Im Seminar wurden die Studierenden zunächst aufgefordert, ihre Eindrücke der unterschiedlichen Perspektiven und Darstellungsweisen zu schildern, die in den beiden Textsorten erkennbar waren. Durch ihren – von Fragen des Medizinischen bis dahin hauptsächlich im Privaten berührten – Hintergrund identifizierten sich die Teilnehmenden in erster Linie mit der Sprache und Perspektive von Patienten. In diesem Kontext kristallisierte sich bei den Studierenden – in Bestätigung der oben genannten gängigen gesellschaftlichen Wahrnehmung medizinischer Fachsprache – die Befürchtung heraus, dass die nüchterne Sachlichkeit medizinischer Fachsprache bei Patienten zu Irritation führen und als distanzierte Empathielosigkeit wahrgenommen werden könnte. Vermutlich nicht zuletzt durch ihren geisteswissenschaftlichen Hintergrund legten die Rigaer Studierenden in diesem Kontext hohes Gewicht auf die Implikationen und Konnotationen, die in den verhandelten Texten zwischen den Zeilen zu erkennen waren – nicht nur in Bezug auf den Romanausschnitt, sondern auch auf den verhandelten Arztbrief. So wurde in darin enthaltenen Floskeln wie „Mit kollegialen Grüßen" eine Exklusionsgefahr des Patienten gesehen, in dem Sinne, dass dieser zwar ebenfalls Leser des Briefes ist, sich durch entsprechende Formulierungen jedoch aus der Kommunikation ausgeschlossen fühlen kann.

Darüber hinaus brachten die Teilnehmenden ihre Sorge zum Ausdruck, dass auch durch die Verwendung von Codes, wie sie in der klinischen Kommunikation (und so auch in Arztbriefen) üblich ist, die Patient-Arzt-Kommunikation und -Beziehung beeinträchtigt wird. Das betrifft zum einen umschreibende Codes: Man denke etwa an Formulierungen wie „eine kurative Therapie kann nicht empfohlen werden" als indirekten Verweis auf eine infauste Prognose oder (despektierliche) Chiffren im zwischenärztlichen Informationsaustausch, die für die betreffenden Patienten nur schwer oder nicht verstehbar sind (z. B. „Morbus mediterraneum" für Patienten mit stark ausgeprägtem Schmerzempfinden oder „C2-Abusus" zur Bezeichnung von Patienten mit Alkoholproblematik). Eine intensive Auseinandersetzung mit den – oft nur implizit zum Tragen kommenden – Metaphern der Medizin scheint auch für den medizinischen Unterricht von Bedeutung. Um das Bewusstsein von Studierenden der Humanmedizin für die Charakteristika und potenziellen Effekte gängiger klinischer Kommunikationsweise zu fördern, ist es unseren Erfahrungen nach in diesem Zusammenhang auch lohnend, anhand eines medizinischen Fachtexts die potenziellen Auswirkungen medizinischer Metaphern auf den ärztlichen Blick – auf Patienten, Gesundheit und Krankheit, das Gesundheitswesen sowie die eigene Profession – zu reflektieren.[14]

Neben umschreibenden Formulierungen und Chiffren der klinischen Alltagssprache betrifft die Frage nach Codes zum anderen die in der Medizin gängige Einordnung von ‚Krankheitsfällen' in diagnostische Klassifikationsschemata (DSM-5, ICD-10 etc.), Operationen- und Prozedurenschlüssel (OPS) oder fallgruppenbezogene Abrechnungsverfahren (DRGs bzw. ‚diagnoses related groups'), um nur einige zu nennen. Eine Analyse und kritische Reflexion klinischer Kodierungskonventionen als Teil klinischer Kommunikation scheint auch für die medizinische Lehre empfehlenswert. Dies betrifft zum einen die Frage, in welcher Weise klinische Abkürzungen und Codes als Grundlage für die ärztliche Handlungsfähigkeit, Dokumentation(-spflicht) und Effektivität zu verstehen sind. Im Vergleich von Romanauszug und Arztbrief und damit von Patientensprache und ärztlicher Fachsprache lassen sich zum anderen etwaige Auswirkungen klinischer Kodierungsverfahren auf zentrale medizinethische Prinzipien wie dem Respekt vor der Autonomie des Patienten oder dem Gebot der sozialen Gerechtigkeit diskutieren: In welchem Maße besteht also beispielsweise die Gefahr, dass mit der Vercodierung einer Krankheit

---

14 Im Ulmer Seminar wurde dies beispielhaft an Auszügen aus Patientenverfügungen erörtert; auch die Arbeit mit einem zuvor verwendeten Arztbrief ist hierfür denkbar.

zugleich der Patient in ein Schema ‚gepresst' wird, und wie beeinflusst dies die ärztliche Wahrnehmung patientenbezogener Individualität und Selbstbestimmung? Inwiefern kann die Verwendung objektiver, einheitlicher Codes und Schlüssel umgekehrt auch Vorzugsbehandlungen bzw. Diskriminierungen von einzelnen Patienten(-gruppen) verhindern? Dem lässt sich die Überlegung anschließen, wie auch Patienten entsprechende Klassifikationspraktiken wahrnehmen können. Zu fragen ist hier etwa: Welche positiven oder negativen Einflüsse kann das Wissen um die Vercodierung der eigenen Person und Krankheit auf die Selbstwahrnehmung eines Patienten haben? Wie verändert dies die Art und Weise, wie der Patient das ärztlich-therapeutische Team wahrnimmt und mit diesem kommuniziert und interagiert? Und, exemplarisch erörterbar anhand von Gustafssons Roman: Inwiefern sind auch krankheitsbezogene Metaphern und Sprachbilder von Patienten als Codes zu verstehen, die es umgekehrt vom Arzt zu entschlüsseln gilt und welche Bedeutung haben diese für die Patient-Arzt-Kommunikation und -Beziehung?

5.3 Lehrmethode: Simulation klinischer Kommunikationsräume

Mit Blick auf die verwendete Methodik wurde der Arztbrief im Unterschied zum Ulmer Seminar in der Rigaer Lehrveranstaltung nicht von einem Studierenden vorgelesenen, sondern von einem Arzt, der – ohne vorherige Ankündigung, um eine Art Überraschungsmoment zu nutzen – zu gegebenem Zeitpunkt in den Seminarraum geholt wurde. Die Integration eines Arztes – der seine Rolle nicht spielte, sondern tatsächlich in diesem Beruf tätig war – hatte in diesem Kontext verschiedene Effekte: Denn da dieser nach seinem ‚Einsatz' im Raum verblieb, um an der Diskussion teilzunehmen, konnten der patientenzentrierten Perspektive der Teilnehmenden eine ärztliche gegenübergestellt und so die Konnotationen und Implikationen wie auch die Vor- und Nachteile von Patienten- und medizinischer Fachsprache ‚erster Hand' ausgelotet werden. Beiden Seiten ermöglichte dies eine ausbalanciertere Auseinandersetzung mit den verschiedenen, im klinischen Kontext aufeinandertreffenden Darstellungs- und Wahrnehmungsweisen und damit ein ganzheitlicheres Verständnis für die Komplexität krankheitsbezogener Kommunikation. Dass der für den Unterricht hinzugezogene Arzt den Studierenden erst zum Zeitpunkt des Arztbriefes kurz vorgestellt wurde und sie im direkten Anschluss in einen von Aspekten des Privaten und Intimen gezeichneten Dialog über Krankheit und Kranksein einzutreten hatten, schuf eine interessante Analogie zu üblichen Konventionen des klinischen Settings. Schließlich sehen sich auch Arzt und Patient in der Regel vor der Herausforderung, trotz der potenziellen Flüchtigkeit und Kürze eines durchschnittlichen Patient-Arzt-Gesprächs[15] einen Grad von Bekanntheit und Intimität zu erreichen, die dem Patienten das Vertrauen bzw. Sich-Anvertrauen in das ärztliche Gegenüber erleichtert. Durch die unerwartete Hinzuziehung eines Arztes als unbekanntem Diskussionsteilnehmer wurde zugleich die Intimität, die sich bis dahin in der Zusammenarbeit mit den Studierenden ergeben hatte, durchbrochen und die Beschäftigung mit so hochprivaten Fragen von Gesundheit, Krankheit und Sterben abrupt in einen öffentlicheren Rahmen verlagert. Auch dies simulierte ein zentrales Moment klinischer Kommunikation, befinden sich doch auch Arzt und Patient in einem Spannungsfeld zwischen Privatheit und Öffentlichkeit: So steht der Patient vor der Aufgabe, über seine Krankheit zu sprechen, also über einen Bereich seines Lebens, der innerhalb Deutschlands nicht umsonst hohen Schutz genießt; man denke hier etwa an die Einordnung von Gesundheitsdaten als sensitiv und besonders schützenswert oder, damit verbunden, die gesetzlich verankerte Schweigepflicht des Arztes. Der private und intime Charakter des Gesprächsinhalts scheint jedoch durch den öffentlichen Raum einer Klinik oder selbst einer Praxis nun in der Regel nicht etwa gespiegelt, sondern bisweilen fast schon konterkariert.

Diese dualistischen Pole von Vertrautheit und Fremdheit sowie Privatheit und Öffentlichkeit können im klinischen Alltag mitunter nur unbewusst und implizit zum Tragen kommen, vermögen sich jedoch wesentlich sowohl auf die Kommunikation als auch die Beziehung zwischen Arzt und Patient auszuwirken. Angesichts der in Riga gesammelten Erfahrungen liegt die Vermutung nahe, dass eine Simulation und Reflexion dieser klinischen Spannungsfelder auch in der studentischen Lehre dazu beitragen kann, ein möglichst realitätsnahes und dadurch komplexeres Verständnis von den Anforderungen zu vermitteln, die sich allen Beteiligten klinischer Begegnungen auf ihrer Suche nach einem guten Umgang mit Krankheit und Kranksein stellen mögen. Gerade dann, wenn sich Studierende der Medizin in der Mitte oder am Ende ihres Studiums der Humanmedizin befinden und so bereits zu einem nicht unwesentlichen Teil sozialisiert und geprägt sind von den Sprach- und Wahrnehmungswelten ihres späteren klinischen Arbeitsumfelds, könnte es in diesem Kontext so einen interessanten Lerneffekt erzielen, wenn statt eines Arztes ein Patienten(-schauspieler) in den Unterricht einbezogen wird und der Dozierende die Studierenden im Anschluss an eine solche Intervention durch gezielte Fragen zu einer Reflexion der oben genannten Aspekte von Vertrautheit und Fremdheit sowie Privatheit und Öffentlichkeit anleitet. Um die Bedeutung einer solchen Intervention

---

15 In Deutschland beträgt die Länge eines Patient-Arzt-Gespräches im Schnitt 8 Minuten (vgl. Irving et al.). Man berücksichtige an dieser Stelle zudem die hohe Anzahl an Patienten, die Ärzte im Schnitt betreuen, was eine weitere Herausforderung für den ärztlichen Aufbau individueller Beziehungen zum einzelnen Patienten darstellt.

adäquat beurteilen und für die medizinische Lehre fruchtbar machen zu können, ist empirische Forschung notwendig.

6.   Abschließende Eindrücke und Empfehlungen

6.1 Singularität und Individualität

Literatur lebt von ihren Lesern. Ebenso einzigartig und ambig wie ein jeder Zugang zu einem literarischen Werk sind unsere Wahrnehmungen von Krankheit und Kranksein. Die Arbeit mit literarischen Texten ist so auch in der studentischen Lehre abhängig von ihren jeweiligen Teilnehmenden und bringt dadurch stets eigene – singuläre – Erkenntnisse und Erfahrungen mit sich. Aufgabe des Dozierenden ist es in diesem Zusammenhang, für eine vertrauensvolle und wertschätzende Atmosphäre zu sorgen, welche jedem Studierenden die Sicherheit gibt, sich eine persönliche, kritische Meinung – etwa zum geschilderten Romangeschehen oder auch zur Wahrnehmung von ärztlicher vs. Patientensprache – zu bilden und diese, so er dies selbst möchte, mit der Kleingruppe oder im Plenum zu teilen. Jeden Studierenden durch beispielsweise Aufrufe und Fragen aktiv in das Unterrichtsgeschehen zu involvieren, kann hierzu einen wesentlichen Beitrag leisten und in einer diversen, mitunter auch kontroversen und damit umso bereichernderen Lehreinheit resultieren.

Unsere Erfahrungen aus Ulm bestätigen die Offenheit der Studierenden der Humanmedizin für einen solchen Austausch: Da das Seminar „Medical Humanities" Teil der curricularen Pflichtveranstaltung „Geschichte, Theorie und Ethik der Medizin" ist, erleben die Dozierenden die jeweiligen Seminargruppen in der Regel auch in weiteren Lehrveranstaltungen. Dieser vergleichende Blick auf die Studierenden zeigte – über die unterrichteten Semester hinweg –, dass sich in den Medical Humanities-Seminaren vermehrt auch Studierende einbringen, die in anderen Veranstaltungen eher zurückhaltend sind. Wie sich aus Rückmeldungen nach Unterrichtsende ergab, fühlen sie sich vorrangig davon angesprochen, dass sich Krankheit nicht nur als abstraktem, biomedizinischem Phänomen angenähert wird, sondern das Seminar eine intensive Beschäftigung mit der Singularität und Individualität von Patienten – wie auch von Ärzten – sowie den psychosozialen Seiten von Krankheitserfahrungen ermöglicht.

6.2 (Medizin-)Ethik und Ästhetik

Um die oben genannten Lehrziele erreichen zu können, ist die didaktische Verknüpfung von Ethik und Ästhetik im Ulmer Seminar nicht nur Mittel zum Zweck: Denn auch wenn umfassende empirische Analysen entsprechender Lehransätze noch weitgehend ausstehen,[16] verspricht der Einsatz von Literatur in der medizinethischen Lehre eine Förderung jener ‚Soft Skills',[17] die für die ärztliche Begegnung mit und (Für-)Sorge um den Patienten unerlässlich sind. Das betrifft mit Blick auf die für das Seminar zentralen Fragen der Patient-Arzt-Kommunikation und -Beziehung vor allem die Bedeutung des Individuellen und Subjektiven. Es liegt in der Natur der Sache, dass Aspekte des Singulären durch Literatur in den Vordergrund rücken – und gerade darin besteht ein entscheidender Wert des Ästhetischen für Fragen des (Medizin-)Ethischen: Literatur ist in komplexer und heterogener Weise geprägt von Auseinandersetzungen mit Anfang und Ende des Lebens, mit Gesundheit und Krankheit, mit Schmerz und Sterben.[18] Dass eine Fülle der heute publizierten Krankheitserzählungen und -memoiren von unbekannten Autoren stammt, verdeutlicht, welchen Stellenwert inzwischen auch den Schriften medizinischer Laien bzw. Patienten zugeschrieben wird. Deren öffentlich gemachte, subjektive Stimmen vermögen nicht zuletzt die Diskurshoheit der Medizin zu regulieren, bisweilen auch zu revidieren.

All diese so unterschiedlichen literarischen Annäherungen an Gesundheit und Krankheit teilen eine Gemeinsamkeit, die zugleich ihre Bedeutung für den medizinischen Unterricht bekräftigt: So gestatten sie auf stets neue, einzigartige Weise Einblick in die individuellen und subjektiven Erfahrungswelten von – fiktiven und realen – Patienten (und Ärzten), wodurch der ansonsten schnell dominant erscheinenden Stellung der Medizin und ihrer häufig auf objektive Fakten zentrierten Ausrichtung eine nur schwer verzichtbare Erweiterung zur Seite gestellt wird.[19] Wie die Reaktionen sowohl der Ulmer als auch Rigaer Seminarteilnehmenden auf den im Unterricht verwendeten Arztbrief zeigen, kann die sachlich-nüchterne Sprache der Medizin den Eindruck erwecken, dass in ihr nicht der Kranke, sondern die Krankheit im alleinigen Fokus steht. Im Vergleich dazu erlaubt es ein literarischer Text wie hier Gustafssons Roman, Studierenden die subjektiven und individuellen Aspekte von Krankheit bewusst zu machen. So lässt sich anhand der fiktiven Figur

---

16 Die Studienlage hierzu ist nach wie vor sehr überschaubar, erste Ergebnisse liegen inzwischen jedoch bereits vor. So haben etwa Salvatore Mangione und Kollegen untersucht, in welcher Weise sich der Einsatz ästhetischer Ausdrucksformen in der medizinischen Lehre auf Faktoren wie Weisheit, Empathie, emotionale Intelligenz, Toleranz gegenüber Uneindeutigkeiten, Selbsteffektivität und Burnout auswirken kann (vgl. Mangione et al.).

17 Für eine kritische Reflexion klinischer Soft Skills samt der aufgeladenen Begriffsunterscheidung ‚weicher' und ‚harter' Fähigkeiten siehe Goldman/Wong 2020.

18 Man denke exemplarisch an rezente Bestseller wie Siri Hustvedts *The Shaking Woman or A History of My Nerves* (2010), Thomas Melles *Die Welt im Rücken* (2016) oder Paul Kalanithis *When Breath Becomes Air* (2016).

19 Zur Bedeutung des subjektiven Erfahrungsraums literarischer Schriften für die Medizin siehe auch Steger.

Westin exemplarisch analysieren, auf welche – oft nur implizit zum Tragen kommende – Weise Patienten auch kaum oder nicht in Worte zu fassende Empfindungen wie etwa Schmerzsensationen zum Ausdruck bringen, also etwa durch Pausen, Ellipsen und Abbrüche[20] oder auch Bilder, Metaphern und Symbole. Im Sinne der oben genannten Ziele der Lehrveranstaltung erlaubt dies Studierenden, sich in die Sprach-, Wahrnehmungs- und Empfindungswelt von Patienten einzufühlen.[21] Die im Text herauslesbaren psychosozialen Faktoren von Krankheit und Kranksein bilden zugleich ein Gegengewicht zur tendenziell biologisch-empirischen Ausrichtung der Medizin, wie sie etwa in einem Arztbrief erkennbar ist. Eine entsprechende Engführung von literarischem und medizinischem Text kann so letztlich eine holistische Annäherung an Kranksein und Krankheit befördern.[22] Als Ergänzung zu primär auf objektive Daten und Fakten ausgerichteter Lehre kann die Verknüpfung von Ethik und Ästhetik Studierende auf diese Weise auch für jene kaum kommunizierbaren Erfahrungen und Empfindungen von Patienten sensibilisieren, für welche der Medizin mitunter Perspektive und Sprache zu fehlen scheinen.

6.3 Subjektivität und Objektivität

Für Medical Humanities-Lehrveranstaltungen, die – wie im Fall des Ulmer Seminars – von Studierenden nach Abschluss des Physikums besucht werden, gilt es stets, den bisherigen Studienverlauf der Teilnehmenden zu berücksichtigen: So liegt die Befürchtung nahe, dass sich Studierende der Humanmedizin nach Jahren theorieorientierter Lehre und dem konstanten Druck, klar definierte, prüfbare Fakten in möglichst zeiteffizienter Form erlernen und wiedergeben zu müssen, mitunter mehr als Teil eines in ständigem Wettbewerb stehenden, auf eine Norm ausgerichteten Kollektivs verstehen, denn als Individuen mit ganz eigenen, persönlichen Fähigkeiten, die sie in ihrer späteren ärztlichen Tätigkeit auszeichnen werden. Sie an diese Seite von sich und dem ärztlichen Beruf zu erinnern und diese zu fördern, ist eine zentrale Aufgabe von Dozierenden. Mit Blick auf die Anforderung, sowohl der Notwendigkeit objektiver Wissensvermittlung als auch der Förderung von Meinungsbildung, -reflexion und -austausch gerecht zu werden,

---

20 Erinnert sei an dieser Stelle auch an Gattungsmerkmale der Lyrik oder an mediale (Kurz-)Formen wie über Blogs, Twitter und Facebook geteilte *Illness Narratives*.

21 Das erscheint auch mit Blick auf die oben bereits angeklungene Frage zu Empathie relevant. So wird in der Forschung seit geraumer Zeit debattiert, inwiefern das Medizinstudium zu einer Verschlechterung studentischer bzw. ärztlicher Empathiefähigkeit zu führen droht. Ein Überblick über die aktuelle Studienlage findet sich bei Ferreira-Valente et al. Einen Einblick in aktuelle Trainingsmethoden, durch welche Empathie und Mitgefühl von Medizinstudierenden gesteigert werden sollen, bietet Patel et al.

22 Zum Modell des Biopsychosozialen siehe Engel.

birgt der Einsatz von Literatur in diesem Kontext seinen eigenen Wert für den medizinischen Unterricht. Dabei scheint die Gegenüberstellung von Textsorten aus verschiedenen Gattungs- und Kommunikationsbereichen ein effektives Format, um angehende Ärzte für die heterogenen Konnotationen und Implikationen berichtender vs. erzählender und schriftlicher vs. mündlicher Auseinandersetzungen mit Gesundheit und Krankheit empfänglich zu machen und so auf die Komplexität der Patient-Arzt-Kommunikation und -Beziehung vorzubereiten.

Dozierende von Medical Humanities-Veranstaltungen sehen sich vor diesem Hintergrund nicht zuletzt vor der Herausforderung, die durch literarische Textarbeit ermöglichte Stärkung des Subjektiven und Individuellen mit den universitären Anforderungen an objektive Messbarkeit zu vereinbaren. Im Ulmer Seminar wurde aus diesem Grund ein integrativer Ansatz verfolgt und die Analyse und Diskussion literarischer Repräsentationen von Krankheit und Kranksein durch die Vermittlung von Faktenwissen ergänzt, etwa mit Blick auf die historischen und theoretischen Konzepte der Medical Humanities, Hintergrundinformationen zu Narrativer bzw. Sprechender Medizin sowie zur Patient-Arzt-Kommunikation. Diese Mischung aus ,weichen' und ,harten' Fakten, also aus literarischer Textlektüre, MC-kompatiblem Theoriewissen und ethischer Reflexion wurde von den Studierenden gut angenommen. Die Verbindung von Literatur und Medizin ist letztlich stets interdisziplinär und heterogen – und korrespondiert dadurch auf ganz eigene Weise mit den ethischen Herausforderungen des klinischen Alltags.

Literaturverzeichnis

Algulin, Ingemar (1983): Schwedische Erzählkunst der Gegenwart, Uppsala.

Austin, J. L. (1962): How to Do Things with Words. The William James Lectures Delivered at Harvard University in 1955, Urmson, J. O./Marina Sbisà (Hg), Oxford.

Bergman, Kerstin (2003): Smärtan vidgar världen [Der Schmerz erweitert die Welt], in: Lars Andersson, Gustaf/Mansén, Elisabeth (Hg.): Vidgade sinnen. En antologi [Erweiterte Sinne. Eine Anthologie], Nora, S. 71–86.

Brümmer, Anne (2010): „Smerte, sorg og fortvilelse!" Krankheit in der skandinavischen Gegenwartsliteratur, Frankfurt/Main.

Charon, Rita (2006): Narrative Medicine. Honoring the stories of illness, Oxford/New York.

Engel, George L. (1977): The need for a new medical model. A challenge for biomedicine, in: Science, 196, 4286, S. 129–136.

Ferreira-Valente, Alexandra et al. (2017): Clarifying changes in student empathy throughout medical school. A scoping review, in: Advances in Health Sciences Education, 22, 5, S. 1293–1313.

Fuerholzer, Katharina/Schochow, Maximilian/Steger, Florian (2020): Good scientific practice. Developing a curriculum for medical students in Germany, in: Science and Engineering Ethics, 26, 1, S. 127–139.

Fuerholzer, Katharina/Schochow, Maximilian/Peter, Richard/Steger, Florian (2020): Medical Students' Acquaintance with Core Concepts, Institutions and Guidelines on Good Scientific Practice. A Pre- and Post-Questionnaire Survey, in: Science and Engineering Ethics, 26, 3, S. 1827–1845.

Fürholzer, Katharina (2015): Die Unsäglichkeit des Seins. Vom Nutzen literarisierter Endlichkeitserfahrungen für die Arzt-Patient-Kommunikation, in: Jachimowicz, Aneta/Kuzborska, Alina/Steinhoff, Dirk H. (Hg.): Imaginationen des Endes, Frankfurt/Main, S. 165–182.

Goldman, Joanne/Wong, Brian (2020): Nothing soft about 'soft skills'. Core competencies in quality improvement and patient safety education and practice, in: BMJ Quality and Safety, 29, 8, S. 619–622. doi: http://dx.doi.org/10.1136/bmjqs-2019-010204.

Gustafsson, Lars (2006): Der Tod eines Bienenzüchters. Roman [1978], übers. v. Verena Reichel, in: Ders.: Risse in der Mauer. Fünf Romane, München/Wien, S. 817–957.

Gustafsson, Lars (1986): Sprickorna i muren. En återblick femton år efteråt [Risse in der Mauer. Ein Rückblick fünfzehn Jahre später], in: Volz, Ruprecht (Hg.): Att läsa Gustafsson. En bok om Lars Gustafsson [Gustafsson lesen. Ein Buch über Lars Gustafsson], Stockholm, S. 255–267.

Irving, Greg et al. (2017): International variations in primary care physician consultation time. A systematic review of 67 countries, in: BMJ open, 7, 10, S. 1–15. doi:10.1136/bmjopen-2017-017902.

Jahrbuch Literatur und Medizin (2007ff). Florian Steger (Hg.), Heidelberg.

Le Breton, David (2003): Schmerz. Eine Kulturgeschichte, übers. v. Maria Muhle et al., Zürich/Berlin.

Mangione, Salvatore et al. (2018): Medical students' exposure to the humanities correlates with positive personal qualities and reduced burnout. A multi-institutional US survey, in: Journal of General Internal Medicine, 33, 5, S. 628–634.

Nolte, Helga/Gommel, Michael/Sponholz, Gerlinde (2015): Teaching Good Scientific Practice and Curricular Development in Germany, in: Steneck, Nicholas/Anderson, Melissa/Kleinert, Sabine/Mayer, Tony (Hg.): Integrity in the Global Research Arena, Singapur, S. 243–249.

Patel, Sundip et al. (2019): Curricula for empathy and compassion training in medical education. A systematic review, in: PloS one, 14, 8, S. e0221412. doi: 19https://doi.org/10.1371/journal.pone.0221412.

Rönnerstrand, Torsten (1986): Från språkpessimism till språkoptimism. Om språkuppfattningen i Lars Gustafssons författarskap [Von Sprachpessimismus zu Sprachoptimismus. Zur Wahrnehmung von Sprache in Lars Gustafssons Autorschaft] in: Volz, Ruprecht (Hg.): Att läsa Gustafsson. En bok om Lars Gustafsson [Gustafsson lesen. Ein Buch über Lars Gustafsson], Stockholm, S. 285–307.

Sander, Ulrike-Christine (1998): Ichverlust und fiktionaler Selbstentwurf. Die Romane Lars Gustafssons, Göttingen.

Steger, Florian (2016): Für mehr Literatur im Sinne einer verstehenden Medizin!, in: Jahrbuch Literatur und Medizin, 8, S. 213–234.

Steger, Florian/Fürholzer, Katharina (Hg.) (2019): Lyrik und Medizin, Heidelberg.

Susanthi, I Gusti Ayu Agung Dian/Artawa, Ketut/Yadnya, Ida Bagus Putra/Satyawati, Made Sri (2019): Speech Act Taking Place in the Medical Conversation, in: International Linguistics Research, 2, 2, S. 29–35.

Tseng, Fen-Yu et al. (2016): Developing and evaluating medical humanities problem-based learning classes facilitated by the teaching assistants majored in the liberal arts: a longitudinal crossover study, in: Medicine, 95, 6, S. 1–6. doi: 10.1097/MD.0000000000002765.

Volz, Ruprecht (Hg.) (1986): Att läsa Gustafsson. En bok om Lars Gustafsson [Gustafsson lesen. Ein Buch über Lars Gustafsson], Stockholm, S. 239–242.

von Engelhardt, Dietrich (1991): Medizin in der Literatur der Neuzeit. Bd. 1: Darstellung und Deutung, Hürtgenwald.

Waldenfels, Bernhard: Kroppslig smärterfarenhet [Körperliche Schmerzerfahrung], in: Marcia Sá Cavalcante Schuback (Hg.): Att tänka smärtan [Schmerz denken], Huddinge, S. 17–30.

Lars Gustafsson: *Der Tod eines Bienenzüchters* (Textauszug)

Als der Brief vom Bezirkskrankenhaus endlich kam, legte ich ihn ganz einfach zur Seite und machte einen Spaziergang. (…) Als ich um die ganze Landzunge herumgelaufen war (…), war ich zu folgender Überlegung gekommen:
Entweder steht in diesem Brief, daß es nichts Schlimmes ist. Oder es steht darin, daß ich Krebs habe und sterben werde. Und natürlich steht höchstwahrscheinlich darin, daß ich welchen habe.
Das Klügste für mich wäre, ihn nicht aufzumachen, denn wenn ich ihn nicht aufmache, wird es immer noch eine Art Hoffnung geben.
Und durch diese Hoffnung bekomme ich einen Bewegungsspielraum. Einen kleinen, gewiß, denn es wird deshalb nicht aufhören weh zu tun, aber es wird ein ganz allgemeiner Schmerz sein, er wird mich an nichts Besonderes erinnern, ich werde ihn in mein Leben integrieren können, warum sollte ich das nicht schaffen? Ich habe mich ja schon mit so vielen anderen Dingen abfinden können.
(…)

Wenn ich ihn aufmache, dachte ich, wie wird er mich dann verändern? Wenn darinsteht, daß ich nur noch einige Monate zu leben habe, werde ich dann wie versteinert sein? Gelähmt? Werde ich mich in irgendein Krankenhaus legen müssen? Wahrscheinlich, und die letzten Monate in einem Bett verbringen, mit immer stärkeren Schmerzen, immer magerer und kraftloser werden und nicht mehr Herr meiner eigenen Lage sein.

Aber wenn ich ihn jetzt aufmache, und es steht darin, die Laboruntersuchung habe gezeigt, daß die entnommenen Proben von gutartigen Geschwulsten stammen? Daß es ein Magengeschwür ist, ein Gallenstein, und mit einer Operation und der entsprechenden Diät behandelt werden muß, und daß es lebensgefährlich ist, mit einem Gallenstein herumzulaufen, ohne sich von einem Arzt behandeln zu lassen?

Wenn es mir nun immer schlechter geht, falls ich diesen Brief nicht aufmache? Vielleicht kommt mit der Zeit ein neuer Brief, aber dann wird es wahrscheinlich schon viel zu spät sein. Als der Brief kam, machte ich ihn nicht auf, sondern ging zunächst lange mit dem Hund spazieren. Als ich wieder nach Hause kam, hatte ich mit dem Gedanken zu spielen begonnen, ihn überhaupt nicht aufzumachen. Irgendwie spielte ich ein wenig zu lange mit diesem Gedanken, nur eine Zehntelsekunde zu lang, aber das genügte. Wenn dieser Brief meinen Tod enthält, dann verweigere ich ihn.

(...)

Der Schmerz hob dramatisch die Tatsache hervor, daß ich einen Körper habe, nein, daß ich ein Körper *bin*, und aus dieser Tatsache, daß ich ein Körper bin, ließ sich ein eigentümlicher Trost, fast eine Geborgenheit schöpfen, ungefähr wie ein sehr einsamer Mensch aus der Gegenwart eines Haustiers Geborgenheit schöpft.

Dieses Haustier war sehr problematisch und glich vor allem gegen Morgen eher einem wilden Tier, aber es gehörte jedenfalls irgendwie mir, genau wie der Schmerz mir gehörte und keinem anderen.

Aber jetzt beginne ich mich zu fragen, worauf ich mich eingelassen habe, als ich beispielsweise diesen Brief verbrannte, ohne ihn aufzumachen.

Was ich heute in der späten Nacht und in den Morgenstunden erlebt habe, hätte ich einfach nicht für möglich gehalten. Es war absolut fremd, weißglühend und völlig überwältigend. Ich versuche, sehr langsam zu atmen, aber solange es anhält, ist selbst dieses Atmen, das mir wenigstens auf eine sehr abstrakte Art zwischen dem Schmerz als Empfindung und der Panik unterscheiden helfen soll, eine fast übermächtige Anstrengung.

Nichts mehr von einem Haustier. Eine furchtbare, unerhörte, weißglühende, unpersönliche Kraft läßt sich in meinem Nervensystem nieder, okkupiert es bis aufs letzte Molekül und versucht, jeden Nerv in eine Wolke von blendend weißen Gasen zu zersprengen, wie in der Sonnenkorona (ich habe die ganze Nacht lang an Sonnenprotuberanzen gedacht, wie sie pulsieren, wie sie in Kaskaden auf der Oberfläche der Sonne hervorbrechen).

Ich erkenne, daß ich mit der ganzen Sache gescherzt habe. Ich habe sie ebenso-wenig ernst genommen wie irgendwas anderes in diesem Leben.

Aber dies kommt von außen! Mein Gott, woher kommt es? Und welche unge-heuren, geheimnisvollen Kräfte kann nicht ein armes, geplagtes Nervensystem produzieren. Kräfte, die ausschließlich gegen mich gerichtet sind. Ausgerechnet gegen mich! (…)

Ich hatte ja bisher nie so recht begriffen, daß die Möglichkeit, uns selbst als etwas fest Umrissenes, Geordnetes, als menschliches Ich zu empfinden, davon abhängt, daß eine Zukunft möglich ist. Die gesamte Vorstellung vom Ich gründet sich darauf, daß es auch morgen noch existieren wird.

Quelle: Lars Gustafsson (2001): Der Tod eines Bienenzüchters [1978]. Übersetzt von Verena Reichel. Frankfurt/Main, S. 27–30, S. 88–90.

Coda: Häufige Fragen und mögliche Antworten

Bei der Entwicklung und Umsetzung von Kursen und Lehreinheiten, die die Methoden der Narrativen Medizin aufgreifen, stellen sich erfahrungsgemäß einige Fragen – teils abstrakter und allgemeiner Natur, teils bezogen auf konkrete Herausforderungen und spezifische Situationen. Auf viele dieser Fragen gibt es keine eindeutigen oder allgemeingültigen Antworten oder Empfehlungen. Stattdessen hängt die passende Antwort von vielen kontextuellen Faktoren ab.

Bei der folgenden Zusammenstellung haben wir uns auf vierzehn häufig gestellte Fragen und wiederkehrende Problemstellungen konzentriert und versucht, diese in den (chrono-)logischen Verlauf eines Entwicklungs- und Umsetzungsprozesses zu ordnen. Die Antworten sind subjektive Kommentare der jeweiligen Autor*innen und somit als von individuellen Erfahrungen und Einstellungen geprägte Meinungen zu verstehen. Wir hoffen auf diese Weise die flexiblen Einsatz- und Gestaltungsmöglichkeiten der Narrativen Medizin aufzuzeigen. Statt eindeutige Empfehlungen auszusprechen, eröffnet die Coda einen Diskurs unterschiedlicher, teils konträrer Perspektiven und ermutigt alle Leser*innen, ihre eigenen Meinungen und Perspektiven zu entwickeln.

Sowohl die Liste der Fragen als auch der möglichen Antworten sind mit dieser Zusammenstellung keinesfalls abgeschlossen. Im Gegenteil möchten wir mit diesem letzten Teil unseres Bandes einen offenen und gemeinsamen Work-in-Progress anstoßen.

1) Welche Formate sind grundsätzlich für die Methoden der Narrativen Medizin geeignet und welche nicht?

Pascal O. Berberat & Daniel Teufel: Solange man bereit ist, die Methoden, die Ziele und die Erwartungen an das jeweilige Format anzupassen, gibt es unserer Meinung und Erfahrung nach keine per se ungeeigneten Formate. Wir führen in München seit Jahren neben klassischen Seminar- und flexiblen Workshop-Settings (zwischen 30 min und 4 h) mit bis zu 25 Teilnehmenden auch große Hörsaal-Vorlesungen (45 min) mit weit mehr als 100 Studierenden durch und bieten seit dem Wintersemester 2020/21 auch ein rein digitales und asynchrones Format zum individuellen Selbststudium an. In allen diesen Formaten lassen sich sowohl stimulierende Impulse als auch reflexive Schreibaufgaben gut einbinden. Zugleich muss man aber sagen, dass Seminar- und Workshop-Settings mit max. 20 (am besten sogar 5–10) Teilnehmenden und ausreichend Zeit (siehe nächste Frage) bessere Bedingungen für gemeinsames close reading, Diskutieren und auch das Vorlesen und Besprechen des Geschriebenen bieten. Hier lassen sich einfacher eine besondere, produktive und vertrauliche Atmosphäre und ein intensiver und stimulierender Austausch zwischen allen Teilnehmenden erreichen. Dennoch besteht auch in Vorlesungen beispielsweise die Möglichkeit, die Teilnehmenden in kleinere Arbeits- und Diskussionsgruppen einzuteilen, und im digitalen Selbststudium lässt sich unter anderem ein entsprechendes Online-Diskussionsforum ergänzen. Bleibt noch zu betonen, dass es sich lohnt, nicht nur an Lehrveranstaltungen zu denken, sondern letztlich auch alle Formen von Meetings, Besprechungen, internen Fortbildungen u.ä. in Betracht zu ziehen: auch diese können in vielerlei Hinsicht von der gemeinsamen Auseinandersetzung mit einem literarischen oder künstlerischen Impuls und einem reflektierten, kreativen Schreiben profitieren.

2) Wie viel Zeit sollte man für den Einsatz der Methoden mindestens einplanen?

Pascal O. Berberat & Daniel Teufel: Je nachdem, was man bezwecken möchte: Mit fünf Minuten kann man bereits einen sehr kurzen Text- oder Filmausschnitt oder ein Bild/Foto einbauen und versuchen, diesen Impuls so zu präsentieren, dass er die Teilnehmenden zur weiteren Reflexion anregt. Wenn diese Reflexion dann auch direkt vor Ort und in Form einer kurzen Schreibaufgabe stattfinden soll, reichen auch schon weitere fünf Minuten. Will man mehr (also längere und/oder komplexere Impulse, ausführliches close reading, gemeinsame Diskussion, Vorlesen und Besprechen der Schreibaufgabe), lässt sich die Frage nicht mehr pauschal beantworten. Hier können wir lediglich einige Faustregeln nennen: Will man einen Text von Anfang bis Ende gemeinsam mit den Teilnehmenden vor Ort lesen, sollte man zuvor einmal die Zeit stoppen, die man selbst braucht, um diesen Text sehr langsam und laut komplett vorzulesen, und diese Zeit als das absolute Minimum einplanen. Will man den jeweiligen Impuls ergebnisoffen untersuchen und frei diskutieren, sollte man auf jeden Fall ausreichend Zeit für alle erwartbaren und gerade auch unerwartbaren Nachfragen, Beobachtungen und Diskussionspunkte der Teilnehmenden einplanen. Hinzu kommt, dass die gemeinsame Auseinandersetzung mit einem Impuls gerne mal fünf bis zehn Minuten dauern kann, bis sie in Gang kommt und Fahrt aufnimmt, und es sehr schade ist, wenn dann die veranschlagte Zeit schon fast vorbei ist und man aufhören muss, wenn es gerade erst richtig beginnt. Außerdem muss man bedenken, dass und wieviel Zeit es braucht, sich einzelne Text- oder Filmstellen mehrfach anzusehen. Beim Vorlesen und Diskutieren der Schreibaufgaben gibt es drei Möglichkeiten:

– ein gewisses Zeitfenster einplanen und so viele Texte hören und besprechen wie hineinpassen;

– alle Texte direkt nacheinander anhören und im Anschluss alle gemeinsam besprechen;
– jeden Text direkt, nachdem man ihn gehört hat, besprechen.

Die dritte Möglichkeit dauert am längsten, ist am schwierigsten zu kalkulieren und muss vor Ort aktiv gesteuert werden, sodass am Ende wirklich alle Teilnehmenden zu Wort kommen können. Alles in allem würden wir deshalb empfehlen, für eine Veranstaltung mit offenen Diskussionen und Vorlesen und Besprechen der Schreibaufgaben stets mindestens 10 min als Puffer einzuplanen. Falls im Laufe oder am Ende der Veranstaltung noch Zeit übrig sein sollte und man diese füllen muss, empfiehlt es sich, etwas in der Hinterhand zu haben, z. B. einen neuen kurzen Impuls oder eine weitere Frage an den Gegenstand oder an die Teilnehmenden.

3) **Stichwort Textauswahl: Sollte der Text einen medizinischen Bezug haben oder nicht? Wie finde ich einen guten literarischen Text (oder ein entsprechendes Kunstwerk)? Was macht einen Text „gut"?**

Anita Wohlmann: Das Narrative-Medicine-Team an der Columbia Universität verwendet hauptsächlich Texte, die keinen direkten medizinischen Bezug aufweisen. Die Gefahr, so heißt es, bestünde darin, dass die Teilnehmenden vor allem den Inhalt in den Blick nehmen würden statt auf die Form, also das WIE der Erzählung zu achten. Diese Tendenz könne zu „diagnostischen" Analysen führen, in denen vor allem die Richtigkeit der Darstellung oder die Angemessenheit des Verhaltens im Vordergrund stünden. Stattdessen kommen im amerikanischen Narrative-Medicine Programm vornehmlich Texte zum Einsatz, in denen es um allgemeinere Themen geht wie Verlust, Trauer oder Initiationserfahrungen.

Aus meiner Erfahrung, die sich auch mit den Eindrücken meiner Kolleg*innen in Dänemark deckt, birgt diese Textauswahl wiederum eine andere Gefahr: Die Teilnehmenden haben oft Schwierigkeiten, die Relevanz des Textes (und des Kurses im Allgemeinen) zu verstehen, wenn kein direkter Bezug zu medizinischen Themen hergestellt werden kann. Dieser Eindruck bestätigt sich auch in der Textauswahl der Beiträger*innen für diesen Sammelband, die mehrheitlich einen klaren medizinischen Bezug haben.

Die Auswahl der Texte ist natürlich auch abhängig von den Zielen des Kurses und den Vorerfahrungen der Teilnehmenden. Geht es um die Vermittlung von theoretischen Konzepten (wie funktioniert eine Geschichte?), dann ist das Thema zweitrangig. Haben die Teilnehmenden, wie beispielsweise Medizinstudierende im ersten Semester, bislang kaum praktische Erfahrungen sammeln können, dann sind Krankheitserzählungen von Patient*innen eindrucksvolle Informationsquellen.

Können die Teilnehmenden eine langjährige Berufspraxis vorweisen, dann nehmen auch andere Themen mehr Raum ein, wie Trauer, Verlust und (Selbst-)Fürsorge.

Daniel Teufel: Für mich hat sich bewährt, sowohl Jäger als auch Sammler zu sein. Wenn man Augen und Ohren nur ein bisschen offenhält, ist es eigentlich unmöglich, beim eigenen Medienkonsum (Bücher, Musik, Serien, Filme, Internet usw.) nicht regelmäßig auf potenziell brauchbare Impulse, Textstellen oder Filmszenen zu stoßen. So entsteht schnell eine Sammlung an Fundstücken, für die man entweder sofort eine Verwendung weiß oder eben zum passenden Zeitpunkt darauf zurückgreifen kann. Braucht man gezielt geeignetes Material für ein bestimmtes Konzept oder Lernziel und ist in der eigenen Sammlung nichts Passendes vorhanden, ist sicherlich das Internet das beste erste Jagdgebiet, da dort unzählige Literatur-, Bild- und Filmplattformen mit zum Teil präzisen Suchfunktionen zu finden sind. Die ersten Beute- und Fundstücke mögen dann noch nicht perfekt sein, aber sie liefern in den meisten Fällen Spuren, Anhaltspunkte und Inspirationen, um das letztlich Passende zu finden. (Außerdem finden sich auf dieser Jagd häufig wiederum neue Impulse, für die man aktuell keine Verwendung hat, aber es wert sind, in die eigene Sammlung potenzieller Impulse aufgenommen zu werden.)

Einen guten Impuls erkennt man daran, dass er einen nicht kalt lässt, dass man ihn nicht einfach stehen lassen kann, ohne etwas dazu zu sagen oder zu fragen, ohne ihm zuzustimmen oder ihm zu widersprechen, dass er einen von sich aus auf- und herausfordert, sich weiter mit ihm auseinanderzusetzen, und zugleich ausreichend zugänglich und für unterschiedliche Betrachter*innen gleichermaßen einladend und anschlussfähig ist. Ein solcher Impuls kann (!) ein Selbstläufer für einen funktionierenden Kurs sein, muss es aber nicht. Denn abgesehen davon, dass die eben genannten Kriterien hoch subjektiv sind, bewährt sich jeder noch so gute Impuls allein damit, ob und wie man als Individuum und als Gruppe an und mit ihm (ggf. auf das jeweilige Lernziel hin) arbeiten kann und möchte. Das heißt im Umkehrschluss, dass man auch mit Impulsen, die erst einmal nicht so gut und passend erscheinen, das Ziel der Veranstaltung erreichen kann, und vielleicht sogar besser. Alles, was man letztlich braucht, ist ein im Impuls selbst angelegter oder an diesen herantragbarer Anlass für erste und weitere Beobachtungen und Befragungen des Gegenstandes. Wenn ein Text, Bild oder Film diesen Einstieg bietet, ist er gut genug, um es mit ihm zu versuchen. Am Ende entscheidet jede Veranstaltung auf ein Neues, ob dieser Versuch für die Teilnehmenden erfolgreich war.

4) Welche geistes-/sprachwissenschaftlichen/medizinischen
   Kompetenzen und Erfahrungen braucht man für die
   Moderation/Leitung der Einheit?

Anita Wohlmann: Ich habe sehr gute Erfahrungen mit Team-Teaching gemacht, insbesondere in der Anfangszeit, als ich unterschiedliche Formate ausprobiert habe. Die Paarung mit Kolleg*innen, die das Medizinstudium von innen kennen und im klinischen Bereich Erfahrung haben, ist nicht nur für die Überzeugungskraft einer Narrative-Medizin-Einheit hilfreich. Auch in der Vorbereitung der Einheiten ist der interdisziplinäre Austausch wertvoll.

Aber auch der Solo-Auftritt kann von Vorteil sein. Als „Exotin" aus der Literaturwissenschaft kann ich die Teilnehmenden dazu einladen, selbst eine Außenseiterperspektive einzunehmen und andere oder neue Fragen zu stellen. Als Impulsgeberin bin ich dann weniger in der Rolle der Wissensvermittlerin als in der Funktion der Moderatorin, die, ebenso wie die Teilnehmenden, Beiträge und Einschätzungen liefert. Wir nähern uns gemeinsam aus unterschiedlichen Perspektiven einem Thema, und das Seminar erhält auf diese Weise einen explorativen Charakter. Richtige oder falsche Antworten gibt es in diesem Sinne nur bedingt. Meiner Erfahrung nach empfinden Medizinstudierende diesen Ansatz als befreiend, denn vor mir als Nicht-Medizinerin können sie sich mit einem eventuellen Wissensmangel nicht blamieren. Stattdessen fühlen sie sich mit ihrem vorhandenen (Erfahrungs-)Wissen wertgeschätzt.

Daniel Teufel: Entscheidend ist zuallererst und vor allem die eigene Bereitschaft und Lust, sich mit dem jeweiligen Thema und Gegenstand offen auseinanderzusetzen, eigene Fragen stellen und fremden Fragen folgen zu können. Ich persönlich bin der Meinung, man muss tatsächlich weder medizinisch noch narrativ besonders kompetent oder erfahren sein, um narrative Kompetenzen bei Mediziner*innen zu fördern. Schließlich lassen sich diese Kompetenzen weniger beibringen und vermitteln als vielmehr durch ein- und ausübende Praxis trainieren. Daher müssen die Moderator*innen der Einheiten zuerst den entsprechenden Rahmen und Raum für eine solche Praxis schaffen (siehe Frage 7). Darüber hinaus kann es in der Arbeit mit den Themen und Gegenständen von entscheidendem Vorteil sein, wenn man als Moderator*in/Leiter*in der Einheit selbst Probleme mit dem Material hat und die Teilnehmenden dazu einlädt, einem bei diesen Problemen zu helfen. Diese geteilte Unwissenheit oder Überforderung ist ein optimaler Ausgangspunkt für eine gemeinsame produktive Auseinandersetzung und die analysierende, reflektierende und diskutierende Praxis. Das Gegenteil einer Moderation/Leitung, die keine eigenen Fragen an das Thema und den Gegenstand hat und diese für sich selbst vollständig geklärt hat, birgt dagegen die Gefahr, die Teilnehmenden zu passiven Zuhörer*innen zu machen und ihnen nur die eigenen Antworten und Erklärungen weiterzugeben.

Das heißt nun jedoch nicht, dass die in der Frage genannten Kompetenzen und Erfahrungen nicht hilfreich sein können – und es in bestimmten Einheiten nicht auch besser sein kann, sie zu haben. Das hängt vom Thema, Gegenstand und auch dem Hintergrund der Teilnehmenden ab. Tatsächlich versuchen auch wir in München, alle Veranstaltungen in einem Team aus Geisteswissenschaftler*innen und Mediziner*innen zu leiten. Die oben genannte Bereitschaft und Lust bleibt jedoch die zentrale Grundvoraussetzung für alle in diesem Team.

5) **Stichwort biografische Informationen zum Kunstwerk: Wie wichtig ist es, den Kontext eines literarischen Texts und die Autor*innenbiografie in die Diskussion mit einzubeziehen? Ist Hintergrundwissen zum Text/Material notwendig/sinnvoll?**

Anita Wohlmann: Das close reading ist eine zentrale Methode der Narrativen Medizin und richtet die ganze Aufmerksamkeit auf den Text selbst. Die Methode hat den Vorteil, dass Teilnehmende kein umfangreiches kontextuelles Wissen für die Analyse benötigen, wie beispielsweise Literaturwissenschaftler*innen es an literarische Werke herantragen. Vielmehr steht der Text in seiner Bedeutungsvielfalt für sich. Dennoch gebe ich gerne ein paar Informationen zu den Hintergründen eines Textes. In der Regel tue ich dies am Ende unserer Diskussion. Ich betone, dass diese Informationen weitere Lesarten ermöglichen, die vorher von uns diskutierten Deutungen aber nicht ersetzen, als falsch entlarven oder als richtig bestätigen sollen. Stattdessen suggerieren diese Informationen neben der Deutungsvielfalt eines Gegenstands auch die Methodenvielfalt literaturwissenschaftlichen Arbeitens.

Daniel Teufel: Biografische oder kontextuelle Informationen können suggerieren, dass das Werk auf eine gewisse Weise verstanden werden sollte. Auch nimmt dieses Vorgehen den Teilnehmenden die Möglichkeit, die eigenen Gedanken spielen zu lassen und eigene Antworten zu entwickeln. Ich für meinen Teil versuche immer so wenig Hintergrundwissen wie möglich einzubringen, damit allein der jeweilige Gegenstand im Vordergrund steht und wir alle das Gleiche vor uns haben und nur über das reden, was da ist und was wir uns gemeinsam zeigen können. Wo immer es möglich ist, bevorzuge ich die Situation, dass hier ein Ding im Raum liegt, über das wir nicht mehr wissen, als dass es da ist, und nun arbeiten wir damit und schauen, wo wir damit landen. Ich mag den Gedanken und die Tatsache, dass es Hintergrundwissen und Kontext gibt, wir sie aber gerade nicht zur Verfügung haben und nun eben schauen (müssen), wie wir mit dieser Situation und trotz dieser Wissenslücken mit dem jeweiligen Gegenstand umgehen.

6) Wie frei darf/kann/soll man mit dem Text/Material umgehen?

Daniel Teufel: So frei wie möglich, denn dem Text/Material tut es nicht weh. Das ist ja gerade das Schöne daran. Was immer man mit ihm machen kann, darf meiner Meinung nach auch guten Gewissens gemacht werden – das ist gelebte ästhetische Praxis und spielerische Auseinandersetzung. Und klar kann man beispielsweise einem Text jede mögliche Bedeutung in den Mund legen, solange man klarstellt und sich selbst bewusst ist, dass man selbst diese Bedeutung in den Text gelegt hat und keinerlei Anspruch auf die allgemeine Gültigkeit dieser Interpretation stellen kann. Solange man klar sagt „Für mich ist …" und diese Perspektive erklären und darstellen kann, entscheidet allein der*die Einzelne, wie er*sie diesen Text lesen und verstehen will. Allerdings lade ich dann alle anderen Teilnehmenden und auch mich selbst dazu ein, diese Perspektive hinterfragen und zur weiteren Diskussion stellen zu dürfen. Denn die Erfahrung, dass eine einzelne Lesart nicht von allen geteilt wird und es stets alternative Blickwinkel, Interpretationen und Bewertungen gibt, ist für mich ein zentrales Lernziel jeder Einheit – ebenso wie die Erfahrung, dass und wie man selbst Bedeutungen in den Text legt.

Anita Wohlmann: Oftmals relativieren sich bestimmte Lesarten in einer offenen Diskussion von ganz alleine. Die eine versteht das Werk so, der andere sieht darin etwas ganz anderes. Die Kunst besteht meiner Meinung nach darin, eine Atmosphäre zu schaffen, in der die Teilnehmenden sich trauen, abweichende Eindrücke und Deutungen mit den anderen zu teilen.

Dem Motto „alles ist erlaubt" stimme ich im Prinzip zu, sehe jedoch ein mögliches Problem: Wenn ich einen Text x auswähle, um daran y zu illustrieren oder Lernziel z zu erreichen, dann ist der Text Mittel zum Zweck. Das ist nicht per se problematisch, kann aber eine semantische Engführung bedeuten, die dem Text als Möglichkeitsraum die Bedeutungsvielfalt nimmt und eine Diskussion in eine Sackgasse führen kann.

7) Stichwort Vertrauensbildung I: Wie schafft man es, eine geeignete Atmosphäre im Kurs zu erzeugen? Welche methodischen und didaktischen Rahmenbedingungen/Grundregeln sollten erfüllt sein?

Pascal O. Berberat & Daniel Teufel: Die Teilnehmenden müssen sich ausreichend wohl und geschützt fühlen, um sich frei und offen mit den Themen und Gegenständen auseinanderzusetzen und sich anderen mitzuteilen. Gerade gegenüber Mediziner*innen und Medizinstudierenden betonen wir daher, dass hier zu keiner Zeit um objektiv richtige Antworten geht, sondern um subjektive Positionen und Perspektiven, und dass diese keiner formalen Bewertung und Richtig-Falsch-Einteilung unterliegen. Zugleich ist es allen erlaubt, kritische Fragen zu stellen, zu widersprechen und einer subjektiven Aussage eine andere gegenüberzustellen. Dabei ist es wichtig, dass alle Teilnehmenden die persönlichen Meinungen der anderen sowie die mögliche Kritik an ihrer persönlichen Meinung respektieren. Wir betonen weiter, dass die Veranstaltung weitestgehend ergebnisoffen ist und daher jede*r Einzelne dazu eingeladen, aber auch aufgefordert ist, zum gemeinsamen Ergebnis beizusteuern. Diese Beiträge werden im Kreise der Anwesenden vertraulich behandelt und sollen sich in einem weiten ästhetischen und kreativen Spielraum bewegen dürfen.

Anita Wohlmann: Neben dem Artikulieren der oben genannten Grundregeln lassen sich diese mit einem thematisch passenden Icebreaker auch direkt einüben und erproben. Wie im Beitrag von Vera Kalitzkus und Angela Fuchs beschrieben, eignet sich hierzu besonders gut eine Schreibübung zur Geschichte des eigenen Namens. Bei einer Wahlpflichtwoche mit mehreren Terminen nutze ich diesen Icebreaker gerne, denn er erlaubt zum einen, dass die Teilnehmenden sich untereinander kennenlernen und sich die Namen besser merken können. Zum anderen führt die Übung direkt in die Praxis des Schreibens und in das Thema Narrative ein. Wir alle haben (mindestens) eine Geschichte, die wir über unseren Namen erzählen können. Bei dieser Übung schreibe ich immer mit und lese meinen Text auch vor. Nicht nur die Teilnehmenden geben mit dieser Übung also etwas von sich preis, ich auch. Die Reichweite der Themen ist beachtlich: Es wird geschrieben über Vornamen, zweite Vornamen, Nachnamen, Kosenamen, das eigenen Verhältnis zum Namen, Namensbedeutungen, familiäre Verflechtungen, kulturelle Besonderheiten, Stereotype und vieles mehr.

Die Übung ist ein unkomplizierter, oftmals heiterer Einstieg, mit dem die Teilnehmenden sich an das Schreiben und Vorlesen gewöhnen können. In der Diskussion der vorgelesenen Geschichten kann ich als Moderatorin bereits einige literaturwissenschaftliche Begriffe einflechten und die Aufmerksamkeit auf die Form des Vorgelesenen richten: Wie funktionieren Anfang und Ende? Welche Bilder werden verwendet? Welche Figuren spielen eine Rolle? Welche Ereignisse wurden ausgewählt? Und welche Kriterien (wie Relevanz, Angemessenheit, Vertrauen in die Gruppe) lagen dieser Auswahl womöglich zugrunde?

Der Praxisbezug ist schnell hergestellt: Auch jeder Patient und jede Patientin hat mindestens eine Geschichte zum eigenen Namen zu erzählen. Jeder Mensch wägt sorgsam unterschiedliche Kriterien ab und entscheidet, welche Informationen mit dem Gegenüber geteilt werden.

8) Stichwort Vertrauensbildung II: Welche Anredeform ist angebracht?

Daniel Teufel: Für mich ist das „Du" ein wichtiges Element, das gerade in einem medizinischen Kontext dafür sorgt, sonst übliche Distanzen und Hierarchien nicht mit in diesen Raum zu nehmen. In diesen Veranstaltungen wünschen wir uns einen zwischenmenschlichen Austausch in einer entspannten und vertraulichen Atmosphäre. Per „Du" begegnet man sich gleich persönlicher, unter sich und auf Augenhöhe. Man fühlt sich zuerst als Person und nicht als Rolle (Frau, Herr, Doktor*in, Student*in) angesprochen und in die gemeinsame Diskussion miteinbezogen.

Pascal O. Berberat: Als Schweizer gehe ich prinzipiell locker mit dem „Du" um, allerdings ist ein explizites „Du" gerade mit steigender Zahl der Teilnehmenden in meiner Rolle als Studiendekan an einer Fakultät mit mehreren hundert Studierenden eher schwierig. Tatsächlich ist das für mich ein noch immer ungelöster innerer Zwiespalt. In der Praxis allerdings ist das kaum ein Problem: Die meisten Studierenden können auch gut mit dem „Sie" umgehen, und wenn dann doch hin und wieder ein „Du" rausrutscht, ist das für mich natürlich auch kein Problem. Und auch per „Sie" lassen sich ein persönlicher Austausch und eine angenehme Atmosphäre einrichten. Schließlich ist die Anrede nicht der einzige Faktor, der für eine solche Atmosphäre wichtig ist, und das „Du" allein hilft auch nicht, wenn diese anderen Faktoren nicht stimmen.

Anita Wohlmann: Der Vorschlag, sich zu duzen, kann natürlich auch einen unerwünschten Effekt haben: Statt einer entspannten und vertraulichen Atmosphäre stellt sich Unwohlsein oder gar eine latente Abwehrhaltung ein. Wer widersetzt sich schon dem Vorschlag einer Lehrkraft und sagt: „Ich möchte aber lieber gesiezt werden?" In Deutschland ist es üblich, in einem universitären Kontext das „Sie" zu verwenden, und diesen Konventionen folge ich in der Regel, insbesondere bei kurzen Formaten. Nicht zuletzt ist das Siezen ja nicht nur Ausdruck von Distanz und Hierarchie, sondern auch von Respekt, den ich den Teilnehmenden gegenüber zolle.

9) Ist eine theoretische Einführung in das Feld der Medical Humanities und Narrativen Medizin ratsam? Und wenn ja, wann ist ein guter Zeitpunkt?

Daniel Teufel: Ich mache das nur in Ausnahmefällen und dann ganz am Anfang, wenn Format und Lernziele und Spielregeln vorgestellt werden. Was Narrative Medizin ist und wieso es sie gibt, soll der Kurs am eigenen Leib erfahren lassen. Für eine theoretische Einführung die kostbare Zeit der gemeinsamen Diskussion zu opfern, erscheint mir nicht sinnvoll bzw. ich sehe keinen ausreichenden Nutzen in einer solchen Einführung, um dafür an der Praxis zu sparen.

Anita Wohlmann: Narrative Medizin ist in der Tat eine vor allem erfahrungsbasierte Praxis, die meiner Einschätzung nach durch das Tun mehr überzeugt als durch abstrakte Einführungen. Dennoch sind die Teilnehmenden oftmals neugierig und wollen mehr über diesen Ansatz erfahren. Ein guter Kompromiss (für ein kurzes Format zum Beispiel) ist das Austeilen eines Handouts, auf dem zentrale Thesen, Namen, Links und Literaturhinweise vermerkt sind.

10) Ist ein Leitfaden zur Textanalyse sinnvoll?

Anita Wohlmann: In dem Beitrag von Vera Kalitzkus und Angela Fuchs wird ein close-reading-Leitfaden vorgestellt, der den Teilnehmenden – die oftmals mit den Methoden der textimmanenten Textanalyse nicht vertraut sind – als Hilfestellung und Orientierung dienen soll. Mediziner*innen ist die Arbeit mit Leitfäden bekannt, welche ein standardisiertes Prozedere in unbekannten Situationen bieten. In ihrem Buch *Narrative Medicine* schlägt Rita Charon sogar einen „close reading drill" vor und ruft damit (nicht unproblematisch und vielleicht augenzwinkernd) Konnotationen von militärischer Korrektheit, autoritären Erziehungsmethoden und stumpfem Auswendiglernen hervor. Im Kontext von Charons Konzept, welches das Ziel von Narrativer Medizin als Kompetenzschulung sieht, ist so ein rigoroses Schema verführerisch. Aber der Vergleich hinkt natürlich. Ein close reading ist kein standardisiertes Verfahren, und ein Leitfaden liefert keine normierten Ergebnisse. Diese Einwände schmälern jedoch nicht den Wert eines Leitfadens zur Textanalyse. Ich sehe ihn eher als Inspirationsquelle: Auf welche weiteren Aspekte kann ich – als Teilnehmende oder Moderator*in – meine Aufmerksamkeit richten? Wenn sich die Diskussion in einem Thema zum Beispiel verfangen hat, dann kann ein Blick auf einen Leitfaden hilfreich sein: Wie funktionieren Anfang und Ende? Man tritt einen Schritt heraus und steigt an einem anderen Punkt wieder ein. Ganz im Sinne der hermeneutischen Interpretation.

Daniel Teufel: Ich persönlich würde den Teilnehmenden keinen Leitfaden zur Verfügung stellen und immer die offene, freie, spielerische und hochindividuelle Auseinandersetzung mit dem Text vorziehen. Ich bin dabei auch der Meinung, dass eine totale Erfassung und Untersuchung des Textes weder möglich noch nötig ist. Allerdings kann ein solcher Leitfaden für Moderator*innen bei der Planung und Vorbereitung eines Kurses durchaus hilfreich sein, gerade wenn diese sich eine Unterstützung für die Arbeit mit dem Text wünschen. Dann könnte die Moderation sich strikt oder lose, implizit oder explizit in ihren Fragen an diesem Leitfaden orientieren – ohne den Teilnehmenden eine Art Checkliste vorzulegen.

11) Stichwort Schreibaufgabe: Wie finde ich einen guten Prompt? Was ist ein guter Prompt?

Anita Wohlmann: Idealerweise lässt eine Schreibaufgabe den Teilnehmenden viele Möglichkeiten offen. Sie können persönliche Erfahrungen in den Blick nehmen oder allgemeiner schreiben. Aber auch bei einem konkreten Prompt, der die Teilnehmenden auffordert, sich beispielsweise in eine spezifische Situation hinzuversetzen, kann ein breiter Möglichkeitsraum eröffnet werden, indem man den Studierenden freistellt, aus einer anderen Perspektive als der eigenen zu schreiben oder mit den Pronomina zu spielen. Statt der ersten Person können sie zum Beispiel aus der dritten Person oder, etwas experimenteller, aus der zweiten Person Singular schreiben. Prompts, die Bilder oder mehrdeutige Begriffe enthalten, regen die Fantasie an. Zum Beispiel ist die Schreibaufgabe „Schreibe über die Dinge, die Du mit Dir herumträgst" ein Prompt, den Teilnehmende sehr unterschiedlich interpretieren: Manche schreiben über konkrete Objekte und Situationen (Koffer auf der Reise und Umzugskartons mit Büchern); andere schreiben über abstrakte Ideen wie Schuldgefühle.

Daniel Teufel: Eine gute Frage lässt sich beantworten, aber nicht wie aus der Pistole geschossen, sondern die Antwort ergibt sich erst im Laufe des Denkens/Schreibens. Wenn schon direkt beim Stellen der Aufgabe vollkommen klar ist, was und wie man dazu schreiben wird, ist die nötige Irritation und Herausforderung nicht da, die das denkende Schreiben und schreibende Denken entscheidend anregen. Ein guter Prompt verlangt zudem einen zusammenhängenden Text und lässt sich nicht in losen Stichworten beantworten.

12) **Stichwort Zögerlichkeit beim Vorlesen der Schreibaufgabe: Nicht jeder traut sich, seinen Text vorzulesen. Aus gutem Grund. Doch das Vorlesen trägt viel zur Intensität des Kurses bei. Wie umgehen mit diesem Dilemma?**

Anita Wohlmann: Ich kläre die Erwartungen immer, bevor ich die Teilnehmenden in die Schreibaufgabe schicke. Wenn alle vorlesen sollen, dann müssen die Teilnehmenden das vorher wissen, um den Inhalt entsprechend anpassen zu können und abzuwägen, wieviel sie tatsächlich preisgeben wollen. Gleichzeitig besteht immer die Möglichkeit, den Text *nicht* vorzulesen. Wie oft passiert es schließlich, dass beim Schreiben privatere Dinge auf das Papier fließen, als man ursprünglich geplant hat? Und, auf der anderen Seite: Manchmal kommt man einfach nicht in den Schreibfluss. Man bringt nichts zu Papier. Passiert. Aber meistens geschieht eben doch einiges, und in der Mehrzahl sind die Ergebnisse überraschend und richtig gut!

Wenn es meine Zeit erlaubt, dann schreibe ich bei Schreibaufgaben gerne mit. Ich lese dann nicht als Erste vor, weil ich nicht den Eindruck entstehen lassen möchte, dass mein Text als Vorbild genommen wird nach dem Motto „so ist's richtig". Ich lese irgendwann gegen Ende vor (oder wenn es sich thematisch anbietet) und ermutige die Teilnehmenden dazu, ihre Eindrücke zu meinem Text mitzuteilen.

Für die Vertrauensbildung und das Arbeiten auf Augenhöhe ist dies ein wichtiger Faktor.

Daniel Teufel: Wer den eigenen Text nicht lesen will, soll auch nicht lesen müssen – auch und gerade nicht durch einen Gruppenzwang. Es muss im Rahmen der Spielregeln klargemacht werden, dass die Tatsache, dass man seinen eigenen Text vorgelesen hat, nicht dazu berechtigt, es von anderen zu verlangen. Eine gute Methode für kürzere Texte ist das anonyme Eingeben der Texte auf digitalen Plattformen, von wo sie dann einfach reihum vorgelesen werden können, ohne dass sich die Autor*innen zu erkennen geben müssen. Und selbstverständlich gehört das Mitschreiben und ggf. Vorlesen für uns zum Pflichtprogramm der Moderator*innen.

Pascal O. Berberat: Klar, Zwang ist schwierig. Dennoch bin ich dafür, das vor den Teilnehmenden gar nicht so deutlich zur Debatte zu stellen und es nicht von vornherein als Möglichkeit zu kommunizieren, dass man auch nicht lesen kann. Ich sehe riesige Unterschiede in den Sitzungen, in denen alle ihre Text auch tatsächlich vorlesen. Hier wird eine ganz andere Ebene und Intensität des Austauschs erreicht. Man erhält einen Einblick in die individuellen Gedanken, Geschichten und Persönlichkeiten des Gegenübers, und das bereichert die Sitzungen ungemein. Außerdem habe ich noch keinen Text gehört, der es nicht wert war, vorgelesen und mitgeteilt zu werden. Daher würde ich die Teilnehmenden durch das Nichtnennen der Möglichkeit, nicht vorlesen zu müssen, immer quasi indirekt zu ihrem Glück zwingen.

13) Sollte man Feedback zu den Texten der Teilnehmenden geben?

Daniel Teufel: Es ist immer angebracht, sich für die Bereitschaft, einen persönlichen Text zu schreiben und mit anderen zu teilen, zu bedanken und dies anzuerkennen. Wenn es das Format und die Zeit erlauben, gehört es für mich zur angemessenen Wertschätzung eines Textes dazu, ihn nicht nur aufmerksam anzuhören, sondern auch mit eigenen Nachfragen oder Beobachtungen auf ihn einzugehen. Dazu lade ich alle Teilnehmenden explizit nach dem Anhören des Textes ein. Auf sämtliche inhaltliche wie formale Werturteile und vergleichende Bewertungen sollte dabei selbstverständlich verzichtet werden. In der Praxis lässt es sich jedoch kaum verhindern und unterbinden, wenn Teilnehmenden einen Text positiv hervorheben. Dies ist auch insofern nicht problematisch, solange die Aufwertung des einen Textes nicht als Abwertung der anderen aufgefasst werden kann. Am Ende der Veranstaltung sollte jede*r Teilnehmer*in das Gefühl haben, dass ihr*sein Text wahr- und ernstgenommen wurde und einen Beitrag zur gesamten Veranstaltung geleistet hat. Das Feedback ist ein zentrales Mittel zu diesem Zweck.

14) Stichwort Skepsis: „Das ist ja alles schön und gut, aber …". Zweifel an der Umsetzbarkeit und Relevanz sind regelmäßige und durchaus begründete Einwände. Ein Hauptargument: Zeitmangel. Ein anderer Einwurf: Nützlichkeit der Inhalte im konkreten medizinischen Kontext. Wie antworten auf skeptische Einwürfe?

Karl Weingärtner: Narrative Medizin (NM) erfährt erst in der praktischen Anwendung durch und an Menschen ihre eigentliche Bestimmung, indem sie zur aufmerksamen Fremd- und Eigenwahrnehmung sensibilisiert und zu einem gelingenden Patienten-Arzt-Verhältnis beiträgt. Angesichts der von Politik, Kostenträgern und Klinikverwaltungen an die leitenden Ärzte gestellten Forderungen einer stetigen Fallzahl- und Erlössteigerung scheint eine im klinischen Alltag praktizierte NM, vor allem wegen der knappen personellen und zeitlichen Ressourcen, paradox und kaum realisierbar. Dass es dennoch gelingen kann, NM in der Hektik eines laufenden Klinikbetriebes bekannt zu machen, zu praktizieren und Mitarbeitende als Proponenten der NM zu gewinnen, mag eine eigene Erfahrung belegen:

Überzeugt von den Konzepten und dem Potential der NM wurde am Klinikum Bamberg die Veranstaltung „Start in den Tag" ins Leben gerufen als eine Einladung an alle, die im Bereich der Urologischen Ambulanz arbeiten (Ärzte, Pflegekräfte, medizinische Fachangestellte), einmal wöchentlich für eine halbe Stunde zusammenzukommen, um gemeinsam zu lesen, zu schreiben, zu erzählen. Die eingesetzte Literatur hat nicht notwendigerweise einen Bezug zur Medizin oder zum klinischen Alltag, alle Gattungen und Genres sind zugelassen. Ermöglicht wurde diese Form der Zusammenkunft, indem an diesem Tag der Ambulanzbetrieb eine halbe Stunde später als sonst beginnt. Die Teilnehmendenzahl schwankt zwischen sechs und acht Personen, es besteht Einverständnis, dass alles, was in dieser halben Stunde gesprochen wird, im Kreis der Teilnehmenden bleibt. Dienst- und Privattelefone bleiben während des Treffens ausgeschaltet. Meist wähle ich die Texte aus, allerdings sind die Teilnehmenden ausdrücklich dazu aufgefordert, selbst inhaltlich mit Texten/Medien zu diesen Treffen beizutragen.

„Start in den Tag" gibt Raum und Zeit, im beruflichen Umfeld „anzukommen", sich auf eine Aufgabe zu fokussieren. Dabei ist die gemeinsame Bearbeitung eines Textcorpus mit Methoden der NM vergleichbar mit der Hinwendung, Behandlung und Sorge um einen Patienten, zu dessen Genesung jede*r aus dem Team seinen und ihren Teil beiträgt.

Mit welcher Offenheit, Begeisterung und gegenseitigen Wertschätzung sich die Mitarbeitenden begegnen, lässt mich immer wieder staunen.

Miriam Halstein:[1] Wie „brauchbar" sind die Inhalte der Narrativen Medizin für die ärztliche Tätigkeit? Das kann man sich ebenfalls bei Augenheilkunde, Dermatologie oder Rechtsmedizin fragen, wenn man in die innere Medizin oder in die Pädiatrie möchte – und man lernt sie dennoch. Haut haben alle, Augen haben alle, sterben tun alle – das sind die beliebten Argumente. Und Erzählungen finden sich nun mal auch bei allen. Ein weiteres häufiges Argument *für* die Breite des Curriculums ist, dass man es mal gehört haben soll und sich so im Idealfall später daran erinnern kann. Nimmt man Narrative Medizin in das Curriculum mit auf, kann dies vielleicht helfen, spätere Peinlichkeiten auf dem Konsilschein zu vermeiden. Oder halt auch nicht, auch ok. Analog gelingt es einem vielleicht so, später z. B. die ein oder andere Leerstelle herauszuhören, doch noch mal nachzufragen und so der Ursache auf den Grund zu gehen. Oder halt auch nicht, genauso ok. Zudem dauert ein schlechtes Gespräch exakt genauso lange wie ein gutes. Es macht nur allen Beteiligten weniger Spaß und untergräbt ggf. sogar das Arbeitsbündnis. Und die Chance, vielleicht selbst so einen „Dr.-House-Fall" zu lösen, ist schon cool, oder? Mit dem berühmten „Retrospektivoskop" betrachtet scheint die Lösung kniffeliger Fälle meist doch erstaunlich laut gerufen zu haben – wenn es nur wer gehört hätte.

Pascal O. Berberat & Daniel Teufel: Die Mehrheit der deutschsprachigen Medizindidaktiker*innen würden wahrscheinlich sagen: alles schön und gut, aber aus unserer Sicht sind die Methoden der Narrativen Medizin eine bloße Kür und keine Pflicht. Und sie haben insofern recht, als man nachweislich auch ohne Narrative Medizin gute Mediziner*innen und Ärzt*innen ausbilden kann. Am Ende des Tages oder der Schicht muss der „Wettkampf" gegen die Krankheiten, Verletzungen und Leiden gewonnen werden, und die Pflicht des Studiums ist es, die Studierenden für diese Aufgabe zu trainieren. Und sowohl diese Pflicht wie auch das dazugehörige Training sind gut und gerne ohne die Narrative Medizin zu bewältigen. Aber *mit ihr*, so unser Argument, kann es deutlich besser funktionieren als ohne sie – sowohl im Studium als auch im späteren Alltag.

Denn das ärztliche Pflichtprogramm und das dazugehörige Training des Medizinstudiums

– sind hart und herausfordernd und profitieren deshalb von einer sensibilisierten Wahrnehmung für sich und für andere, um zu erkennen, ob und wann es zu hart (geworden) ist und ob und wie man entgegensteuern kann oder muss.
– bedingen einen (naturwissenschaftlich-)medizinischen Tunnelblick und profitieren deshalb von integrierten, abwechslungsreichen und ausgleichenden

---

1 Miriam Halstein hat an der Johannes Gutenberg-Universität Mainz Medizin studiert und promoviert zum Thema Frühgeburt. Sie hat mehrere Lehrveranstaltungen und Workshops in Narrativer Medizin durchgeführt.

Einheiten, die einen Schritt aus dem medizinischen Umfeld heraustreten, ohne es zu verlassen und den Bezug zu verlieren, aber mit der Möglichkeit, sich gedanklich freier zu bewegen und andere Perspektiven einzunehmen.
- sind voller dunkler Ecken und versteckter Wirkkräfte (Stichwort *hidden curriculum*), deren Stolperstellen und negativen Einflüssen man dadurch entgehen kann, indem man sie aufmerksam ausleuchtet, beobachtet und hinterfragt.
- sind mit ihrem evidenzbasierten, naturwissenschaftlich-technischen Fokus einseitig belastend und laufen somit Gefahr, wie bei einem einseitigen Muskeltraining den für die optimale Muskelleistung notwendigen Gegen- und Mitspieler zu vergessen. Auf unser Beispiel angewendet sind dies die Muskeln einer (selbst-)kritischen Subjektivität, einer ergebnisoffenen Reflexion, einer *out-of-the-box*-denkenden Kreativität, einer ausgeprägten Unsicherheitstoleranz und einer professionellen Empathie. Diese Fähigkeiten laufen Gefahr, zu verkümmern, wenn sie nicht gezielt angesprochen werden. Für die vielen Entscheidungen, die täglich in der Medizin zu treffen sind, können sie einen bedeutenden Unterschied machen.

Für all das bietet sich ein angemessener medizindidaktischer Einsatz der Methoden der Narrativen Medizin an. Dabei ist klar, die Pflicht bleibt Pflicht, und *allein* durch Narrative Medizin wird niemand den zahlreichen Aufgaben und Herausforderungen des medizinischen Alltags gewachsen sein. Aber ein Pflichtprogramm *mit* Narrativer Medizin kann durchaus dazu beitragen, diesen Aufgaben und Herausforderungen besser gewachsen zu sein.

Verzeichnis der Beiträger*innen

Univ.-Prof. Dr. med. Pascal O. Berberat, Medizindidaktiker, Bildungsforscher und Facharzt für Chirurgie, ist Studiendekan der Fakultät für Medizin der Technischen Universität München (TUM), Inhaber des Lehrstuhls für Medizindidaktik, medizinische Lehrentwicklung und Bildungsforschung und Leiter des TUM Medical Education Centers.

Dipl.-Psych. Angela Fuchs ist psychologische Psychotherapeutin und wissenschaftliche Mitarbeiterin am Institut für Allgemeinmedizin (ifam) des Universitätsklinikums Düsseldorf. Themenschwerpunkte: Gesundsein und Kranksein im Alter. Seit 2003 als Forscherin in longitudinalen Kohortenstudien tätig.

Dr. phil. Katharina Fürholzer, Ausbildung zur Übersetzerin, anschließend Studium der Skandinavistik, Komparatistik und Amerikanistik. Bis 2019 wissenschaftliche Mitarbeiterin am Institut für Geschichte, Theorie und Ethik der Medizin, Universität Ulm. Aktuell Postdoctoral Visiting Scholar an der University of Pennsylvania, USA.

Dr. med. Christina Gerlach M.Sc. leitete bis zu ihrem Wechsel an das Universitätsklinikum Heidelberg im Sommer 2021 den klinischen Bereich am Universitätsklinikum Hamburg Eppendorf und lehrt in Hamburg und Mainz. Forschungsschwerpunkt ist die Integration von Palliativmedizin. Sie ist Gründungsmitglied des Deutschen Netzwerks für Narrative Medizin.

Dr. med. Elisabeth Gummersbach ist niedergelassene Hausärztin und wissenschaftliche Mitarbeiterin am Institut für Allgemeinmedizin (ifam) des Universitätsklinikums Düsseldorf. Themenschwerpunkte: Lehrforschung, Patientenaufklärung zum Mammographie-Screening.

Dr. Vera Kalitzkus ist *medical anthropologist* und wissenschaftliche Mitarbeiterin am Institut für Allgemeinmedizin (ifam) des Universitätsklinikums Düsseldorf. Themenschwerpunkte: Familienmedizin, narrative Medizin, qualitative Forschung.

Franca Keicher, M.Sc., ist Medizinstudentin im letzten Jahr an der Julius-Maximilians-Universität in Würzburg und studierte Narrative Medicine in New York. Seit 2019 veranstaltet sie Kurse in der Narrativen Medizin für Medizinstudierende am Institut für Geschichte der Medizin in Würzburg.

Assoc. Prof.[in] **Priv. Doz.**[in] **Dr.**[in] **med. et scient. med. Eva Katharina Masel, M.Sc.**, Fachärztin für Innere Medizin, Spezialisierung in Palliativmedizin, Stellvertretende Leiterin der klinischen Abteilung für Palliativmedizin am Allgemeinen Krankenhaus Wien, Medizinische Universität Wien, Vorstandsmitglied der Österreichischen Palliativgesellschaft.

Jun. Prof. Dr. phil. Susanne Michl vertritt den Bereich Medical Humanities in Verbindung mit Medizinethik in Forschung und Lehre an der Charité – Universitätsmedizin Berlin. Weitere Themenschwerpunkte: Konzepte von Individualisierung, Daten und Narrative in der Medizin, Klinische Ethik und Ethikberatung

Dr. med. Dipl.-Psych. Cornelia Ploeger. Studium der Medizin, Psychologie und Soziologie. Weiterbildung zur Psychoonkologin. Auf dem Weg zur Fachärztin für Psychosomatische Medizin. Seit 2018 Kurse zur Narrativen Medizin am Institut für Allgemeinmedizin Frankfurt. Weitere Themenschwerpunkte: biopsychosoziale Medizin, qualitative Forschung, künstlerische Therapien.

Mag.[a] **Dr.**[in] **Andrea Praschinger**, Medizindidaktikerin, Medizinhistorikerin; arbeitet an der MedUni Wien im Bereich der Curriculumsorganisation, beschäftigt sich im Speziellen mit dem Ausbilden des klinischen Denkens; Medical Humanities sind seit einigen Jahren als weiterer Schwerpunkt dazugekommen

Moritz Schumm M.A. studierte Theater- und Filmwissenschaft in Wien und Berlin. Er ist wissenschaftlicher Mitarbeiter des Programms *LET ME* am TUM Medical Education Center der TU München.

Univ.-Prof. Dr. Florian Steger, Medizinhistoriker und Medizinethiker, Direktor des Instituts für Geschichte, Theorie und Ethik der Medizin der Universität Ulm, Vorsitzender der Ethikkommission und der Kommission „Verantwortung in der Wissenschaft", Mitglied des Senats. Seit mehr als 15 Jahren Publikationen zu Literatur und Medizin.

Daniel Teufel, M. A., Studium der Literatur-, Theater- und Kulturwissenschaften in Berlin, ist wissenschaftlicher Mitarbeiter des TUM Medical Education Centers der TU München und Entwickler des dortigen *LET ME*-Programmes.

PD Dr. med. Karl Weingärtner, Chefarzt der Klinik für Urologie am Klinikum Bamberg, Gründungsmitglied des Deutschen Netzwerks für Narrative Medizin, Lehrauftrag für Narrative Medizin am Institut für Geschichte der Medizin der Julius-Maximilians-Universität Würzburg. Themenschwerpunkte: Narrative Medizin,

Medical Humanities, medizinische Anthropologie und Philosophie im klinischen Alltag.

Associate Professor Dr. Anita Wohlmann lehrt zeitgenössische anglophone Literatur an der Universität von Süddänemark. Seit 2015 veranstaltet sie Kurse in der Narrativen Medizin und ist Koordinatorin des Deutschen Netzwerks für Narrative Medizin. Weitere Themenschwerpunkte: Metaphern, Krankheitserzählungen, Age Studies.